에이징 브레인

The Aging Brain

에이징
브레인
The Aging
Brain

지은이	티머시 R. 제닝스
옮긴이	윤종석
발행인	김혜정
디자인	홍시 송민기
기획위원	김건주
마케팅	윤여근, 정은희
초판	1쇄 인쇄 2021년 3월 22일
	1쇄 발행 2021년 4월 13일
발행처	도서출판 CUP
출판신고	제 2017-000056호 (2001.06.21.)
주소	(04549) 서울특별시 중구 을지로148, 803호 (을지로3가, 중앙데코플라자)
전화	02) 745-7231
팩스	02) 6455-3114
이메일	cupmanse@gmail.com
홈페이지	www.cupbooks.com
페이스북	facebook.com/cupbooks
인스타그램	instagram.com/cupmanse/

ISBN 979-11-90564-18-2 03510 Printed in Korea

* 파손된 책은 구입하신 서점에서 교환해 드리며 책값은 뒤표지에 있습니다.

시간의 법칙에 저항하라

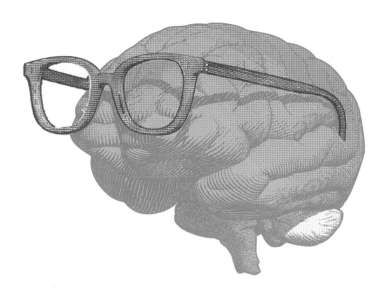

에이징 브레인

의학박사 **티머시 R. 제닝스** 지음

윤종석 옮김

The Aging Brain

뇌를 건강하게 유지하고 치매를 예방하는 검증된 방법

추천사

기억력과 인지력의 상실은 누구나 나이 들면서 직면하는 아주 심각한 문제다. 뇌 건강은 물론 전반적 건강을 증진하고 싶다면 꼭 읽어야 할 책이다. 뇌의 노화 원리를 개괄했을 뿐 아니라 최신 과학연구 결과를 실천 전략으로 전환해 기억력과 인지력의 향상을 돕는다. 이 책에 제안된 대로 생활방식을 바꾸면 알츠하이머병의 발병을 예방할 수 있다.

—앨런 A. 앤더슨Allan A. Anderson 의학박사, 메릴랜드 이스턴의 브래튼 기억치료소 소장, 존스 홉킨스 의과대학 조교수

뇌 건강에 관한 훌륭한 조언과 탁월한 과학이 가득한 책이다! 건강하게 나이 들기 위해 우리가 따르고 적용해야 할 매우 가치 있는 원리들이다.

—캐롤라인 리프Caroline Leaf 인지신경과학자, 소통병리학자, 저자

당신도 나처럼 알츠하이머병 가족 이력 있다면 뇌의 건강을 다룬 이 책에 마음이 끌릴 것이다. 치매의 참상을 가까이서 직접 경험한 사람이라면 자신의 뇌도 몸보다 먼저 무너질지 모른다는 두려움이 들게 마련이다. 나는 저자의 워크숍에도 몇 번 참석했고 평소 뇌에 관심이 많던 터라 이 책이 못내 기다려졌다. 이제 단어 하나하나까지 다 빨아들이고 나니 여태 읽은 가장 값진 책 중 하나라고 증언할 수 있다. 내 환자들에게 추천할 도서임은 물론이다. 책에 제시된 과학적 설명과 실제적 적용이 그들에게 유익을 줄 것이다. 당신도 이 책에서 희망을 얻으리라 믿는다.

—도나 깁스Donna Gibbs 클리어 워드 상담소 소장, *Becoming Resilient*(복원력 회복),
  Silencing Insecurities(정서불안 퇴치) 저자,

나이가 든다고 뇌까지 늙을 필요는 없다. 저자는 실생활에서 의료와 생활방식의 변수를 관리해 뇌 건강과 노화 과정에 긍정적 영향을 미치는 법을 명쾌히 기술했다. 나이는 숫자이지만 노화는 생활방식이다.

—마이클 라일스Michael Lyles 정신과 의사, 저자, 강사

제닝스 박사의 책이라면 나는 다 읽는다. 뇌의 장기적 건강과 활력에 필요한 지식 분야에서 그는 첨단의 기수다. 이 책을 읽으면 당신 자신에게 큰 도움이 될 것이다. 나도 도움을 받았다.

—그레그 잰츠Gregg Jantz 철학박사

"우리가 따라야 할 영웅은 10년 후의 자신이다"라는 말이 있다. 누구나 10년, 20년 후의 자신이 어찌 될지 궁금하고 나이가 들면서는 건강하게 장수할지도 의문이다. 저자는 노화 과정에 대한 우려와 두려움을 짚어 나가면서 더 낫고 건강한 '미래의 나'를 보장해 줄 정확한 가이드라인을 섬세하게 보여준다. 연로한 부모 중 한 분의 알츠하이머병을 직접 겪어 본 내게 이 책은 유전적 사슬을 끊는 희망과 격려의 메시지가 되었다. 당신에게도 깊은 영감을 주어 당신이 미래의 영웅이 되게 해 줄 것이다.

—애런 프러Aaron Fruh *Bounce: Learning to Thrive through Loss, Tragedy, and Heartache*(상실과 비극과 고통을 지나 형통하는 법) 저자

차
례

1 뇌의 건강을 유지하려면

2 뇌의 활력과 젊음을 유지하는 비결

3

건강을 증진하는 생활방식을 선택하라

4

치매를 예방하는 검증된 방법을 실천하라

저자의
일러두기

———

이 책에 여러 특수한 생활방식 요법을 제안한 취지는 건강을 증진하고 노화를 늦추어 후기발현 알츠하이머병의 위험을 줄이는 데 있다. 전측두엽 치매, 루이소체 치매, 해면성 장애 등 다른 종류의 치매에 대처하는 방안은 이 책에 다루지 않았다. 이런 요법이나 기타 운동법에 착수하려면 사전에 전문 의료진과 상담해야 한다. 이 책의 모든 요법은 의사와 상의하여 시행되어야 하며, 건강 상태가 좋지 못한 경우에는 특히 더하다.

감사의
말

———

연구하고 집필하는 긴 시간 동안 늘 나를 내조해 준 아내 크리스티에게 감사하고 싶다. 아내 없이는 할 수 없는 일이었다! 힘든 일인데도 산만한 초고를 공들여 다듬어 준 편집자 제이미 차베즈에게도 감사를 표하고 싶다. 덕분에 많은 과학 정보를 알기 쉽고 실행하기 좋게 잘게 쪼갤 수 있었다. 요긴한 도움을 주어 고맙다.

뇌 건강, 남의 일이 아니다

　이 책은 나 자신과도 직접적으로 관계가 있다. 지난 26년간 다수의 치매 환자를 포함한 수많은 환자를 대하면서 내 마음이 아팠기 때문만도 아니고, 우리 부부가 50대 중반에 들어서면서 노화의 고충을 절감하게 되어서도 아니다. 지난 몇 년 동안 알츠하이머병에 서서히 피폐해져 가는 나의 장모를 가까이에서 지켜보았다. 장모의 기력과 의식과 기능이 감퇴할수록 나 역시 상심과 좌절과 슬픔을 맛보았다. 사랑하는 가족의 그런 모습 앞에서 내 무력감과 낭패감은 이루 말할 수 없다. 그토록 든든하고 강인하여 모두에게 용기와 지원을 베푸는 보루였던 장모가 서서히 아주 기초적인 앞가림조차 하지 못하게 되었으니 말이다.

　아내의 얼굴에 서리는 상처도 보았다. 새로 기능을 하나씩 잃고 점점 현실과 단절되어 가는 어머니를 아내는 매번 알아차렸다. 게다가 어머니의 치매 때문에 자신도 치매에 걸릴 위험이 큼을 알기에 아내의 눈빛에 두려움이 비칠 때마다 내 마음도 찢어질 듯 아팠다.

이처럼 이 책은 나 자신의 일이기도 하다. 책을 쓰면서 탄탄한 과학적 증거만 아니라 실제로 행동에 옮길 실용 정보를 모색했다. 목표는 건강을 증진하고 노화를 늦추어 후기발현 알츠하이머병을 예방하는 데 있다. 발병 위험이 크거나 이미 초기 징후가 나타난 경우라도 말이다!

아름다운 청년은 자연산이지만, 아름다운 노인은 예술품이라는 말이 있다. 이 책을 아름다운 자연산이자 내 평생 가장 아름다운 예술품인 아내 크리스티에게 헌정한다. 이 책이 아내의 두려움을 몰아내고 확신을 더해 주어, 자신이 서서히 소멸하는 게 아니라 날마다 더 아름다워질 수 있음을 알았으면 좋겠다!

독자에게도 이 비전에 동참할 것을 권유한다. 이 책의 정보를 활용하여 오래 살 뿐 아니라 건강하고 활력 있게 잘 살아서 날마다 더 아름다워지기를 바란다!

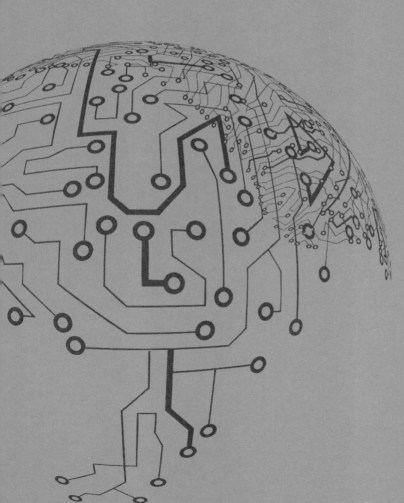

1 ∷ 뇌의 건강을 유지하려면

> 그러나 현명한 마음일수록
> 나이가 앗아가는 것보다
> 남겨 놓는 것을 더 슬퍼하나니.

— 윌리엄 워즈워스,《서정민요집》(1800년) "샘, 대화"

곁에서 보기에 괴롭다 못해 고통스러웠다. 분노와 좌절과 무력감에 슬픔과 상심과 상실감이 섞여들었다. 물론 부정도 빼놓을 수 없었다. 이럴 수는 없는 일이었다. 그런데 서글프게도 사실이었다. 파란 눈과 연로하여 누레진 치아 등 겉모습은 똑같았지만, 특유의 따뜻하고 다정하던 미소는 더는 따뜻하거나 다정하지 않았다. 다른 많은 기능처럼 표정 또한 텅 비어 껍데기만 남았다. 그녀는 초췌하게 야위어 서서히 쇠퇴해 가는 빈껍데기 같았다.

"엄마, 저예요"라는 말에도 혼란스러운 표정만 되돌아왔다. 늘 단정하고 숱이 많았던 갈색 머리는 이제 성긴 백발로 헝클어져 있었다. 어떻게 이럴 수 있는가? 알츠하이머병 때문이다. 세상의 파괴자에게 붙여진 이 이름은 신경세포에서 하나하나씩 서서히 생명을 훔쳐 가는 도둑이다. 서서히 빛바래 가는 사진이나 점점 희미해져 가는 마지막 빛살처럼 이 음흉한 병은 사람의 기능뿐 아니라 자아까지 앗아간다.

아마도 알츠하이머병은 21세기 우리 인간에게 가장 무서운 진단으로 느껴질 것이다. 그런데 알츠하이머병 같은 치매는 인류에게 비교적 새로운 문제다. 불과 50년 전만 해도 많은 사람이 가장 겁낸 진단은 암이었다. 지금도 암이 심각한 문제이긴 하지만, 50세 이상의 사람에게는 뇌 기능 감퇴로 인해 자아를 잃을지도 모른다는 우려가 그보다 더 두렵다. 인류사의 문제로 급부상한 치매는 의료 수준이 점점 향상되면서 인간의 수명이 길어진 결과다. 지난 백 년 이전까지만 해도 치매에 걸릴 정도로 오래 산 사람이 별로 없었다.

인류 역사에 건강과 관련된 두려움은 언제나 있었지만, 그중에 치매는 없었다. 14세기 유럽 전역에 흑사병(선페스트)이 돌아 인구의 3분의 1이 목숨을 잃었다. 사람들은 이 의문의 괴질에 걸릴지도 모른다는 공포 속에 살아갔다. 치료법은 고사하고 아무도 원인을 몰랐다. 종교 지도자들은 이 끔찍한 파멸이 신의 노여움과 진노 탓이라 외쳤다. 하지만 사실은 벼룩을 매개로 한 세균(흑사병균) 감염일 뿐이었다. 지금은 이 병의 발병률도 낮거니와 항생제만 투여하면 사망하는 경우는 거의 없다.

인류사를 거의 통틀어 최대 사인은 질병이나 상처로 인한 각종 감염이었다. 현대의 위생상태와 항생제가 있기 전에는 기대 수명이 짧았고, 20세기 이전에는 사실상 모든 가정이 자식의 죽음을 보아야 했다. 1900년 전까지만 해도 65세가 넘도록 산 사람이 남녀 각각 39%와 43%에 불과했지만, 1997년에는 그 비율이 남녀 각각 77%와 86%로 배가했다.[1]

20세기에 들어설 때(1900년)만 해도 상위 3대 사인은 폐렴과 독감, 결핵, 위장염(설사와 장염) 등 모두 감염이었고, 전체 사망의 30%가 이에 해당했다. 그런데 수질 관리, 식품 검사, 항생제, 현대 치의학, 아동 예방접종 등이 갖추어진 1990년에는 현저히 달라져 더는 높은 비율의 인구가 감염으로 죽지 않았다. 1990년에 전체 사망의 60%를 차지한 상위 3대 사인은 심장질환, 암, 뇌졸중이었다.[2]

오늘날의 최대 사인은 다음과 같다.

◆ 심장혈관 질환(28.2%)

◆ 암(22.2%)

◆ 뇌졸중(6.6%)

◆ 만성 폐질환(6.2%)

◆ 알츠하이머병(4.2%)

◆ 당뇨병(2.9%)

◆ 독감과 폐렴(2.6%)

◆ 사고로 인한 부상(2.2%)

놀랍게도 상위 5대 사인은 다 인간의 수명이 길어진 결과다. 이제 사람들은 젊은 나이에 감염으로 죽지 않는다. 미국의 경우 노인 인구가 증가하면서 노령에 수반되는 질병의 가짓수도 늘고 있다. 1950년에는 65세 이상 인구가 1천2백만 명으로 전체의 8%였지만, 2002년에는 12%인 3천6백만 명으로 늘었다. 질병통제 예방센터(CDC)에 따르면 2030년에 미국의 65세 이상 인구는 7천1백만 명으로 예상된다. 85세 이상의 초고령층 인구도 증가 추세를 보여 1950년부터 2002년 사이에 여덟 배로 늘었다. 2020년과 2040년에는 각각 7백만 명과 그 두 배인 1천4백만 명이 될 것으로 추산된다.[3]

젊은 사람에게 장수의 개념은 햇수의 증가일 뿐이지만, 나이가 들수록 삶의 질이 햇수 자체보다 중요해진다. 점점 죽을 권리를 인정하는 추세가 확산되고 있다. 이는 인간에게 자신의 목숨을 끊을 권리가 있다는 것인데, 대개 이유는 나이 들어갈수록 삶의 질이 너무 낮아 고문의 지속과도 같기 때문이다. 미국의 경우 3개 주(오리건, 워싱턴, 버몬트) 의회에서 의사 조력 자살 허용법이 통과되었고, 2009년에 몬태나주 대법원도 의사 조력 자살이 합법이라는 판결을 내렸다. 캘리포니아 주지사는 2015년에 의사 조력 자살법이 의회 정기회기에서 통과되지 않자 특별회기 중에 법안에 서명하여 발효시켰는데, 이 책을 쓰는 현재 본격적인 시행은 계류 중이다.

삶의 질을 떨어뜨리는 고통과 고생과 장애를 빼놓고는 노화를 논할 수 없다. 2011년에 미국의 65세 이상 인구는 4천만 명이 넘었는데 그중 1천4백5십만 명 이상(36.6%)에게 무언가 장애가 있었다. 보행 능력 장애가 9백만 명 이상(23.6%), 독립생활 불가가 약 6백5십만 명(16.2%), 청각 장애가 6백만 명 이상(15%), 인지 장애가 약 3백8십만 명(9.4%), 기초적인 앞가림조차 할 수 없는 경우가 3백5십만 명 이상(8.9%), 시각 장애가 2백6십만 명 이상(6.8%) 등이었다.[4]

사람들은 단지 더 오래 살고 싶은 게 아니라 삶다운 삶, 즉 더 건강하고 행복하고 알찬 삶을 원한다. 오늘날 더 중요한 질문은 어떻게 오래 살 것이냐가 아니라 어떻게 더 잘 살 것이냐. 어떻게 활력과 건강과 독립과 자율을 지킬 것인가? 어떻게 세월의 파괴력을 늦출 것인가? 다행히 장수할 뿐 아니라 더 삶답고 건강하고 활기찬 삶도 가능하다. 바른 선택이 모이면 독립과 활력은 물론 가장 중요하게 명민한 정신까지도 유지할 수 있다. 알츠하이머병 같은 치매는 필연이 아니며 장애도 운명이 아니다.

그렇다, 우리는 더 오래 살 수 있고, 더 잘 살 수 있다!

이 책에서 노화를 탐색하면서 정상적 노화와 병리적 노화를 구분할 것이다. 노화를 촉진하고 신체장애와 치매의 위험을 높이는 생활 습관을 지적하는 한편, 노화 과정을 늦추고 뇌와 몸의 쇠퇴를 예방할 수 있는 구체적인 대책도 제시할 것이다. 노년에도 독립과 자율과 제반 기능을 유지하기 위해서다. 각 장 끝에 Key Points나 Action Plan(실천 사항)을 열거해 치매 위험을 줄일 수 있게 했다. 사람마다 다르기에 모든 요법이 누구에게나 해당하지는 않는다. 예컨대 견과류에 알레르기를 일으키는지 아닌지에 따라 견과류 보강 식단이 유익한 사람도 있고 그렇지 않은 사람도 있다. 실천 사항 중 당신의 삶에 적용되는 요소를 골라 행동에 옮기라. 그러면 활력과 뇌 기능이 증진되어 건강한 정신을 유지할 수 있을 것이다.

과학과 의학 덕분에 조기 사망의 위험은 줄었다. 이제 어떻게 늙어갈 것인지는 우리가 마음먹기에 달려 있다. 의지적 선택을 통해 건강을 극대화하고 제반 기능을 유지할 것인가? 이 책의 정보를 활용해 당신도 장수할 뿐 아니라 해를 거듭할수록 더욱더 활기차게 살기를 바란다!

Key Points

1 현대 과학 덕분에 조기 사망의 위험은 줄었다.

2 치매는 수명이 길어져서 생겨난 문제다.

3 바른 선택을 통해 장수하면서도 치매 위험을 줄일 수 있다.

뇌는 선택과
경험에 따라 변한다

02

편안한 노년은 젊은 날에 성실했던 사람이 누리는 보상
이다. 노년의 전망은 슬프고 우울한 쇠퇴가 아니라 더
나은 세상에서 누릴 만년 청춘의 희망이어야 한다.

— 레이 파머(1808~1887년), 미국 성직자, 시인

우리가 말하려는 노화란 무슨 뜻인가? 단순히 세월에
따른 연차인가 아니면 다른 의미가 있는가? 보통 사전적 정의의
노화는 사람이 생존하거나 사물이 존재하는 기간을 말하지만,
이 책에 논할 **노화**는 삶의 햇수만 아니라 늙어가면서 활력과 건
강과 기능이 서서히 감퇴하는 현상까지를 총칭한다. 건강과 활
력과 힘과 기능을 유지할 수만 있다면, 누구나 불사의 삶을 반길
것이다. 이 책의 문맥에서 노화란 **기능적 노화**를 가리킨다. 즉 활
력과 기능의 점진적 쇠퇴다.
　시간이 흐르는 속도는 만인에게 균등하지만, 노화의 속도는
사람마다 다르다. 살아온 경험과 그간의 선택이 각자 세월을 통

과하는 데 영향을 미쳐 노화—활력과 기능의 점진적 상실—를 늦추기
도 하고 촉진하기도 한다. 노화를 촉진하는 다양한 요인과 노화
를 늦출 수 있는 여러 요법을 함께 알아볼 것이다. 알고 보면 관
련 요인이 많지만, 그렇다고 지레 겁먹을 필요는 없다. 잠시 당
신의 자동차를 고장 내거나 사고로 못쓰게 만들 만한 요인을 떠
올려 보라. 인체에 벌어질 수 있는 일도 이런 요인과 비슷하다.

- 제조 불량(사고를 유발하는 불량 점화스위치[1] 등)—노화하기 쉬운 유전
  적 또는 후성유전적 요인
- 상태 불량—건강에 좋은 영양분을 꾸준히 섭취하지 못하고 운동이
  부족함
- 브레이크 결함이나 마모—마음을 진정하거나 속도를 늦추는 능력
  이 떨어짐
- 다 닳은 타이어—지나치게 감정적이어서 현실과 동떨어져 있거나
  감정 변화에 쉽게 휩쓸려 넘어지는 사람
- 주의 산만(운전 중 문자 보내기, 라디오 주파수 변경, 차내의 동승자 등)—향
  락이나 알코올 중독이나 마약 중독에 빠져 건강을 돌보지 않음
- 시야 제한—교육이나 통찰이나 이해의 부족
- 빗길, 눈길, 빙판길—노화를 촉진하는 독소나 공해나 산업 폐기물
  에 노출됨
- 고의 파괴—심신의 남용, 전쟁, 범죄
- 졸음운전—듣고 배우지 않음, 제시되는 건강 지침을 무시함

각 요인이 자동차의 고장이나 사고 위험을 높이듯이 이에 상응하는 신체 요인도 노화에 따른 장애 위험을 높인다. 자동차의 한두 가지 요인을 해결한다 해서 고장이나 사고가 나지 않는다는 보장도 없고, 한두 가지 문제가 있다 해서 반드시 고장이나 사고가 나는 것도 아니다. 그러나 문제가 한꺼번에 많을수록 사고나 고장이 발생할 확률이 높아진다. 요인 하나를 없앨 때마다 그만큼 위험이 줄어든다. 노화도 마찬가지다. 노화를 촉진하는 많은 요인을 차차 보겠지만, 그중에서 많이 없앨수록 더 활력을 유지하여 노화 과정을 늦추고 치매 위험을 줄일 수 있다.

뇌를 젊게 유지하려면 몸을 건강하게 유지하라

뇌를 젊게 유지하는 첫 번째 원리는 몸을 건강하게 유지하는 것이다. 건강한 몸이 건강한 뇌에 왜 중요할까? 인체 모든 기관의 주목적이 뇌를 보조하는 데 있기 때문이다. 허파가 숨 쉬고 심장이 박동함은 뇌에 산소와 영양을 공급하기 위해서다. 다리는 뇌를 곳곳마다 이동시켜 주고, 팔은 뇌를 세상과 교류하게 한다. 눈과 귀의 주요 기능도 뇌에 자료를 입력하는 것이다.

위장이 영양분을 흡수해 원료를 공급하면 온몸과 특히 뇌가 그 에너지로 활동한다. 뇌의 무게는 체중의 1~2%인 1.35kg에 불과해도 체내 에너지의 20%가 뇌에서 소비된다. 위장은 또 뇌에 잠재 독소가 들어가지 못하게 막아 준다. 우리가 먹고 마시는 것은 다 혈관에 흡수되는데 혈액은 소화물을 뇌로 운반하기 전에 먼저 간을 통과한다. 간은 모든 독소와 독성 물질을 찾아내고 중화시켜 뇌에 장애나 손상을 입히지 못하게 한다. 예컨대 간에는 알코올을 해독하는 효소가 있다. 술에 취하려면 음주량이 간의 해독 능력을 능가해야 한다. 소량의 음주가 뇌에 영향을 미치지 못함은 알코올이 간에서 해독되어 뇌에까지 도달하지 못하기 때문이다.

이런 사실을 통해 알 수 있듯이 무엇이든 몸의 건강을 해치는 것이면 반드시 뇌의 건강과 기능도 해친다. 빈혈증[2], 진성당뇨병[3], 심장혈관 질환[4] 같은 주요 질환이 다 노년의 치매 발병률을 높인다는 연구 결과는 어쩌면 당연하다. 이보다 덜 알려졌지만, 치아를 잘 관리하지 않아도 치매에 걸릴 위험이 커진다.[5] 실제로 "치아 수가 적을수록 치매 유병률이 높아진" 연구 사례도 있다.[6] 그래서 치매 위험을 줄이는 간단한 방법 중 하나는 매일의 양치질, 치실질, 치과 정기 검진 등으로 구강 위생을 잘 관리해 치아와 잇몸을 건강하게 유지하는 것이다.

자연법과 조화로운 삶

건강한 생활을 선택하기 위해 필수적으로 꼭 알아야 할 개념이 있다. 자연법과 조화되게 살아야 한다는 것이다. 자연법이란 무엇인가? 간단히 말해서 삶이 작동하도록 설계된 기준과 이치와 원리다. 이 문맥에서는 흔히 건강법으로 통한다. 왜 자동차 연료 탱크에 물을 넣지 않는가? 물이 기름보다 훨씬 싸니 얼마나 많은 돈이 절약될까? 취급설명서에 적힌 지침대로 하지 않는다고 해서 제조사에 벌이라도 받는가? 왜 물을 넣지 않는가? 이유는 아주 간단하다. 자동차는 물로 작동하도록 **설계되지** 않았기에 물을 넣으면 고장난다.

자연법은 중력 법칙, 열역학 법칙, 물리학 법칙, 건강법 등 실재의 작동을 지배하는 법칙이다. 공간, 시간, 물질, 에너지, 생명은 인간이 지어낼 수 없다. 그런데 인간이 설립한 기관은 대부분 자연법에 어긋나게 운영된다. 인간은 질서를 잡으려고 규정을 지어내 법이라 명명한 뒤 그 규정을 어기면 벌하겠다고 위협한다. 자연법에 어긋나는 사고가 워낙 무의식적이라 많은 사람이 깨닫지 못하지만, 건강한 생활에는 그런 사고가 전혀 통하지 않는다. 청소년은 흔히 담배나 대마초 흡연이 잘못인 이유가 불법이라서 그렇다고 생각한다. 법만 바뀌면 그런 독성 물질을 흡연해도 된다는 것이다. 그들은 자연법과 실정법의 차이를 모른다. 인간이 담배와 대마초를 합법화할 수는 있지만, 법 때문에 흡연이 건강에 좋아질 수는 없다! 합법성 여부를 떠나 흡연자는 건강법을 위반하는 것이며, 따라서 해로운 결과를 면할 수 없다.

많은 환자가 그런 청소년처럼 살아간다. 자연법일랑 안중에 없이 마음대로 먹고 마시면서 의사에게 그 피해를 없애 줄 약을 기대한다. 하지만 생명과 건강은 결코 그런 식으로 작동하지 않는다. 자연법 개념이 이 책에 수시로 나오겠지만, 지금은 이 사실만 알아 두라. **건강법을 벗어나서는 건강이 불가능하다.** 노화 과정을 늦추고 활력과 건강을 극대화하려면 반드시 자연법을 알아야 한다. 특히 자연법이 우리 몸의 건강과 정신건강에 어떻게 적용되는지를 알아야 한다.

잠시 당신의 삶과 생활방식을 돌아보며 이 질문에 답해 보라. 건강에 해로운 줄 알면서도 지속하고 있는 습관이나 행위가 있는가? 있다면 왜 그런지 생각해 보라. 이유가 무엇인가? 당신이 치르고 있는 대가도 생각해 보라. 금전적 대가만이 아니라 당신의 건강과 행복과 활력에 미치는 대가가 더 중요하다. 노화 과정을 늦추고 싶다면 삶을 점검해 건강에 해로운 습관을 제거하라. 가끔의 기준 초과가 아니라 지속적 행위, 즉 몸에 배어 자꾸 반복되는 악습을 두고 하는 말이다. 일 년 내내 적절히 먹는다면 명절에 한 번 과식해도 건강에 큰 악영향은 없다. 그러나 매일 인스턴트식품으로 때운다면 일 년이나 한 달에 한 번의 건강식으로는 건강에 별로 유익이 없다.

뇌의 기제

뇌는 1천억 개 이상의 신경세포와 1조 개 이상의 지지세포로 이루어진 신기한 기관이다. 신경세포마다 주변 신경세포와 최고 1만 군데까지 연접될 수 있는데, 이런 상호연접이 지식과 정보 처리에 결정적 역할을 한다.

어떤 사람의 뇌는 복잡한 상호연접을 통해 비판적 사고력과 문제 해결력과 참된 지혜를 구사하는 반면, 어떤 뇌는 오히려 회로를 가지치기하거나 삭제하거나 아예 생성하지 못한다. 이런 차이는 어디서 비롯될까? 뇌의 성장에 가장 중요한 시기는 태내 발달기와 유년 초기다. 태아의 뇌는 생성 단계라서 원료를 생산하고 혼합해 뇌의 다양한 기본 구조와 연결망을 형성한다. 초당 수만 개의 속도로 생성되는 수십억의 세포가 잘 조합되어 적소에 배열되어야만 정상 기능에 필요한 망조직이 이루어진다. 그래서 태아의 발달은 뇌 생성에 매우 민감한 시기다.

최근 뉴스 보도로 알려졌듯이 지카 바이러스는 태아의 뇌 발달에 심각한 악영향을 미친다. 이 병원체는 뇌의 공장세포(수십억의 다른 세포를 생산하는 세포)들을 강탈하는 듯 보이며, 그러면 뇌세포를 생성해야 할 공장세포들이 지카 바이러스를 더 양산한다. 그래서 이 바이러스에 감염된 태아는 선천적 소두증으로 인해 뇌가 너무 작다. 그 밖에도 태아의 정상적 뇌 발달에 부정적 영향을 미치는 요인은 알코올, 담배, 환경독소, 엄마의 영양부족, 감염 등 많이 있다. 요컨대 사람의 뇌에 복잡한 상호연접이 갖추어질지를 결정짓는 첫 번째 요인은 태아의 건강한 발육이다. 물론 이 책을 읽는 우리는 출생 전의 경험을 되돌리기에는 너무 늦었다. 그러나 이 정보를 자손에게 알려 미래 세대에 유익을 끼치기에는 아직 늦지 않았다.

출생 전의 여건과 무관하게 뇌는 사람이 세상에 태어난 후에도 유연하고 가변적이다. 사실 아동기의 첫 7~8년은 미래의 학습과 행동에 기초가 될 뇌 조직의 중대한 형성기다. 뇌의 신경세포는 8세 아동보다 신생아에게 수백만 개나 더 많다. 생후 첫 8년간 뇌의 배선과 변용과 발달이 빠른 속도로 이루어지면서 생각과 기능과 개념과 신념 등이 뇌리에 새겨진다. 그렇다면 어떤 회로가 발달하고 어떤 회로가 발달하지 않을지를 결정하는 요인은 무엇일까? 특정 신경회로의 사용 여부에 따라 갈린다. 이 또한 자연법의 이치인데 바로 용불용 법칙이라 한다.

용불용 법칙은 간단하다. 무엇이든 강해지려면 그 부분을 **써야만** 한다. 근력을 기르려면 근육을 써야 하고, 연주를 잘하려면 악기를 연습해야 하고, 수학 실력을 높이려면 문제를 풀어야 한다. 뇌도 자꾸 쓰면 특정 활동에 상응하는 신경세포가 활성화한다. 그런 활성화가 반복되면 해당 신경세포가 존속될 뿐 아니라 다른 신경세포의 신생과 보충을 통해 관련 기능의 신경회로가 확장된다. 뇌 구조는 우리가 선택하는 사고와 행동과 경험에 따라 변한다. 그러나 쓰지 않으면 잃는다.

선천적 시각장애인은 다른 감각 정보의 처리 능력, 기억력, 인지 과정 등이 남보다 강화되어 있다. 최근에 선천적 시각장애인과 후천적 시각장애인을 비교한 뇌 지도에서도 밝혀졌듯이 전자의 뇌는 시각피질 영역까지 동원하여 촉각과 후각과 청각 정보를 처리한다.[7] 이처럼 뇌는 정적인 기관이 아니라 매우 유연하며 삶의 경험에 따라 늘 유동적이다.

뇌의 배선 조정과 변화는 평생 계속되지만, 생후 첫 8년간 더 쉽게 이루어진다. 깨끗한 칠판과 잔뜩 그림이 그려진 칠판을 상상해 보라. 후자보다 전자에 새 그림을 그리기가 더 쉽다. 빽빽한 칠판에 새 그림을 그리려면 이전 그림을 지워야 한다. 마찬가지로 유년기의 "깨끗한" 뇌일수록 학습이 더 쉽다. 학습의 틀이 굳어진 뒤에도 새 학습은 가능하나 대개 "탈학습"이 선행되어야 새 것을 배울 수 있다. 골프계의 상식이지만 잘못 굳어진 스윙을 고치는 학습보다 처음부터 타법을 제대로 배우는 게 더 쉽다.

노화에 관한 책에서 왜 유년 초기를 거론하는가? 일생의 기초가 유년 초기에 다져지기 때문이다. 뇌의 노화를 늦추고 치매 위험을 줄이는 것으로 입증된 요인 중 하나는 교육과 정신 활동이다. 즉 새것의 학습이다. 이 또한 용불용 법칙의 직접적 결과다. 공부하면 뇌가 쓰이므로 자연히 뇌가 발달한다. 교육 수준이 높을수록 뇌가 복합적으로 발달하고, 건강하게 살아가는 법에 대한 지식도 대체로 많아진다. 그래서 노화를 촉진하는 많은 해로운 요인을 삼가게 되고, 그 결과 세월의 파괴력에 대한 내성과 복원력이 강해진다. 이런 사실은 여러 연구 결과로도 확인된다. 교육 기간이 16년 이상인 사람은 고등학교를 졸업하지 못한 사람보다 기대수명이 10년 이상 길다.[8]

뇌의 유연성—새 신경회로가 뻗어나가 연결되고 새 신경세포가 생겨나는 성질—을 북돋기 위해 뇌에는 신경세포의 생성과 발아와 성장을 자극하는 일단의 단백질이 있다. 이를 **신경영양인자**라 하는데 뇌의 비료라 생각하면 된다. 이런 단백질이 만들어져 있으면 뇌 회로가 건강하고 유연하여 새 학습이 더 쉬워진다. 반대로 이런 인자가 부재하면 학습이 더 힘들어질 뿐 아니라 실제로 뇌가 쇠퇴하여 수축한다.

현재까지 알려진 세 가지 신경영양인자는 뇌유래 신경영양인자(BDNF)와 혈관내피생장인자(VEGF)와 신경생장인자(NGF)다.

그런데 노화를 촉진하는 각종 요인—두려움과 불안, 흡연, 불법약물, 과음, 늘 앉아 지내는 생활방식, 정서장애, 건강에 해로운 식습관, 산화 스트레스, 만성 통증 등—은 그러한 뇌의 비료를 **차단한다.** 특정 약물로 개개 신경영양인자에 변화를 줄 수는 있지만, 세 가지 모두를 활성화하는 요인은 몸의 운동뿐이다. 다시 용불용 법칙이다! 게다가 운동이 뇌의 유연성에 미치는 유익은 유년기로만 국한되지 않는다. 실제로 65세 이상의 사람이 하루에 15분만 운동(걷기)을 해도 뇌의 주기억을 관장하는 피질(해마)이 2% 성장하는 것으로 나타났는데, 이는 2년간의 노화를 사실상 되돌리는 수치다.[9]

뇌가 급변하는 유년기는 뇌가 극도로 유연하고 가변적인 시기다. 이 시기의 활동과 교육과 영양분과 신앙생활은 뇌 구조의 발달에 영향을 미친다. 부정적 사건은 스트레스 경로의 활동을 증가시켜 뇌 발달에 악영향을 끼친다. 그러면 유전자 발현이 변형되어 나중에 심신의 건강에 문제가 발생할 소지가 커지고, 그 결과 노화가 촉진되고 조기 사망의 위험이 커진다.[10]

시간을 거슬러 올라가 유년기를 되돌릴 수는 없지만, 뇌가 평생 가변적이기에 오늘의 바른 선택을 통해 우리 뇌를 보호하고 노화 과정을 늦추고 치매 위험을 낮출 수 있다. 몸과 뇌는 밀접하게 얽혀 있어 몸을 건강하게 유지하지 않고는 뇌도 건강할 수 없다. 뇌는 정말 신기한 기관이다. 이 책 전반에 걸쳐 뇌 기능을 최적으로 유지할 수 있는 검증된 방법을 제시할 것이다!

Key Points

1 노화란 활력과 기능의 점진적 상실이다.

2 삶은 자연법대로 작동하며 그중 하나가 건강법이다. 건강한 기능을 유지하려면 반드시 기준을 알고 거기에 맞추어 살아야 한다. 기준을 벗어나면 손상을 입어 노화, 즉 활력과 기능의 상실이 촉진된다.

3 용불용 법칙도 자연법이다. 무엇이든 강해지려면 그 부분을 써야만 한다. 쓰지 않으면 잃는다.

4 인체 모든 기관의 주목적은 뇌를 보조하는 데 있다. 따라서 뇌 기능이 건강하려면 최적의 건강한 몸을 유지해야 한다.

5 인간의 뇌는 늘 유동적이어서 우리의 선택과 경험에 따라 변한다. 그러므로 우리의 선택 소관인 경험과 활동을 통해 노화 과정을 늦추고 뇌의 건강한 발달과 기능을 촉진할 수 있다.

실천 사항

① 양치질과 치실질과 치과 정기 검진 등으로 구강 위생을 잘 관리한다.

② 주치의를 정하여 매년 건강 진단을 받는다. 의사와 협력하여 몸의 건강 문제를 예방하거나 치료한다.

③ 삶 전반을 쭉 점검한다. 건강에 해로운 줄 알면서도 지속하고 있는 습관이나 행위를 찾아내서 더 건강한 생활 방식 쪽으로 고친다(많은 구체적 사례를 뒤에서 차차 살펴볼 것이다).

④ 출산을 계획 중인 가족이나 친구에게 태아기와 유년 초기의 건강이 건강한 뇌의 발달에 얼마나 중요한지를 말해 준다.

⑤ 평생교육을 받고, 신개념을 숙고하고, 억지로라도 사안을 다른 각도에서 보고, 토의 그룹에 들어가고, 예술 강습을 받는다. 할 수 있는 일은 무궁무진하다. 늘 뇌를 쓰는 활동을 한다!

⑥ 이제부터 날마다 20분씩 걷는다(신체 운동에 대해서는 8장에서 더 자세히 알아볼 것이다).

유전적 영향도
바꿀 수 있을까?

3

> 누구도 조상을 돌아보지 않을 후손을 원하지 않는다.
>
> —에드먼드 버크,《프랑스 혁명에 관한 성찰》(1790년)

책 전반에 살펴볼 노화의 다양한 요인은 다분히 각자의 소관이지만, 노화의 전말은 우리가 잉태되기도 전부터 시작된다. 이번 장의 주제는 직계 조상에게서 유래해 우리의 유전자 발현과 노화에 영향을 미치는 각종 요인이다. 역사와 타고난 유전물질이야 바꿀 수 없지만, 건강한 선택을 통해 유전자 발현을 변화시켜 자신도 건강해질 뿐 아니라 그 변화를 대대로 전수하여 후손의 건강에까지 영향을 미칠 수 있다.

핵을 보유한 모든 체내 세포에는 디옥시리보핵산(DNA)이라는 똑같은 유전 정보가 들어 있다(희소병이 있는 경우만은 예외다). 그런데 뼈세포와 피부세포와 근육세포는 각기 다르다. 빛을 전기에너지로 변환시켜 앞을 보게 해 주는 눈의 세포도 다르고, 화학신호를 전기 신호로 변환시켜 맛을 느끼게 해 주는 혀의 세포도 다르다. 즉 인체의 모든 세포에 내장된 DNA는 동일하나 DNA의 발현 방식이 달라서 각종 신체 조직의 형태와 구조와 기능도 크게 달라진다.

　DNA는 방대한 정보의 도서관과 같아서 몸에 필요한 것 일체를 만드는 지침이 소장되어 있다. 그런데 세포 종류에 따라 해당 세포의 직무에 필요한 정보가 담긴 책(유전자)만 열린다. 그래서 예컨대 위장세포나 뇌세포는 뼈나 혈구를 만드는 법에 대한 정보를 접할 수 없다. 도서관(각 세포핵의 염색체)에 모든 정보가 있긴 하나 세포마다 자기에게 필요한 정보가 담긴 책(유전자)만 펼친다. 이는 어떤 책(유전자)을 골라 써야 할지를 세포에 지시하는 장치가 반드시 있다는 뜻이다.

　1957년에 이를 처음 관찰한 연구자 콘래드 와딩턴은 DNA보다 상위에 틀림없이 일련의 지침이 존재하여, 어떤 유전자를 활성화하고(발현) 어떤 유전자를 차단할지를(발현하지 않음) DNA에 지시한다는 가설을 세웠다. 그리고 이를 후성유전학(epigenetics)이란 신조어로 칭했다. 접두사 epi는 피부 표피(epidermis)의 경우처럼 "위에"라는 뜻이고 유전학은 DNA를 가리킨다. 요컨대 후성유전학이란 DNA에 내장된 정보의 입수와 활용을 관장하는 화학 지침이다.

　DNA는 미세한 크기지만 대용량 정보의 데이터베이스로 그 안에 모든 인체 부위를 만드는 지침이 저장되어 있다. 톱니 두 줄이 서로 맞물리는 지퍼를 상상해 보라. 이 지퍼는 아주 길어서 장장 몇 km에 달한다. 지퍼를 잠근 상태로 분절별로 실패처럼 감아서 다시 전체를 꼭꼭 뭉치면 DNA가 저장되는 방식과 비슷해진다. 지퍼의 각 톱니는 DNA 분자에 해당한다. 우리 몸은 분자의 조합 속에 부호화된 정보대로 만들어진다(DNA 분자가 알파벳이라면 글자가 모여 단어가 되고 단어가 모여 문장이 된 그 속에 인체의 생성 지침이 들어 있다). 지퍼가 두 줄로 되어 있듯이 DNA도 두 가닥이 맞물려 히스톤(염기성 단백질) 분자를 에워싸고, 그 분자들이 한데 꼭꼭 뭉쳐져 염색체를 이룬다. 그런데 암호를 읽으려면 뭉친 데와 에워싼 데를 풀고 지퍼를 열어야 한다. 이 과정이 강화되느냐 저해되느냐에 따라 DNA 발현이 변한다.

다양한 분자가 DNA에 결합해 부위별 발현에 영향을 미칠 수 있다. 예컨대 메틸기는 직접 DNA 가닥에 결합할 수 있는데 그러면 그 부위의 DNA는 발이 묶인다. 옷깃이 지퍼에 끼어 지퍼가 열리지 않음과 같다. 그래서 DNA 가닥에 결합한 메틸기는 결합 부위의 DNA 발현을 차단한다. 반대로 어떤 세포든 메틸기가 제거되면 발현이 증가한다. 환경 요인, 삶의 경험, 사고 내용도 DNA의 발현 방식에 영향을 미칠 수 있다. DNA 배열은 자녀에게 전수되며, 어떤 유전자를 활성화하고 어떤 유전자를 차단할지를 정해 주는 후성유전적 지침까지도 유전된다.

손자 대에까지 영향을 미치는 흡연과 굶주림

스웨덴의 연구진이 밝혀낸 바에 따르면 11세 이전에 흡연을 시작한 남자는 Y염색체를 통해 변형 유전자를 대물림하기 때문에 그의 손자는 비만에 이를 가능성이 비흡연자의 경우보다 높았다. 또 유년기(사춘기 이전)에 배를 곯은 사람도 DNA 발현이 변형되어 남녀에 따라 각각 손자와 손녀의 사망 위험이 커졌다. 즉 남자(여자)의 경우 당신의 할아버지(할머니)가 어려서 많이 곯었다면 식생활이 정상적이었던 경우에 비해 당신은 선천적으로 조기 사망의 위험이 크다.[1]

임신 중 잘 먹어야 하는 이유

제2차대전 중에 출생한 네덜란드인들을 상대로 한 연구에서도 충격적인 결과가 나왔다. 그때는 식량난이 심해서 엄마들의 음식 섭취량이 하루 평균 약 500칼로리에 불과했다. 그 자녀들이 자라서 비만, 제2형 진성당뇨병, 그 밖에 고콜레스테롤혈증 같은 신진대사 문제를 보인 비율은 (같은 부모에게서) 식량 사정이 정상적일 때 태어난 형제자매보다 높았다. 유전자 검사 결과 신진대사가 손상된 이들은 특정 유전자(IGF2)의 메틸 최고치가 5% 낮았고, 그 결과 이 특정 유전자의 발현이 증가했다. 연구진의 결론에 따르면 이 유전자는 음식 신진대사와 관련되어 있어 발현이 증가할수록 음식물에서 에너지를 추출하는 정도가 친형제 자매보다 높았다.

식량난 기간에 태내에서 발달 중이던 그 태아들에게 이 세상에 영양분을 얻을 자원이 부족하다는 신호가 전해졌던 것으로 보인다. 에너지 유입량이 적어서 IGF2 유전자에 결합한 메틸 최고치가 감소했고, 그래서 그들은 선천적으로 음식물에서 취하는 에너지양이 남보다 많도록 조건화되었다. 그런데 전쟁이 끝나고 식량 사정이 정상화되면서 그들은 적정량의 음식만 섭취하는데도 비만, 당뇨병, 기타 신진대사 문제를 일으키는 비율이 높았다. 이 모두는 노화를 촉진하고 치매와 조기 사망의 위험을 높인다.[2] 우리도 출생 시의 조건이야 이제 와서 고칠 수 없지만, 음식물에서 에너지를 추출하는 각자의 역량에 맞게끔 식습관을 의지적으로 고칠 수 있다. 그리하여 비만과 당뇨병과 고콜레스테롤혈증을 예방하거나 해결하여 노화를 늦추고 치매 위험을 낮출수 있다.

임신 중 흡연의 영향

이미 수십 년째 알려져 있듯이 임신 중 흡연은 태아 발달에 해로워 왜소한 몸집, 학습과 행동 문제, 영아돌연사증후군, 정신 질환 등의 위험을 높인다.[3] 그런데 2016년에 연구자들이 밝혀낸 바에 따르면 임신 중 흡연이 아이의 유전자 발현에 미치는 악영향은 생각보다 훨씬 크다. 임신 중에 담배를 피우면 6천 개이상의 유전자가 후성유전학적으로 변형되며 그중 약 3천 개의 변형은 평생 지속된다. 그 변형 유전자 중 일부는 구개열과 천식에 관여하고 폐암, 대장암, 직장암, 간암 등 많은 암의 원인이 된다.[4] 적어도 하나의 연구 결과, 태내에서 흡연에 노출된 여아는 그렇지 않은 여아에 비해 성인이 되어 흡연에 노출될 경우 니코틴에 중독될 확률이 두세 배 높았다.[5] 엄마가 임신 중에 흡연하면 딸의 뇌의 보상 경로가 변형되어 나중에 니코틴에 중독되기가 더 쉬워진다는 말이다. 흡연도 노화를 촉진하고 치매 위험을 높인다.

임신 중 알코올의 영향

역시 알려진 지 여러 세대 되었거니와 임신 중 과음은 태아알코올증후군, 다양한 기관의 결손, 정신 질환 등 각종 건강 문제의 위험을 높인다.[6] 그중 다수는 후성유전적 변형의 결과이며 나중에 노화를 촉진한다. 그렇다면 임신 중 술을 매주 한 잔씩만 마시면 어떨까? 그런 소량의 음주도 태아에게 영향을 미칠까? 그렇다고 볼 수 있다. 매주 한 잔씩 술을 마신 엄마에게서 태어난 아이들은 엄마가 술을 마시지 않은 경우보다 머리와 키가 작았고 나중에 행동과 정서 문제도 더 많았다.[7] 이 또한 후성유전적 변형의 결과이며, 나중에 보겠지만 누적된 정서적 스트레스는 노화 과정을 촉진한다.

술이 유난히 당신의 입맛에 맞는다면 어머니가 당신을 임신했을 때 술을 마셨을지도 모른다. 동물 실험에서도 확인되었듯이 엄마가 임신 중에 술을 마시면 맛의 정보를 지정하는 자녀의 유전자에 후성유전적 변형이 일어나 임신 중 음주가 없었던 경우보다 술맛이 좋게 느껴진다.[8] 과음 역시 노화를 촉진하고 치매 위험을 높인다.

대기 오염 노출을 조심하라

브래들리 피터슨 박사와 동료 연구진이 밝혀낸 바에 따르면 임신 중에 대기 오염에 노출되면 태아의 뇌 발달이 저해된다. 대기 오염은 아이의 좌뇌의 백색질 경로를 변형시켜 주의력 결핍과잉행동장애(ADHD)의 위험을 높이며, 이 영향의 정도는 오염의 농도에 비례한다. 다환방향족탄화수소(화석 연료를 태울 때 발생하는 오염 물질)에 많이 노출될수록 백색질 경로가 더 손상되어 나중에 ADHD를 보일 소지가 커진다는 뜻이다.[9] ADHD는 정리하고 계획하고 절제하고 일을 완수하는 능력에 영향을 미친다. ADHD를 치료받지 않은 사람은 약물에 손대거나 관계의 갈등을 겪거나 일상생활로 스트레스를 받는 비율이 높아진다. 이 모두가 노화를 촉진하고 치매 위험을 높인다.

임신 중 생각이 태아의 뇌에 미치는 영향

식생활과 알코올과 흡연과 공해만 유전자 발현에 영향을 미치는 게 아니라 엄마의 사고 습관과 스트레스 수위도 발달 중인 태아의 뇌의 유전자 발현을 후성유전적으로 변형시켜 나중에 우울과 불안의 위험을 높인다. 4천 쌍 이상의 엄마와 자녀를 18년간 추적 연구한 결과 임신 중 엄마의 사고 습관이 비관적이고 부정적이고 우울했던 경우 18년 후에 자녀가 우울 증세를 보일 위험이 21% 증가했다.[10] 자녀의 우울을 유발할 위험 요인이야 많지만 그중 이 요인 하나만으로 상관관계가 그 정도였다. 우울증 이력이 있는 사람은 그렇지 않은 사람에 비해 치매에 걸릴 위험도 크다.

또 다른 연구에 따르면 임신 중에 순전히 외적인 요인으로 스트레스가 심해도 자녀의 뇌는 선천적으로 더 불안하고 우울해지기 쉽다. 남편을 전쟁터로 떠나보낸 19세 여자나 친정어머니의 말기 암 소식을 들은 25세 여자는 당연히 스트레스를 받는다. 이럴 때 증가하는 스트레스는 본인의 해로운 사고 습관 탓이 아닐 수 있다. 그러나 이유야 어찌 됐든 임신 중에 스트레스 수위가 높으면, 엄마의 스트레스 호르몬(당질코르티코이드)이 태반의 경계와 태아의 혈뇌 관문을 넘어가 발달 중인 스트레스 회로의 제동 장치(편도체)를 변형시킨다. 그 결과 선천적으로 자녀의 불안 회로는 더 민감해지고 그 회로를 억제할 제동 장치는 손상된다. 임신 중에 엄마의 스트레스가 심하지 않았던 경우에 비해 이런 자녀는 태어날 때부터 불안해지기는 더 쉽지만, 반면 스스로 진정할 역량은 떨어진다.[11] 고질적인 불안과 스트레스와 우울은 염증 연쇄반응을 증가시켜 노화를 촉진하고 우울증과 치매의 위험을 높인다.

사랑받는 아기는 건강하게 자란다

우리가 태어나기 전부터 여러 요인이 DNA에 영향을 미치며 그 여파는 노화 과정에까지 미친다. 이런 요인이 모여 우리의 출발점이 된다. 즉 생물학적, 유전적으로 우리는 그 상태로 태어난다. 그러나 유전자와 몸과 뇌는 평생의 경험에 따라 가변적이다. 이는 출발점과 무관하게, 우리가 속수무책이 아니라는 반가운 소식이다. 평소에 건강한 사건을 경험하고 지혜롭게 선택하면 유전자가 긍정적으로 변형되어 건강에 이로워지고 노화 과정이 늦추어진다. 반대로 건강에 해로운 사건이 삶에 지속하면 피해가 가중될 뿐이다.

신성로마제국의 독일 황제 프리드리히 2세는 아담과 하와가 쓰던 최초의 언어를 찾아내려 했다고 한다. 그래서 실험을 통해 유아들의 양육을 대리인에게 맡기되 우유를 먹이고 기저귀만 갈아 줄 뿐 아기를 안거나 품거나 말하거나 애정이나 지속적 관심을 보이지는 못하게 했다. 아기들이 사람을 접한 거라곤 물리적 양육에 필요한 최소한에 그쳤다. 실험의 가설은 만일 인간 안에 원초적 언어가 암호화되어 있다면 양육자의 영향을 입지 않은 아기들이 그 언어를 쓰리라는 것이었다. 그러나 황제는 그 언어가 히브리어인지 헬라어인지 라틴어인지 다른 무엇인지 끝내 알아내지 못했다. 피부 접촉과 대인 교류와 사랑과 애정이 없었던 결과로 아기들이 전원 죽었기 때문이다.[12]

프리드리히의 실험으로 인간의 원초적 언어는 밝혀지지 않았지만, 유년 초기에 사랑과 애정과 피부 접촉과 대인 교류가 중요하다는 사실은 드러났다. 이런 요인은 동물에게도 중요해 보인다. 두 집단의 새끼를 비교한 동물 연구에서 한 집단의 어미들은 늘 새끼를 핥아 주고 털을 손질해 주었지만, 다른 집단의 어미들은 새끼를 방치했다. 어미의 관심을 받지 못한 새끼들은 편도체

(두려움을 관장하는 회로)가 후성유전적으로 변형되어, 어미의 관심을 받은 새끼들에 비해 불안 수위가 높고 사회성이 떨어졌다. 이는 핥아 주고 털을 손질해 주는 행위, 즉 애정 표현이 유전자 변형과 뇌 발달에 긍정적 영향을 미쳤음을 암시한다.

그런데 연구진은 방치된 새끼들의 편도체 손상이 어쩌면 애초에 유전된 것이며 어미들도 똑같은 유전적 결함이 있어 새끼를 방치했을 수도 있다는 데 생각이 미쳤다. 그래서 후속 실험에서는 무관심한 어미들에게서 난 새끼들을 애정 표현이 많은─늘 핥아 주고 털을 손질해 주는─어미들과 함께 두었다. 결과는 어떻게 되었을까? 새끼들의 뇌가 정상 발달되어 전혀 사회성이 떨어지거나 불안 회로의 활동이 증가하지 않았다.[13] 그만큼 우리 뇌가 출생 시의 출발점과 무관하게 가변적이라는 뜻이다. 유년 초기의 경험은 우리의 유전자 발현과 뇌 발달에 긍정적 영향을 미친다. 유년기는 아주 취약한 시기지만 절호의 기회이기도 하다. 건강한 경험은 후성유전적으로 세포와 뇌 기능에 긍정적 영향을 미쳐 건강과 장수의 기초를 다져 준다. 반면에 부정적 경험은 정반대의 효과를 낳는다.

유년기 트라우마 벗어나기

캐나다인 남성 41명을 대상으로 시행한 연구에서 심한 학대를 당한 25명의 유전자 발현을 통제 집단의 16명과 비교했다. 해마(기억, 새로운 학습, 스트레스 반응의 진정 등에 관여하는 뇌 부위)

의 DNA를 검사한 결과 두 집단 사이에 362가지 후성유전적 차이가 확인되었다. 가장 중요한 차이는 신경가소성—변화하고 적응하여 신경세포를 새로 만들어내고 신경세포 간에 연접하는 능력—을 관장하는 유전자에 나타났다. 학대당한 집단은 통제 집단보다 변화하고 성장하는 뇌 기능이 심각하게 손상되어 있었다.[14]

800명 이상을 32년간 추적한 다른 연구의 연구진은 유년기의 심한 역경이 성인기에 우울증, 당뇨병, 비만, 고콜레스테롤혈증에 걸릴 위험을 현저히 증가시킴을 밝혀냈다.[15] 그 밖에도 다수의 연구로 입증되었듯이 심한 방치나 구타나 성폭행이나 극빈을 경험한 아동은 성인이 되어 신체 건강 문제(진성당뇨병, 천식, 비만, 고콜레스테롤혈증, 심장질환)와 정신건강 문제(우울증, 불안, 알코올 남용, 마약 남용)와 대인관계 문제를 일으켜 조기에 사망하는 비율이 유년기에 역경을 겪지 않은 사람보다 높았다.[16] 그런데 연구 결과 트라우마 이력이 있어도 인지 치료를 받은 사람은 후성유전적 변화를 통해 치유되었다. 구체적으로 신경세포를 새로 만들어내는 기능(신경가소성) 관련의 유전자가 활성화되어 뇌 용량이 커졌고, 뇌의 스트레스 반응을 진정시키는 유전자도 활성화되었다. 그 결과 심신의 건강이 향상되어 정서적, 신체적 스트레스를 줄일 수 있었다.[17] 이는 인생의 출발점과 무관하게 우리의 선택으로 치유되어 노화를 늦추고 치매 위험을 낮출 수 있다는 아주 반가운 소식이다.

용서의 치유력을 증명한 연구도 있다. 용서란 상대의 책임을 물어 두거나 가해자를 신뢰하거나 과거를 망각하는 게 아니라 자기 내면의 앙심과 원한과 분노와 좌절을 해결하는 것이다. 정서적 고통을 지속시키고 체내의 스트레스 경로를 만성으로 자극하는 심리적 가시가 용서를 통해 뽑혀 나간다. 다시 말해서 용서하면 가해자가 변화되는 게 아니라 피해자가 치유된다. 용서하는 사람은 설령 과거에 심한 스트레스를 겪었어도 그 이력이 허약한 정신건강의 예측지표가 못 된다. 배우자에게 구타당한 여성들의 경우, 선을 그어 구타를 종식한 데서 그치지 않고 용서까지 베푼 사람은 우울증과 불안과 외상후스트레스장애(PTSD) 증상에서 벗어났다.[18] 가해자를 용서하면 자신이 치유된다!

자유로운 환경은 기억력을 강화한다

흥미로운 한 동물 연구에서 과학자들은 생쥐의 특정 유전자를 조작해 기억과 학습 능력에 결함을 유발했다. 똑같이 유전자 결함이 있는 전체 생쥐를 두 집단으로 나누어 실험 집단을 성장기의 2주간 "강화" 환경에 두었다. 생쥐의 강화 환경이란 기어오르는 기구, 달리는 쳇바퀴, 장난감, 기타 흥미로운 질감과 형태를 갖춘 서식지였다. 통제 집단은 강화 환경을 접하지 않았다. 당연한 연구 결과로 강화 환경에 놓인 생쥐는 그렇지 않은 생쥐보다 기억력이 향상되었고 학습 속도도 더 빨라졌다.

그 과학자들을 놀라게 한 일은 다음 세대에 벌어졌다. 통제 집단의 새끼들은 선천적으로 유전자 결함이 있었고, 성장기의 기억과 학습 문제도 부모와 똑같았다. 반면에 실험 집단(강화 환경에 노출된 생쥐)의 새끼들은 유전자 결함을 안고 태어나긴 했지만, 그 결함이 후성유전적으로 보정되어 있어 기억과 학습 문제를 유발하지 않았다. 아울러 후자는 성장기에 강화 환경을 접하지 않았는데도 기억력과 학습 능력이 정상이었다. 부모의 성장기의 긍정적 경험이 새끼의 결함 유전자의 발현에까지 긍정적 영향을 미쳤다는 뜻이다. 그래서 새끼의 기억과 학습 기능은 태어날 때부터 정상이었다.[19]

* * * * *

과거의 이력이 어떠했든 오늘 우리의 선택을 통해 몸과 뇌의 건강에 긍정적 변화를 이루어 노화 과정을 늦추고 치매 위험을 낮출 수 있다. 여러 증거에서 보듯이 자녀를 낳기 전부터 그렇게 한다면 자신만 아니라 자손까지 그 혜택을 누린다. 그 후에라도 건강한 변화를 실천하면 치매 발병을 늦추거나 중단시키거나 예방하는 극적인 결과를 낳을 수 있다.

Key Points

1 우리는 삶의 경험에 따라 적응하고 변화하도록 설계되어 있다. 그러므로 치매 위험의 감소나 증가는 우리가 선택하기 나름이다.

2 본래 삶의 모든 경험은 우리를 변화시킨다. 새로운 기억이 생겨날 뿐 아니라 유전자 발현과 뇌 구조도 변하며, 그 결과 노화가 촉진되기도 하고 늦추어지기도 한다.

3 과거를 고칠 수는 없지만, 오늘 우리 삶을 조정하면 유전자 발현, 뇌 발달, 건강, 노화에 긍정적 영향을 미칠 수 있다.

4 인생의 출발점과 무관하게 우리의 선택으로 치유되어 노화를 늦추고 치매 위험을 낮출 수 있다.

5 원한과 분노와 앙심은 뇌의 스트레스 경로를 자극하여 감염을 높이고 노화를 촉진하고 심신의 건강을 해친다. 이 모두가 치매 위험을 증가시킨다.

6 가해자를 용서하면 체내의 스트레스 경로가 진정되고 면역계에 대한 자극이 줄어들어 심신의 건강이 향상된다.

실
천
사
항

❶ 삶의 경험이 우리를 후성유전적으로 변화시키며 그 변화가 자손에게까지 대대로 전수됨을 친구와 가족에게 말해 준다.

❷ 트라우마 이력이 있다면 인지 치료나 특별 상담을 받아 그 트라우마가 현재에까지 영향을 미치지 못하게 한다. 과거는 고칠 수 없어도 오늘 그 과거에 대응하는 방식은 고칠 수 있다. 치료를 받아 뇌의 스트레스 회로에 가해지는 자극을 낮춘다.

❸ 자신이 살아온 이력을 평가해 본다. 과거에 당했던 피해에 대해 원한이나 앙심이나 분노를 품고 있다면 이를 의지적으로 해결해 용서하고 마음의 정서적 가시를 뽑아낸다. 필요하다면 전문 치료를 받는다.

❹ 호기심을 자극하고 상상력을 넓혀 주는 여러 가지 흥미로운 활동에 적극적으로 가담한다. 미술, 음악, 공예, 조류 관찰, 국립공원 유람 등 많이 있다.

진행성 쇠퇴를
늦출 수 있을까?

4

> 몸의 쇠퇴도 암울한 미래지만 인간에 대한 가장 섬뜩한
> 전망은 정신이 빠져나간 육체다.
>
> — 토머스 제퍼슨, 존 애덤스에게 보낸 편지(1816년 8월 1일)

자연법은 삶이 작동하도록 설계된 이치나 원리나 법칙
(예컨대 건강법)이다. 삶의 전 영역에서 실재는 그 기준대로 돌아
가고 존속된다. 노화와 관련된 자연법으로 열역학 제2법칙이 있
다. 엔트로피 법칙이라고도 하는데 쉽게 말해서 에너지를 들여
유지하지 않고 악화를 막지 않으면 무엇이든 서서히 쇠퇴한다.
집이나 자동차를 두고 떠났다가 20년 후에 돌아온다고 생각해
보라. 그 기간에 누구도 돌보지 않는다면 집이나 자동차는 어떻
게 될까? 아마 망가져서 사용하지 못할 것이다. 이는 우주의 작
동 원리다. 질서를 유지할 에너지가 유입되지 않으면 무엇이든
서서히 망가져 무질서해진다. 한마디로 쇠퇴한다.

인간의 신념은 뇌에만 아니라 몸의 건강에도 영향을 미치며,

뇌와 몸은 다시 노화와 치매 발생의 변수가 된다. 인간의 사고를 지배하는 신념 체계 내지 주제는 크게 두 가지다. 하나는 신 없는 진화고, 또 하나는 절대자(신)에 의한 창조다. 모든 사실과 증거와 인생 경험은 이 두 주제를 통해 걸러진다. 동일한 사실을 분석해도 거기서 도출되는 결론은 각자의 배후 신념에 따라 갈린다. 이 책의 목적은 독자를 더 건강한 삶으로 이끌어 노화 과정을 늦추고 치매 위험을 낮추는 데 있다. 그 목표를 이루려면 삶의 작동 원리인 관련 자연법(검증 가능한 기준)을 파악하고, 어떤 신념 체계가 실재(자연법)에 가장 잘 부합하는지 분간하며, 신념의 결과로 건강이 달라지는지를 알아내야 한다. 신념은 우리의 건강과 치매 위험에 정말 영향을 미친다.

그렇다면 검증 가능한 자연법인 열역학 제2법칙은 노화나 뇌와 무슨 관계가 있을까? 인간 게놈을 검사해 보면 게놈이 더 건강하고 복잡해져 정보 암호화가 강화되는지, 아니면 서서히 쇠퇴하고 질이 떨어져 악화되는지를 측정할 수 있다. 두 가지 굵직한 주제 내지 신념 체계 중 어느 쪽이 인간 게놈의 실상에 더 부합하고 열역학 제 2법칙과 조화를 이룰까?

고대 경전에 따르면 인류는 본래 창조주 하나님을 대면하며 그분과의 관계 속에 살았다. 생명을 지속시키는 에너지가 그분의 임재를 통해 끊임없이 유입되었다. 그런데 하나님은 인간이 설계자이신 그분과의 조화를 벗어나면 상황이 달라져 "반드시 죽으리라"라고 말씀하셨다(구약성경 창세기 2장 17절). 생명을 지속시키는 에너지원으로부터 끊어지면 서서히 쇠퇴하여 죽는다는 뜻이다.

현대 진화론은 반대 관점을 취하여 생명체가 지성적인 에너지 유입 **없이도** 서서히 향상되고 발전하여 더 조직적이고 복잡해진다고 주장한다. 다시 말해서 순전히 돌연변이를 낳는 우연과 그중 가장 유리한 돌연변이체를 골라 번식하는 자연도태를 통해 개체가 더 질서정연해지고 진보한다는 것이다. 그러나 어느 과학자라도 이 이론을 시험해 보면 대번 확인되듯이 생명체는 지성적인 에너지 유입이 없으면 쇠퇴한다. 많은 선의의 진화과학자가 인식하지 못하고 있거니와 쇠퇴하는 모든 개체 중 가장 덜 쇠퇴한 개체의 선택은 종의 진보나 발전과는 다르다. 자연도태가 발생함은 사실이지만 정작 선택되어 생존하는 개체는 무엇인가? 유전자가 새로이 복잡해지고 조직적으로 더 건강해진 종인가? 그렇지 않다! 자연도태라는 선택은 주어진 환경 내에서만 가능한데 지구상의 모든 종은 쇠퇴 중이다. 따라서 자연도태로 선택되는 표본은 가장 덜 쇠퇴한 것일 뿐 여전히 이전 세대보다 질이 떨어진다.

코넬대학교의 응용유전학자인 존 C. 샌포드 박사는 인간을 포함한 모든 생명체의 게놈이 서서히 쇠퇴 중이라는 과학적 증거를 결정적으로 제시했다. 그의 저서 *Genetic Entropy and the Mystery of the Genome*(유전자 엔트로피와 게놈의 신비)에서 그가 과학 전반의 많은 논문과 연구 결과와 간행물을 인용하여 입증했듯이, 세대가 바뀔 때마다 다수의 새로운 유전적 돌연변이가 인간 게놈에 유입되는데 그중 종을 발전시키거나 유전 정보를 더해 준 돌연변이는 여태까지 단 하나도 없었다. 요컨대 모든 돌연변이는 종을 퇴화시킨다.

유전학이 생소한 이들에게 도움이 될 간단한 비유가 있다. 샌포드 박사가 제대로 지적했듯이 게놈은 접속되어 이용되기를 기다리는 초소형 정보 도서관이다. 시립도서관에 간다고 생각해 보라. 방대한 정보를 완비한 도서관 전체는 인간 DNA를 구성하는 스물세 쌍의 염색체 속에 들어 있는 32억 개의 분자에 해당한다. 각 DNA 분자는 도서관에 존재하는 모든 알파벳 글자다. 글자가 모여 단어가 되고 단어가 모여 단락이 되고 단락이 모여 장이 되는데, 장은 머리칼 색이나 눈동자 색 등 항목별 암호가 새겨진 개개 유전자에 해당한다. 장이 모여서 된 책이 염색체이고, 모든 책(스물세 쌍의 염색체)을 한데 모아 놓은 도서관이 바로 인간 DNA다.

그 개념을 염두에 두고서 이제 도서관의 책에 돌연변이가 발생하면 어떻게 될지 생각해 보라. 예컨대 한 단어의 한 글자가 변이를 일으킨다. 단어 love의 o가 i로 바뀌어 live가 된다. 본래의 단어가 아니라 의미가 바뀌었다. 그대로도 읽을 수는 있으나 단어의 개념이나 여파가 본래와는 다르다. 이는 다양한 인간 유전자 내의 한점 돌연변이에 해당한다. 뇌의 중요한 신경전달물질(도파민)의 분해 효소를 암호화하는 유전자에서 실제로 그런 변이가 입증되었다. 이 돌연변이의 결과로 해당 기능이 달라진다.

뇌의 신경세포는 서로 간의 공간으로 화학 신호를 보내 상호 소통한다. 그 공간과 신호를 각각 **신경연접부와 신경전달물질**이라 한다. 한 세포에서 신호를 짧게 훅 뿜으면 인접 세포에서 "보고" 반응한다. 봉화와 비슷하다고 생각하면 된다. 뇌는 명확한 소통을 유지하고 애매하고 혼란스러운 메시지를 방지하기 위해 여러 방법으로 신호와 신호의 막간에 신경연접부를 청소한다. 신호와 신호의 막간에 연기가 걷히지 않는다면 봉화를 읽기가 얼마나 어려울지 생각해 보라.

뇌가 신경연접부의 신경전달물질을 제거하는 한 방법으로 작은 진공청소기처럼 작동하는 재흡수 펌프가 있다. 이 펌프는 방출한 세포 속으로 신경전달물질을 도로 빨아들여 정비해 두었다가 나중에 신호를 더 보낼 때 다시 쓴다. 그런데 이 펌프에 신경전달물질이 100% 다 잡히지는 않는다. 그래서 뇌의 신경연접부에 여러 효소가 있어 잔여 신경전달물질을 분해하여 제거하는데, 그런 효소 중 카테콜-O-메틸전이효소(COMT)는 도파민이라는 신경전달물질을 분해한다. 이 효소를 생성하는 COMT 유전자는 22번 염색체에 위치한다. 그런데 인간이란 종의 이 유전자에 이미 한점 돌연변이가 발생했다(한 글자가 다른 글자로 바뀌었는데 그대로도 읽을 수는 있다). 그래서 이 유전자의 유전 형질은 두 가지로 나타난다. 하나는 유전자의 108번 부위에 아미노산 발린이 있고 또 하나는 같은 부위에 아미노산 메티오닌이 있다.

이 돌연변이로 인하여 메티오닌 대신 발린이 있는 사람의 COMT 효소는 체온 상태에서 활동량이 증가한다. 너무 활동적이어서 실제로 도파민(신호)이 전달되기도 전에 도파민을 청소해 버린다. 바람이 거센 날 봉화를 올리려는 것과 같아서 연기가 바람에 순식간에 날아가 버려 메시지를 보낼 수 없다. 그래서 이런 사람은 도파민이 부족해진다. 효소의 과잉 활동이 신경세포 간의 신호를 방해한다. 기억력을 시험한 결과 COMT 유전자에 발린이 있는 사람은 메티오닌이 있는 사람보다 단기 기억에서 점수가 낮았다.[1]

그러나 인체의 정보 도서관에는 단어 하나만이 아니라 문장 단위를 요구하는 더 복잡한 생성물도 존재한다. 때로는 변이의 발생으로 글자 하나만 바뀌는 게 아니라 단어가 통째로 삭제되거나 바뀐다. 문장을 읽는데 한 단어가 누락되어 있다고 생각해 보라. 중요한 단어라면 의미가 완전히 잘못될 수 있다. "초록색 전선과 빨간색 전선을 연결하면 안 됩니다"라고 되어 있어야 할 취급설명서에 "안"이라는 단어가 누락되면 "초록색 전선과 빨간색 전선을 연결하면 됩니다"가 된다. 그 결과 큰 사고를 부를 수 있다.

더 심하게 문장 전체(유전자)가 삭제되는 변이도 있다. 이 경우에는 정보가 아예 존재하지 않아 인체의 필수요소가 생성될 수 없다. 이런 변이의 한 예인 프라더윌리증후군은 15번 염색체에 유전자 7개가 누락되어 있다. 다행히 희소한 장애이긴 하지만 유실된 정보량이 워낙 방대하다 보니 병증이 심하다. 이 질환에 걸린 사람은 근육 긴장도와 인지 발달과 성선(性腺) 기능이 저하되고, 행동 문제를 보이며, 종종 주체할 수 없는 식욕 때문에 비만에 이른다.[2]

한 유전자나 유전자의 일부가 복수로 반복되는 변이도 있다.

책에 어느 한 단어가 연달아 여러 번 반복된다고 생각해 보라. 헌팅턴병은 짤막한 3개 뉴클레오티드(글자)가 여러 번 반복되어 생겨나는 질환이다. 이 반복은 4번 염색체의 유전자에 발생하여 **헌팅틴**이라는 단백질을 생성한다. 정확한 기능은 확실하지 않지만 헌팅틴은 인체 발달에 중요하며 신경세포에 집중적으로 발현된다. 반복 횟수가 36회를 넘어서면 신경세포에 유해한 단백질이 생성되어 헌팅턴병이라는 안타까운 결과를 낳는다.[3]

또 이동유전자라고도 하는 트랜스포존은 염색체의 유전자가 제자리에서 다른 자리로 옮겨 가는 현상이다.[4] 책의 한 문장이 아무렇게나 다른 자리로 가 있는 것과 같다. 어느 유전자가 어디로 옮겨 가느냐에 따라 영향은 천차만별이다. 엔진 조립법에 대한 설명서를 읽는데 단어의 철자가 틀리고, 단어나 문장이 누락되고, 단락이 장황하게 반복되고, 단어나 문장이 제자리에서 다른 자리로 아무렇게나 옮겨져 있다면 조립 과정이 얼마나 어려울지 상상이 갈 것이다. 인체의 이런 변이는 세대가 바뀔 때마다 더 많이 발생한다. 인간 게놈이 서서히 쇠퇴 중이라는 뜻이다. 신종 변이의 **세대별** 발생 수는 다음과 같이 추정된다.

◆ 미토콘드리아: 1% 미만

◆ 뉴클레오티드 대체: 100~300가지

◆ 위성 변이: 100~300가지

◆ 삭제: 2~6% 이상

◆ 중복이나 삽입: 2~6% 이상

◆ 역위나 전좌: 너무 많아 셀 수 없음

◆ 전환: 대략 수천 가지

◆ 세대별 일인당 총수: 1,000가지 이상의 신종 변이[5]

    진화과학자들은 변이가 일부 유해한 상황에서 유리하게 작용하므로 종에 이로운 발전을 가져다준다고 주장하지만, 이는 극히 편협한 관점이다. 단적인 예가 겸상 적혈구 빈혈이다. 이 증세는 헤모글로빈을 암호화하는 유전자 내의 단일 뉴클레오티드 다형성(한 단어의 한 글자가 뒤바뀜) 때문에 발생한다. 헤모글로빈은 혈액 속의 산소를 운반하는 단백질이다. 이 변이가 일어나면 적혈구 세포의 모양이 매끄러운 원반형에서 깔쭉깔쭉한 겸상(낫 모양)으로 변형된다.

    인간은 부모로부터 각각 하나씩 두 벌의 유전자를 받으므로 양쪽 다 좋은 유전자이거나 한쪽은 좋고 한쪽은 나쁘거나 양쪽다 나쁜 유전자일 수 있다. 본격적인 겸상 적혈구 빈혈은 양쪽 유전자가 다 나쁜 사람에게만 나타난다. 그런데 한쪽 유전자가 나쁜 사람은 말라리아에 내성이 있어 말라리아 창궐 지역에서 살아남을 소지가 양쪽 다 좋은 유전자인 사람보다 높은 것으로 관찰되었다. 그 때문에 진화생물학자들은 진화가 종을 발전시킨다는 증거로 종종 이 변이를 지적한다.

    이거야말로 나무만 보고 숲을 놓치는 전형적 사례다. 덜 중요한 사실에 집중하느라 더 큰 실재를 놓치는 것이다. 한쪽 유전자가 나빠 겸상 적혈구를 물려받은 사람이 말라리아가 들끓는 환경에서 살아남을 소지가 높은 것은 사실이다. 따라서 유전자를 대물림하여 이 변이를 존속시킬 소지도 높다. 그러나 이 변이는 인간 게놈에 정보를 더해 주지 **못하며**, 인간을 더 강하고 건강하게 하여 기대수명을 높이지도 못한다. 게다가 이 변이는 말라리아를 이겨내는 데만 이로울 뿐이지 세대마다 발생하는 복수의 다른 해로운 DNA 변이를 막지는 못한다. 요컨대 겸상 적혈구 덕분에 말라리아를 물리친 사람도 최소한 1,000가지 해로운 신종 변이로 인해 게놈은 이미 퇴화했다.

자연도태는 발생할까? 물론이다. 그러나 진화생물학자들이 여태 깨닫지 못하고 있거니와 모든 유전적 취사는 어느 개체가 선택되어 살아남느냐와 무관하게 결국 게놈의 질을 떨어뜨린다! 65세 인간의 DNA에는 출생 시에 없었던 변이가 6천 점이나 발생해 있다. 인간 게놈은 서서히 쇠퇴 중이며 이 쇠퇴가 노화의 한 요인이다.

유전자 변이를 줄이면 노화를 늦출 수 있다

유전자 변이는 저절로 발생하기도 하지만, 많은 환경 요인도 변이를 유발하여 유전자를 쇠퇴시키고 노화를 촉진한다. 이런 요인을 피하거나 접촉을 줄이면 그만큼 노화 과정을 늦추고 치매 위험을 낮출 수 있다. 변이를 유발하는 환경 요인을 **돌연변이 유도물**이라 하며 물리적 유도물, 화학적 유도물, 생물학적 유도물이 있다.

물리적 돌연변이 유도물은 감마입자와 알파입자와 엑스선 등의 전리방사선이다. 이런 입자는 물리적으로 DNA를 훼손해 변이를 유발한다. 가장 흔한 출처는 코발트60과 세슘137이다. 원자로의 부산물인 코발트60은 방사선 치료, 식료품의 방사능 처리를 통한 해충 구제, 일부 산업용에 쓰인다. 세슘137도 원자로의 부산물로서 방사선 치료와 일부 산업용에 쓰일 수 있다. 이런 입자와의 접촉을 삼가야 함은 물론이다. 엑스레이는 치료차 꼭 필요할 때만 받는다. 의료 분야에 종사하느라 엑스레이 장비에 노출된다면 항상 납 차폐복과 기타 보호 장구를 착용한다. 직업상 의료 방사성 물질을 다룬다면 항상 취급 절차를 준수하고 방사선 검출기를 휴대한다.

물리적 돌연변이 유도물의 다른 주요 출처는 햇빛 속에 들어 있는 자외선이다. 자외선은 피부암을 유발하는 주범이므로 바로 이 빛의 파장을 막아 주는 게 자외선 차단제다. 주변에서 흔히 보듯이 평생 햇빛에 과다 노출된 사람은 햇빛에 덜 노출된 사람보다 피부가 더 상하고 늙어 있다. 피부 세포의 DNA(와 기타 분자)가 더 많이 손상되었기 때문인데 이는 쇠퇴와 노화를 촉진한다. 햇빛에 노출되는 시간을 자제하고 자외선 차단제를 바르면 위험을 줄일 수 있다.

화학적 돌연변이 유도물 즉 DNA를 변이시킬 수 있는 화학물질에는 활성산소(다른 장에 자세히 살펴볼 것이다)와 다환방향족탄화수소(PAH) 등이 있다. PAH는 화석 연료(석유와 석탄), 고온에서 요리한 석쇠구이나 까맣게 태운 육류, 담배 연기 등에서 다량으로 검출된다.[6] 이런 PAH 분자는 각종 암을 증가시키는 것으로 입증되었다.[7] 아울러 엄마가 임신 중에 PAH(화석 연료의 연소로 인해 오염된 공기)를 다량 흡입한 경우 자녀의 유전자 발현과 뇌 발달이 변형되고 인지 문제와 행동 문제가 증가할 수 있다.[8] 그 밖의 화학적 돌연변이 유도물로 비소, 카드뮴, 크롬, 니켈 등이 있다.[9] 환경을 깨끗하게 보호하고 대기 오염을 줄이고 담배 연기를 피하고 석쇠 구이나 태운 고기를 먹지 않으면 이런 유해 화학물질에 덜 노출되어 노화를 늦추고 암과 치매 위험을 줄일 수 있다.

생물학적 돌연변이 유도물에는 특정 바이러스와 박테리아와 앞서 언급한 트랜스포존 등이 있다. 인간유두종바이러스(HPV)가 그 한 예인데 성적 접촉으로 전염되는 이 바이러스는 각종 암을 유발하는 것으로 알려져 있다. HPV에 감염되면 체내의 연쇄반응이 유전자 변이를 낳아 자궁경부암 같은 여러 암을 유발한다.[10] 다행히 지금은 백신이 나와 있어 HPV 감염을 예방할 수 있다.

세포 복제에 결정적 역할을 하는 말단소립

말단소립과 노화를 논하지 않고는 인간 유전학과 노화에 대한 장을 마무리할 수 없다. 말단소립은 세포 복제에 결정적 역할을 한다. 손상되거나 노화로 마모된 세포는 복제되어야 하는데 인체는 이 일을 두 가지 방식으로 한다. 세포가 자기 복제를 할 수도 있고 전구세포(세포공장)가 세포를 새로 만들 수도 있다. 단 모세포의 모든 능력과 기능을 보유하려면 신조 세포에도 별도의 정보 도서관(염색체)이 있어야 한다. 세포는 분열할 때(체세포분열) 염색체를 복제하므로 양쪽 세포 모두에 유전 정보가 완비된다. 말단소립은 각 염색체 끝의 마개와도 같다. 신발 끈의 끝에 씌워 놓은 플라스틱을 생각하면 된다. 덕분에 유전 물질이 풀어지지 않고 질서 있게 모여 있다. 그런데 말단소립의 길이에 따라 세포의 복제 능력이 결정적으로 달라진다. 말단소립이 너무 짧으면 세포가 더는 자기를 복제하거나 세포를 새로 만들어낼 수 없다.

1970년대에 이미 밝혀졌듯이 세포가 복제될 때 말단소립은 다 복제되지 않는다. 매번 복제될 때마다 말단소립은 오히려 짧아진다. 말단소립이 너무 짧으면 세포가 더 분열될 수 없고, 세포 분열이 없으면 손상되고 마모된 세포가 대체되지 못해 노화가 발생한다. 그 결과를 금방 알려면 노인과 아이의 피부를 비교해 보면 된다. 둘 다 비슷하게 살갗을 베인다면 아이는 금방 낫지만, 노인의 피부는 치유가 더디다. 일부 원인은 노인의 말단소립이 짧아 세포 복제가 어렵고 상처가 잘 아물지 않는 데 있다.

유아의 말단소립에 들어 있는 약 8천의 염기쌍이 35세에는 3천5백 쌍, 65세에는 겨우 1천5백 쌍으로 각각 줄어든다.[1] 최근의 연구로 입증되었듯이 정서장애가 있는 사람이나 시설에서 자라난 아이는 건강한 통제 집단보다 말단소립이 짧았다. 나아가 적개심과 부정적 감정도 말단소립을 축소시킬 수 있다.

최근에 과학자들은 말단소립의 길이로 남은 수명을 예측할 수도 있음을 밝혀냈다. 컬럼비아대학교 신경학 교수인 로렌스 호닉 의학박사 겸 철학박사와 동료 연구진은 66세부터 101세까지 평균 연령 78세인 1,978명을 인종(흑인, 히스패닉, 백인)별로 연구했다. 그 결과 남자의 말단소립이 대체로 여자보다 짧았고, 말단소립이 짧은 사람이 더 일찍 죽었고, 짧은 말단소립은 알츠하이머 치매의 발병과 상관성이 있었다.[12] 남자의 말단소립도 출생 시에는 더 짧아 보이지 않으나 평생 더 빠른 속도로 짧아진다.[13] 아래에 열거할 여러 조정 가능한 요인이 이후의 남녀 차이에 중요한 역할을 하는 것으로 보인다. 연구진이 또 하나 흥미롭게 지적했듯이 말단소립의 길이는 어느 연령대에서나 폭넓은 차이를 보였다. 나이만으로 말단소립의 길이를 예측할 수는 없으나 말단소립의 길이로 각자의 기대수명을 예측할 수는 있다는 뜻이다.

말단소립의 길이에 영향을 미친 한 가지 요인은 자녀를 임신할 당시 아버지의 나이였다. 그 시점에 아버지의 나이가 많을수록 아들딸 모두 말단소립이 더 길었다. 어머니는 나이가 많아도 말단소립의 길이에 아무런 영향이 없거나 부정적 영향을 미쳤다. 또 손자와 손녀에게 유전되는 말단소립도 아버지의 나이가 많을수록 더 길어 보였고, 아들마저도 늦은 나이에 자녀를 임신하면 그 자녀의 말단소립은 추가로 더 길어지는 결과를 낳았다.[14] 아울러 출생 시에 말단소립이 긴 사람은 수명도 더 길었다.[15] 요컨대 말단소립의 길이는 80%가 유전, 20%가 환경의 영향이라 볼 수 있다.

여태 관찰된바 말단소립의 축소를 촉진하는 요인에는 유년기의 역경,[16] 정서장애, 관계의 갈등, 부정적 사고방식, 적개심 등이 있다. 반대로 말단소립을 길어지게 하는 요인에는 채식 위주의 식단, 스트레스 감소와 명상, 신체 운동 등이 있다.[17] 그러므로 갈등을 해결하고, 내면의 스트레스를 풀고(가해자를 용서하는 등), 스트레스를 높이는 활동(외도, 공금 횡령, 허위 보험금 청구 등)을 삼가면 말단소립의 길이에 긍정적 영향을 미칠 수 있다. 그 밖에 스트레스와 연관된 체내의 많은 유해 작용도 줄일 수 있다. 아울러 우리의 세계관도 정신적 스트레스 수위에 영향을 미친다.

스트레스 완화와 명상은 신념 체계와 직결된다. 신념 체계에 증거의 평가와 논리적 사고가 강조되고 자애로운 신이 존재하면 건강에 가장 이롭다. 신은 없으나 증거의 평가와 논리적 사고와 타인을 향한 자애심을 북돋는 신념 체계는 차선으로 건강에 이롭다. 반면에 권위주의적인 신이 있고, 증거의 평가와 논리적 사고를 막고, 규정 준수와 위반 시의 처벌에 치중하여 두려움을 조장하는 신념 체계는 건강에 해로워 노화를 촉진하고 치매 위험을 높인다. 이렇듯 우리의 세계관은 삶의 습성, 스트레스 관리, 대인관계 방식 등과 직결되며 노화와 치매 위험 둘 다에 영향을 미친다.

건강한 식단도 말단소립을 길어지게 하는 요인이다. 최근 성인 3,600여 명을 연구한 결과 카로티노이드(식물의 색소를 내는 항산화 분자) 섭취량을 두 배로 늘렸더니 말단소립이 2% 길어졌고, 카로티노이드 수치가 가장 높았던 집단은 말단소립이 5~8%나 길어졌다![18] 카로티노이드가 많이 함유된 식품은 당근, 고구마, 토마토, 녹색 채소 등이다. 딘 오니쉬가 2013년에 의학저널 〈랜셋 종양학〉(Lancet Oncology)에 발표한 연구에서도 채식 위주의 식단으로 생활방식을 바꾸면 당연히 텔로메라아제(말단소립을 길어지게 하는 효소)의 활동이 증가하는 것으로 나타났다.[19]

운동과 말단소립에 관한 한 연구에서는 약간 상충하는 결과가 나왔다. 즉 운동마다 다 그렇지는 않고 다만 하루에 여러 시간 서 있으면 말단소립이 길어졌다. 이 자료를 다르게 해석하면 장기간 앉아 있는 자세나 주로 앉아 지내는 생활방식은 말단소립을 줄어들게 한다.[20]

말단소립의 길이는 분명히 세포 복제와 유관하다. 따라서 젊음과 활력을 유지하는 능력에도 영향을 미친다. 그러나 말단소립을 무조건 늘이는 게 답은 아니다. 적어도 한 연구에서 밝혀졌듯이 인간의 많은 암은 무리하게 길어진 말단소립 때문에 발생한다. 그 결과로 제멋대로 복제되는 세포가 바로 암이다.[21]

그래서 우리의 목표는 말단소립을 무조건 늘이는 게 아니라 생활방식의 선택을 통해 말단소립의 축소를 줄이거나 지연하고 말단소립의 건강과 길이를 증진하는 데 있다. 놀랍게도 성경은 유전자 엔트로피의 과학과 더 일치할 뿐 아니라 건강한 관계와 평안한 유년기를 장수와 연결한다(출애굽기 20장 12절). 이 또한 이미 과학으로 입증된 진리다.

Key Points

1 어떤 체계든 에너지가 보충되지 않으면 시간이 가면서 쇠퇴한다.

2 인간 게놈은 서서히 쇠퇴 중이다.

3 환경 요인은 게놈을 훼손해 노화를 촉진할 수 있다. 방사선, 오염 물질, 감염 등이 이에 해당한다.

4 말단소립은 염색체 끝의 마개로서 세포 분열과 복제를 가능하게 한다. 말단소립이 너무 짧아지면 세포가 더 분열할 수 없다. 그 결과 마모된 세포를 치유하거나 대체하는 인체 기능이 떨어져 노화를 촉진한다.

5 만성 스트레스, 갈등, 늘 앉아 지내는 생활방식, 과일과 채소가 빠진 식단 등은 말단소립을 짧아지게 한다.

6 신체 활동, 카로티노이드 함유량이 높은 음식, 갈등 해결, 스트레스 관리 등은 말단소립을 길어지게 한다.

7 우리의 세계관(신념 체계)은 사실을 해석하는 방식, 생활방식의 선택, 관계의 방식과 상태는 물론 결국 스트레스를 관리하고 갈등을 해결하는 방식까지 지배하여 노화에 영향을 미친다.

① 방사선의 출처를 피한다. 엑스레이는 꼭 필요할 때만 받고 자외선 차단제와 모자 등으로 늘 피부를 보호한다. 의료나 산업 분야에서 방사성 물질을 취급할 경우 방사선 검출기와 보호 장구 활용을 빈틈없이 한다.

② 육류 전반과 특히 고온에서 요리한 육류의 섭취를 줄인다. 육류를 요리할 때는 저온에서 한다.

③ 당근, 고구마, 토마토, 녹색 채소 등 채식의 비중을 늘린다.

④ 대기 오염도가 높은 환경을 피한다.

⑤ 간접흡연까지 포함하여 담배 연기를 피한다.

⑥ 필요하다면 HPV 백신을 맞는다.

⑦ 성적 접촉으로 전염되는 돌연변이 유도물의 위험을 줄인다. 이를 위해 결혼 전에는 힘써 금욕하고 결혼 후에는 부부간에만 성관계를 한다.

⑧ 열심히 몸을 쓰며 살아간다. 늘 앉아 지내는 생활방식을 삼간다.

⑨ 관계의 갈등을 해결하고 원한과 적개심을 줄인다.

⑩ 스스로 사고하고 증거를 평가한다. 어느 세계관이 증거에 가장 부합할뿐더러 자연법과 조화를 이루어 최대의 건강을 증진하는지 숙고한다.

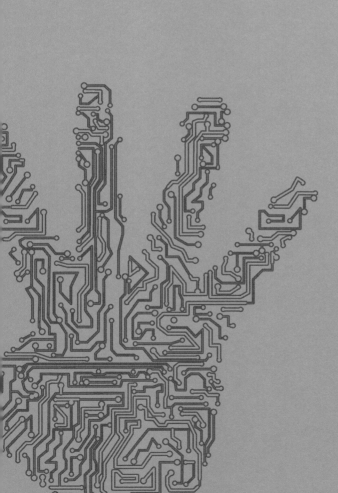

2 ::: 뇌의 활력과 젊음을 유지하는 비결

비만을 유발하는
요인을 줄여라

5

> 유전과 환경이 비만을 유발한다는 말에 사람들은 삼가
> 야 할 변명만 일삼는다.
>
> _앤드류 랜슬리, 영국 보건부 장관[1]

우리 모두는 노화—활력과 기능의 점진적 쇠퇴—를 경험한
다. 그러나 시간이 흐르는 속도는 일정해도 모든 사람이 같은 기
간에 같은 속도로 늙지 않는다. 남보다 훨씬 빠르게 쇠퇴(노화)하
는 사람도 있다. 흐르는 세월이야 어쩔 수 없지만, 그 세월을 통
과하는 방식은 우리가 선택할 수 있다. 지혜로운 선택을 통해 건
강을 극대화하고 쇠퇴를 늦추면 늙어 가면서도 활력과 기능을
더 잘 유지할 수 있다.

무엇이 노화를 촉진하는지를 알면 지혜로운 선택을 통해 유해
요인을 최소화하거나 피할 수 있다. 반대로 활력과 젊음을 증진
하는 조치를 할 수 있다. 그렇다면 활력 상실과 노화를 촉진하는
요인은 무엇이며, 최고 수준의 기능을 유지하기 위해 우리가 취

할 수 있는 조치는 무엇인가?

노화를 촉진하는 주요인 중에 산화 스트레스가 있다. 이는 산소를 함유한 분자가 DNA와 단백질과 지방질과 기타 인체 조직에 입히는 손상이다. 사과를 잘라서 한 시간 정도 놓아두면 갈색으로 변한다. 그게 산화다. 산소 분자가 과일과 결합하여 과일을 상하게 한다. 산화는 인체 조직을 훼손해 노화를 촉진한다. 항산화제에 대한 말이 귀가 따갑게 들려오는 이유도 그래서다. 항산화제란 산화 분자를 제거하여 우리를 산화에 손상되지 않게 보호해 주는 인자다.

염증은 인체가 총력을 동원하여 공격에 반응할 때 발생한다

이 책에 **염증**이나 **염증 연쇄반응**이라는 말은 노화를 촉진하는 다양한 요인을 묘사할 때 쓰인다. 실제로 대부분의 부정적 요인은 인체의 염증 경로를 통해 노화를 촉진하고 치매 위험을 높인다. 무엇이든 염증을 키우는 것은 노화를 촉진하고 치매 위험을 높이지만, 무엇이든 염증을 완화하는 것은 노화를 늦추고 치매 위험을 낮춘다.

그렇다면 염증이란 무엇인가?

염증은 인체가 총력을 동원하여 (부상이나 감염이나 질병으로 인한) 공격에 반응할 때 발생한다. 공격을 중화하고 해결해서 몸의 정상 기능을 회복하기 위함이다. 인체의 염증 반응은 정교하고 복잡해서 많은 세포(백혈구: 호중성, 단핵구, 호산성, 비만세포)와 단백질과 기타 인자(케모카인, 시토카인, 부착분자, 산소함유분자 등)가 일사분란하게 연쇄반응을 일으켜 위협을 퇴치하고 치유하여 정상 기능을 회복한다. 감기에 걸리거나 병균에 감염되었을 때 누구나 겪어 본 일이다. 염증인자는 위협을 중화하는 소기의 과정에서 인체에 부차적 영향을 미쳐 몸살기, 피로감, 집중력 상실, 식욕 감퇴, 통증 등의 증상을 유발한다. 투병 중에 으레 경험하는 증상이다. 모든 게 순리대로 풀리면 염증은 위협에 걸맞은 수준으로 제한된다. 즉 부상이 낫거나 감염이 걷히면 염증도 사라진다.

그런데 일이 잘못되어 인체의 염증 체계가 활성 상태로 유지될 때가 있다. 우선 감염이나 부상의 후유증인 경우가 있는데 그결과 만성 피로, 자가면역질환, 만성 통증이 따를 수 있다. 또한곧 보겠지만 특정한 음식물, 독소, 오염 물질, 기타 섭취물에 대한 반응으로도 인체에 염증 연쇄반응이 활성화될 수 있다.

끝으로 인체는 **주관적** 위협에도 염증 반응으로 맞설 수 있다. 만성 불안, 염려, 갈등, 스트레스가 염증 체계를 자극해 체내에순환하는 산화 분자의 농도를 높일 수 있다는 뜻이다. 본래 이 분자는 침입한 바이러스와 박테리아를 공격(산화)하기 위한 것인데, 만성 스트레스와 염려에 잠겨 있을 때는 공격 대상인 외부의침입자가 없어도 이 분자의 농도가 높아진다. 그래서 대신 체내의 건강한 세포를 공격한다. 이 염증—면역세포, 케모카인, 시토카인, 부착분자, 산소함유분자 등의 상승과 활성화—은 노화 촉진을 비롯하여인체에 광범위한 문제를 유발하며, 14장에서 보겠지만 치매 발병에도 직접적 영향을 미친다.

그렇다면 우리 뇌에 산화 피해를 증가하게 하는 요인은 무엇인가? 산화를 증가시켜 노화를 촉진하는 3대 요소를 살펴보자. 비만과 당분과 유독성 물질이 그것이다.

과도한 비만은 활성산소를 생성한다

인체에 산화 피해를 입혀 노화를 촉진하는 가장 중요한 요인은 비만이다! 과도한 지방 조직은 활성산소를 생성하는데, 산소를 함유한 이 분자가 인체 조직에 작용하여 손상을 입힐 수 있다. 더욱이 지방이 과다하면 인체의 항산화 효소가 감소해 그런 유해 분자를 제거하는 기능마저 떨어진다.[2] 비만은 산화 스트레스를 증가시킨다.[3]

70세의 비만인 사람은 같은 연령의 정상 체중인 사람에 비해 뇌 용량이 8% 적고 뇌가 16년 늙어 보인다. 또 70세의 과체중인 사람은 같은 연령의 정상 체중인 사람에 비해 뇌 용량이 4% 적고 뇌가 8년 늙어 보인다.[4]

미국에 비만이 만연해 있다. 남녀별 비만 인구는 55~64세에서 각각 40%와 42%를 넘고, 65~74세에서는 각각 36%와 35% 이상이다. 세 명 중 하나를 훌쩍 넘는 수치다. 여기에 과체중인 사람까지 합하면 수치가 껑충 뛴다. 55세 이상의 과체중이거나 비만인 남자와 여자는 각각 약 80%와 70%에 달한다![5]

역사적으로 비만은 단순히 칼로리 섭취량과 소비량을 대비하는 문제로 여겨졌다. 칼로리를 먹는 만큼 써서 없애지 않으면 비만이 된다는 것이다. 최종 공통분모로서는 맞는 말이지만, 인체의 에너지 균형에 영향을 미치는 요인은 음식 섭취량 외에도 많다. 비만은 아주 복잡한 문제이며, 에너지를 흡수하고 활용하는 인체 기능은 다양한 요인에 따라 달라진다.

잠이 부족하면 비만 위험이 커진다

많은 연구로 이미 밝혀졌듯이 잠이 부족하면 신진대사를 관장하는 인체의 여러 호르몬이 변조를 일으켜 비축 에너지(지방)를 소비하는 기능이 떨어지고 비만 위험이 커진다.[6] 미국 질병통제예방센터(CDC)에 따르면, 이러저러한 수면 장애가 있는 미국인이 5천만~7천만 명에 달한다.[7] 2009년 CDC에서 여러 주의 성인 7만여 명을 대상으로 시행한 여론조사 결과 하루 수면 시간이 7시간 미만인 사람이 35%를 넘었다.[8] 또 미국수면재단의 의뢰로 실시된 미국인의 수면 상태 여론조사에서도 하루 수면 시간이 6시간 미만인 사람이 약 20%로 나왔다.[9] 수면 부족은 심각한 문제로 인체의 정상적 에너지 소비를 교란해 비만을 촉진하고, 비만은 다시 산화 스트레스를 증가시킨다. 건강한 뇌 기능에 수면이 얼마나 중요하며 정상 수면을 방해하는 요인이 무엇인지에 대해서는 9장에서 더 자세히 살펴볼 것이다.

리놀산의 과다 섭취를 조심하라

지난 백 년 사이에 많은 서구 국가의 식습관이 변했다. 미국에서 섭취되는 식용유의 비율은 건강한 기름 쪽에서 비만을 더 촉진하는 지방 쪽으로 대폭 바뀌었다. 역사적으로 인류의 식단에서 리놀산은 1%밖에 차지하지 않았다. 오메가6 지방산인 리놀산은 많은 식품에 들어 있지만, 특히 콩기름에 고농도로 함유되어 있다. 지난 한 세기 동안 미국인의 리놀산 섭취량은 일일 칼로리의 1%에서 8%로 늘었다. 콩기름은 대부분의 마가린과 쇼트닝에는 물론 마요네즈, 샐러드드레싱, 냉동식품, 모조 유제품, 다양한 육가공품, 상업용 빵과 케이크 등에도 쓰인다[오메가6(리놀산)는 오메가3(리놀렌산)와 더불어 인체에 유용한 필수지방산이지만, 오메가6는 과다 섭취할 경우 인체에 악영향을 미친다. 오메가6의 과다 축적은 염증 및 혈전을 유발하여 고혈압, 뇌졸중의 원인이 될 수 있다].

최근의 연구에서 입증되었듯이 리놀산은 뇌에서 생성되는 두 합성물인 **엔도카나비노이드**들의 전구체다. 대마초와 유사한 이들 합성물은 식욕과 칼로리 섭취와 포만감을 관장하는 뇌 부위에서 활동한다. 이 뇌 부위의 활동이 증가하면 식욕이 왕성해져 비만의 증가로 연결된다.[10] 리놀산의 영향을 평가하기 위한 여러 동물 연구 결과, 놀랍게도 지방 35%에 리놀산 8%를 섭취한 동물 집단은 지방 60%에 리놀산 1%만 섭취한 동물 집단보다 현저히 더 비만 증세를 보였다. 이는 리놀산이 엔도카나비노이드 수용체를 작동시켜 비만을 촉진한다는 증거다. 식단의 지방 섭취량을 줄여도 리놀산 비율이 계속 높으면 비만 위험이 증가한다.

그런데 8%의 리놀산 섭취에 어유의 오메가3 지방산(에이코사펜타에노산[EPA]과 도코사헥사에노산[DHA])을 1%만 보충해 주면 엔도카나비노이드의 상승이 반전되어 식품 섭취량과 비만이 둘 다 감소했다. 나아가 인슐린 수치는 둘 중 어느 집단에서도 달라지지 않았다. 당뇨병으로 인한 신진대사조절장애가 발생하기 전에 비만이 먼저 발생했다는 뜻이다. 즉 인슐린 저항이나 탄수화물 섭취는 비만의 원인이 못 되었다.

콩기름(콩 단백질과 혼동해서는 안 된다)은 중량의 약 50%가 리놀산으로 지난 한 세기 동안 미국인의 식단에 리놀산을 증가시킨 단연 최대 요인이다. 반면에 생선을 적게 먹거나 양식 생선(대체로 EPA와 DHA가 들어 있지 않다)이 늘어난 탓에 EPA와 DHA의 섭취는 감소했다. 이 두 요소가 만나면 비만을 부추기는 확실한 식단이 나온다. 미국에 만연한 비만은 그렇게 변한 식습관과 서로 맞아 든다.

EPA와 DHA가 낮고 리놀산이 높은 식단은 비만을 증가시킬 뿐 아니라 정신병, 정서장애, 치매 등 정신건강과 관련된 문제의 위험도 높다.[11] 그래서 리놀산을 줄이는 게 뇌 건강에 좋은 것으로 밝혀졌다. 리놀산을 줄이는 주된 방법은 콩기름을 덜 섭취하고 식단에 EPA와 DHA를 늘리는 것이다. 그 밖에 리놀산의 출처로 홍화씨유, 해바라기씨유, 참기름, 브라질너트, 옥수수유 등이 있다. 리놀산이 낮은 대체 기름으로는 카놀라유(12%), 올리브유(10%), 야자유(10%), 코코넛유(2%) 등이 있다(최근 카놀라유가 GMO 식품이라는 기사도 있었으니 가급적 식용유를 사용한 요리는 줄이는 게 가장 좋다―편집자주).

오메가3(EPA와 DHA)가 풍부한 음식은 야생 청어리, 연어, 고등어, 참치, 송어 등이다. 민물고기는 냉수성 해수어보다 EPA와 DHA가 현저히 적다. EPA와 DHA는 식물에서는 생성되지 않으나 일부 해조류와 해초는 예외다. 따라서 엄격한 채식주의자는 EPA와 DHA가 높은 해조류 보조식품을 구하는 게 좋다. 아마씨에 오메가3(ALA)가 높기는 하나 뇌에 필요한 형태로 체내에서 잘 변환되지 않아, EPA와 DHA로 변환되는 비율이 각각 8% 가량과 1% 미만이다. 그래서 아마씨 보조식품이 EPA와 DHA 대용품으로 권장되지는 않는다.[12]

유전자변형식품은 비만을 유발한다

오늘날 비만율에 영향을 미치는 또 다른 요인은 유전자변형식품(GMO)이다. 내가 유전자변형식품에 처음 관심을 갖게 된 때는 다음 사실을 입증하는 연구들이 등장하기 시작하던 무렵이었다. 즉 섭취하는 음식물의 지방과 단백질과 탄수화물만 아니라 유전 물질도 우리에게 영향을 미친다. 우리가 먹는 모든 음식에는 해당 식물이나 동물의 DNA와 RNA가 들어 있어 그 유전 물질까지 인체 내에 흡수된다. 이미 과학으로 입증되었듯이 그렇게 섭취된 유전 물질 때문에 인간 유전자의 발현 방식이 달라질 수 있다. 한 연구 결과 쌀 섭취를 통해 흡수된 RNA의 미세 조각은 저밀도 지단백(LDL) 콜레스테롤의 처리법을 관장하는 인간 유전자를 변형시킨다.[13] 식품 속의 유전 물질이 우리의 유전자가 발현되는 방식을 바꾸어 놓을 수 있다는 뜻이다.

그 사실을 염두에 두니 내게 이런 우려가 생겨났다. 전체 식료품 중 유전자변형식품(GMO)의 비중은 막대한데, GMO가 안전하다는, 즉 우리의 건강에 해로운 유전자 변형을 유발하지 않는다는 증거는 턱없이 부족하다. 최근에 노르웨이에서 실시된 한 동물 연구도 내 우려를 뒷받침해 준다. 유전자변형식품(GMO)을 먹은 쥐는 일반 식품을 먹은 쥐보다 뚱뚱해졌다. GMO 옥수수를 직접 먹은 쥐나 GMO 옥수수를 먹은 물고기를 먹은 쥐나 차이가 없었다. 노르웨이 수의학 학교의 오쉴드 크로그달 교수는 "동일한 결과가 인간에게도 해당한다면 이런 옥수수를 다년간 먹는 사람이나 그 옥수수를 먹은 동물의 고기를 먹는 사람에게 어떤 영향이 있겠는가?"라고 반문했다.[14] 체중이 그처럼 달라진 이유가 아직 정확히 밝혀지지는 않았지만, 유전자 발현이 변형되었을 가능성이 있다.

훨씬 많은 연구가 수행되어 유전자변형식품(GMO)이 건강상 안전하다고 입증되기 전까지는 최대한 매번 GMO가 함유되지 않은 유기농 식품을 선택하는 게 가장 현명한 방책이다. 미국에서는 어려운 일일 수 있다. 슈퍼마켓 식료품의 자그마치 75%에 유전자 변형 원료가 들어 있기 때문이다. 미국에서는 2016년에 통과된 법률에 따라 유전자변형식품(GMO)에는 이를 표시하게 되어 있다. 생산자가 포장지에 표기한 QR 코드를 소비자가 스마트폰으로 스캔하면 웹사이트로 연결되어 GMO 성분을 알려 준다. 관심 있는 소비자들에게 권하건대 자신이 이용하는 슈퍼마켓 매니저에게, 이런 내용을 연구하여 매장 제품 중 GMO가 없는 품목에 똑똑히 표시해 달라고 요구하라.

식물섬유질이 높은 식품은 좋은 박테리아를 성장시킨다

다른 연구에서 밝혀졌듯이 비만인 사람과 날씬한 사람은 위와 장에 서식하는 박테리아의 종류가 다르며, 이 차이가 비만에 영향을 미칠 수 있다.[15] 비만인 사람은 여윈 사람에 비해 의간균이라는 박테리아는 적고 후벽균의 양은 많다.[16] 추가 연구에 따르면 내장에 서식하는 세균의 분포도에 식단이 영향을 미친다. 식단을 바꾸어 체중이 줄면 내장 속에 의간균이 증가하고 후벽균은 감소한다.[17] 본래 식물의 섬유질은 인간에게 소화되지 않는다. 그런 물질(섬유소)의 에너지는 인체에 흡수되지 않으므로 칼로리로 섭취되지도 않는다는 뜻이다. 그런데 여러 연구에서 입증되었듯이 내장에 서식하는 박테리아가 섬유질을 분해할 수 있는데 그 양이 1일 칼로리 섭취량의 10%나 된다. 비만인 사람이 칼로리를 낮추고 섬유질을 많이 먹어도 체중이 줄지 않는 이유가 이것 때문일 수 있다.[18] 따라서 비만을 해결하려면 칼로리 섭취량과 소비량을 대비하는 계산만으로는 안 되고 내장에 서식하는 박테리아의 영향도 고려해야 한다. 본래 흡수되지 않는 칼로리(섬유소)까지도 내장 속의 박테리아가 흡수 가능한 칼로리로 변환시키고 있는가? 그렇다고 볼 증거가 탄탄하다.

어떤 식품을 선택하느냐에 따라 내장의 세균 분포도가 달라지는데 이런 변화는 신속하게 발생한다. 최근의 한 연구에 따르면 채식 위주로 먹던 사람이 육류(달걀, 우유, 치즈, 고기)를 먹기 시작하자 하루 만에 내장의 박테리아가 달라졌고,[19] 이런 육식 위주의 식단에 따른 박테리아의 변화는 각종 염증 질환의 위험을 높였다.[20] 식물섬유질이 높은 식품(콩, 과일, 브로콜리 등)은 좋은 박테리아의 성장을 증가시켜 체중을 줄여 준 반면, 당분과 동물성 지방이 높은 식품은 염증과 산화를 부추기는 박테리아를 증식시켰다.[21] 흥미롭게도 위장 접합수술이 흔히 체중 감량을 낳는 데는 이런 이유도 있을 수 있다. 여러 연구에서 보듯이 위장 접합수술 후에 체중이 줄어드는 원인은 칼로리 섭취량이 적어져서만이 아니라 수술로 인해 위의 세균 분포도가 확연히 달라지기 때문이기도 하다.[22]

비만과 관련하여 결론적으로 중요한 것은 칼로리 섭취량만이 아니라 또한 섭취하는 음식물의 종류다. 그에 따라 내장의 박테리아가 달라진다. 육식 위주로 먹으면 비만을 부추기는 박테리아가 증식되지만, 섬유질이 많은 채식 위주로 먹으면 체중 감량을 촉진하는 박테리아가 증식된다. 비만 위험을 낮추려면 육류를 줄이고 채식을 늘리는 선택도 하나의 대책이 될 수 있다.

체지방이라고 다 같은 게 아니다

인체의 기름기 내지 지방은 백색지방과 갈색지방 두 종류로 나뉜다. 백색지방은 비만과 연관되며, 가동시켜 체외로 빼내기가 매우 어렵다. 갈색지방은 체온 조절에 관여하므로 칼로리를 열심히 소비한다. 백색지방 세포에는 지방밖에 없지만, 갈색지방 세포에는 지방 외에도 철분이 풍부한 미토콘드리아가 들어 있고 에너지로 쓰일 산소를 공급할 모세혈관도 더 많다. 인체의 갈색지방은 나이가 들수록 점점 감소한다. 중년의 뱃살, 즉 흔히 50대에 늘어나는 체지방이 그래서일 수 있다. 최근의 연구에서 밝혀졌듯이 식단, 위장의 박테리아, 염증과 이에 대한 면역 반응 등은 체내 갈색지방의 양에 직접 영향을 미친다. 비만이 될 것인지 평생 날씬함을 유지할 것인지도 그에 따라 달라진다.

더블린대학교 하버드콘웨이연구소의 연구진이 밝혀냈듯이 불변성자연살해T(iNKT)라는 면역세포는 섬유아세포성장인자21(FGF21)이라는 작은 단백질을 활성화하는 데 꼭 필요하다. 이 단백질이 존재하면 그 영향으로 인체가 백색지방을 갈색지방으로 변환시킨다. 그 결과 지방 세포에서 생산되는 에너지가 증가하고 체온과 기초대사율이 높아지며 체중이 현저히 줄어든다. 비만인 사람들의 혈액 표본에는 iNKT 세포가 적었으나 비만치료 수술 후 체중이 줄어든 사람들은 iNKT 세포가 늘어났다. 비슷하게 여러 동물 실험에서도 고지방 식품을 먹은 동물은 iNKT 세포를 잃고 살이 쪘으나 다시 정상 식단으로 돌아가자 iNKT 세포가 증가하면서 체중이 줄었다. 정상 쥐의 iNKT 세포를 추출해 iNKT 세포가 부족한 비만 쥐에 투여했더니 비만 쥐 집단도 체중이 줄고 인슐린 민감성이 높아지고 중성지방이 개선되었는데, 이는 모두 대사 관련 지표가 양호해졌다는 신호다. 끝으로 연구자들은 iNKT 세포를 활성화하는 것으로 알려진 지방질[알파-갈락토실세라미드(aGC)]을 실험한 결과, 이 지방질을 일 회만 투여해도 당뇨병이 반전되고 체중이 현저히 줄고 혈중 지질(脂質)의 수치가 떨어짐을 밝혀냈다.[23] 현재는 이것이 치료법으로 나와 있지 않지만, 조만간 개발되기를 바란다.

흥미롭게도 사람이 비만해지면 iNKT 세포를 잃으면서 갈색지방을 생성하는 기능이 떨어진다. 지방질과 당분이 높고 식이섬유가 낮은 식단은 iNKT 세포의 감소에 영향을 미치는 요인이다. 바로 서구식 식단이다. 근래에 이를 설명할 잠재적 기제가 하나 밝혀졌는데 바로 내장에 서식하는 박테리아와 관계된다. 앞서 보았듯이 내장에 서식하는 박테리아는 칼로리 흡수에 영향을 미칠 수 있다. 그런데 최근 연구에서 밝혀졌듯이 박테리아의 한 종류인 **박테로이데스**는 글리코스핑고지질 α-갈락토실세라미드(α-GalCerBf)도 생성하는데, 이것은 aGC(당지질)와 구조적으로 연관되어 있으며 **시험관** 연구와 **생체** 연구 둘 다에서 iNKT 세포를 활성화하는 것으로 드러났다.[24] 섬유질이 풍부하고 동물성 지방이 낮은 채식 위주의 식단은 좋은 박테리아를 증식시킨다. 그러면 iNKT 세포를 활성화하는 단백질이 생성되고, 이는 다시 백색지방의 갈색지방 변환을 촉발하는 단백질을 생성시킨다. 결국 신진대사가 증가하고 지방이 연소되어 비만이 줄어든다.

유전적 비만과 건강한 생활방식

　　이와 비슷하게 앞서 2장에서 살펴본 연구 결과처럼 환경 요인도 발달 중인 태아의 유전자 발현에 영향을 미칠 수 있다. 즉 음식물에서 에너지를 얼마나 효율적으로 흡수하는지를 조절하는 유전자다. 2차대전 중 네덜란드는 식량난이 심해 사람들의 음식 섭취량이 하루 평균 약 500칼로리에 불과했고 임신한 여자도 예외가 아니었다.

　식량난 기간에 태어난 자녀들은 자라서 비만, 진성당뇨병, 신진대사 문제를 보인 비율이 식량이 더 풍족해졌을 때 같은 부모에게서 태어난 형제자매보다 높았다. 연구진이 밝혀냈듯이 심한 식량난은 특정 유전자(IGF2)의 발현을 변형시켰는데, 이 유전자는 음식물에서 에너지를 흡수하는 데 관여한다. 그 결과 이 유전자의 발현이 증가해, 연구진이 보기에 그들에게는 이 유전자가 덜 활성화된 사람에 비해 동일한 음식에서 더 많은 칼로리를 추출하는 기능이 생겨났다.[25]

　이렇듯 사람에 따라 비만이 생활방식이나 음식물의 선택과는 별로 관계없고 오히려 신진대사 유전자를 관할하는 후성유전학의 영향인 경우도 있다. 이 사실을 알면 심리적 안도를 얻어 죄책감과 수치심의 악순환에서 헤어날 수 있다. 그런 자책은 스트레스 경로를 활성화하여 염증을 키우고 체중 감량 능력을 저해할 뿐이다. 아울러 후성유전적 변화 때문에 비만해진 사람은 다양한 다이어트나 생활방식 요법을 써 보았으나 결과가 미미해 낙심하고 포기했을 수 있다. 부질없는 고생이다 싶어 그냥 체념하고 아무거나 마음대로 먹기도 한다. 하지만 이는 심각한 잘못이다. 문제는 비만 자체만이 아니라 뇌의 부정적 변화를 유발하는 온몸의 염증 증가다. 생활방식의 선택으로 염증이 완화되면 손상도 줄어 뇌가 더 잘 보호된다. 과체중 상태가 그대로 지속되더라도 말이다.

그러므로 체지방이 과다해 체중을 줄이려고 애써 생활방식을 바꾸어 보았으나 이렇다 할 성과가 없었다면, 당신의 선택이 중요하지 않다는 착각의 덫에 빠지지 말라. 선택은 중요하다! 매일 걷기(8장), 규칙적인 정상 수면(9장), 항염증 식단(6장), 정신적 휴식과 긴장 완화(10장), 건강한 신념 체계 형성(11장) 등은 모두 건강한 생활방식이다. 이런 생활방식을 선택하면 설령 몸무게가 달라지지 않더라도 염증 스트레스가 완화되고 뇌 기능과 인지력이 향상되어 치매 위험이 줄어든다!

감염은 비만을 유발한다

염증을 증가시킬 만한 또 다른 요인은 감염이다. 특정 바이러스에 감염되면 비만해지는 것으로 나타났다. 아데노바이러스라는 바이러스군은 인체에 침입하여 흔한 감기, 위장, 눈, 방광 등의 감염을 유발한다. 특히 그중 하나(Ad-36)가 인간의 비만을 유발하는 것으로 밝혀졌다.[26] 정확한 기제는 알려지지 않았으나 염증 증가와 맞물려 있을 수 있다.

염증을 자극하는 음식을 조심하라

끝으로 염증은 인슐린 저항을 유발한다. 그러면 혈액 속에 순환하는 인슐린 양이 체내에 증가한다. 인슐린은 인체의 포도당 수치를 조절할 뿐 아니라 지방세포에 신호를 보내 지방을 더 생성하게 하고 연소용으로 저장된 지방세포의 분해를 막는다. 지방을 더 생성하지 않고 이미 저장된 지방을 연소하려면 인슐린이 지방세포에 보내는 신호가 줄어들어야 한다. 흥미로운 동물 연구 결과, 지방세포의 인슐린 수용체가 제거된 동물은 체중 1g당 55%의 음식을 더 먹었음에도 3개월 만에 체지방의 최고 70%가 빠졌고, 인슐린 수용체가 제거되지 않은 동물보다 18% 더 오래 살았다.[27]

고지방에 저탄수화물로 체중을 감량하는 프로그램이 많은데 그 배후의 핵심 원리가 바로 인슐린을 낮추는 전략이다. 탄수화물을 줄이면 인슐린 분비도 줄어 살을 빼기가 쉬워진다. 이런 식단은 순전히 체중 감량에만 집중할 뿐 노화는 배제된다. 즉 활력 상실을 늦추고 기능을 유지하는 쪽과는 무관하다. 그래서 비만을 줄이면 노화의 지연에 유익한 것은 맞지만, 염증을 완화하지 않는 한 체중이 정상이어도 노화가 촉진될 수 있다. 아무리 정상 체중이라도 염증을 자극하는 식단은 노화 과정을 늦추는 최선책이 아니다.

무엇이든 염증을 증가시키는 것은 인슐린 저항을 높여 비만을 촉진한다. 고도의 가공식품과 인스턴트식품과 패스트푸드가 비만을 야기함은 고농도의 칼로리 때문만이 아니라 모두 염증을 자극하는 음식이라서 그렇다. 포도당을 증가시킴과 동시에 인슐린 저항을 유발한다. 비만에 접어들면 지방조직 자체가 염증인자를 생성해 인슐린 저항이 더 높아지고 저장용 지방도 더 많이 생성된다. 악순환이다.

과다한 체지방은 산화 분자의 생성을 증가시키고 체내의 항산화 효소를 감소시킨다. 그러나 노화와 관련해 진짜 문제는 체지방 자체만이 아니라 흔히 비만에 수반되고 비만을 유발하는 기타 생활방식 요인의 총합이다. 비만인 사람은 대개 날씬한 사람만큼 운동하지 않기 때문에 운동에 기인한 신경영양인자가 줄어든다(이 단백질은 뇌의 비료처럼 작용해 신경세포를 건강하게 유지하고 새로 더 만들어내며 신경세포 간의 신경연접부도 더 생성해 학습 능력을 향상시키고 인지적 쇠퇴를 늦춘다). 아울러 체지방이 과다한 사람은 대개 건강식이 아닌 염증성 음식을 먹고 수면 문제도 많아서 인지적 쇠퇴가 촉진된다.

요컨대 비만인 사람들은 각종 부정적 요인의 합작으로 인해 뇌의 쇠퇴를 촉진하고 치매 위험을 높여 왔다. 비록 체중이 줄지 않더라도 다른 부정적 요인을 퇴치하면 뇌에 미치는 손상이 줄어든다. 그래서 비만인 사람도 평소에 잘 자고 매일 30분씩 걷고 항염증 건강식을 먹고 꾸준히 정신적 휴식을 취하고 삶의 스트레스를 잘 관리하면, 뇌에 미치는 비만의 악영향을 줄여 인지적 쇠퇴를 늦추고 기억력과 인지력을 향상시킬 수 있다.

Key Points

1 산화 스트레스는 다양한 원인에서 비롯되어 노화를 촉진한다.

2 염증은 체내 세포와 분자가 활성화되어 산화를 증가시키는 현상이며 원인은 부상, 감염, 독소, 음식물, 만성 스트레스 등 이다.

3 비만은 산화 스트레스의 한 원인이다.

4 비만의 원인은 복잡하여 칼로리 섭취량과 소비량만이 아니라 섭취하는 음식물의 종류와도 관계된다. 이에 따라 내장의 세균 분포도가 달라져 면역 반응에 영향을 미치고 갈색지방과 백색 지방의 비율이 바뀐다.

5 리놀산을 줄이는 대신 오메가3 지방산을 늘리고, 밤에 규칙적으로 자고, 염증을 자극하는 음식을 줄이고, 신체 활동을 늘리고, 유전자변형식품을 삼가면 에너지의 균형을 저장 쪽에서 활용 쪽으로 변경시킬 수 있다. 그 결과 비만과 산화 스트레스가 감소하여 노화 과정이 지연된다.

6 사람에 따라 후성유전적 변화 때문에 음식물에서 흡수되는 에너지가 증가하여 음식 섭취량이 대체로 정상인데도 비만해지는 경우가 있다.

7 뇌 용량을 축소시키고 치매 위험을 촉진하는 요인은 과다
   한 체지방만이 아니라 염증을 자극하는 기타 요인의 총합
   이다. 그런 요인을 완화하면 체지방 총량이 바뀌지 않더라
   도 치매 위험이 줄어들고 인지력이 향상된다.

실
천
사
항

① 식단에서 콩기름과 기타 리놀산이 높은 식용유를 줄인다.

② 올리브유나 기타 리놀산이 낮은 식용유를 더 자주 쓴다.

③ 오메가3 지방산(DHA와 EPA)의 일일 섭취량을 늘린다.

④ 성인의 경우 밤에 규칙적으로 반드시 7~8시간씩 잔다.

⑤ 섬유질이 풍부하고 동물성 지방이 낮은 채식 위주의 식
단으로 전환하여 위장에 좋은 박테리아를 증식시킨다.

⑥ 유전자변형식품을 줄인다.

⑦ 건강한 삶을 선택했다가 과체중이 지속되어도 죄책감
과 수치심과 자책의 악순환에 빠지지 않는다.

⑧ 매일 20~30분씩 걷는다.

건강한 식습관이
건강한 뇌를 만든다

6

당분은 신종 담배이므로 마땅히 그렇게 취급되어야
한다.

—2016년 10월 31일자 〈메드스케이프 정신의학〉지 헤드라인

사탕, 케이크, 아이스크림, 파이 등 단것을 싫어할 사람
이 있을까? 웬만한 노인이라면 어린 날의 셜리 템플의 노래를 기
억할 것이다. "막대사탕이 한가득 사탕 가게는 즐거워." 당밀 팝
콘, 박하사탕, 초콜릿 캔디, 진한 초콜릿 과자 등 종류도 많지만,
너무 많이 먹으면 "아침에 배탈 난다네."

그러나 서글픈 사실이지만 그간 당분이 끼친 피해는 배탈 훨
씬 이상이다. 당분 섭취는 콜레스테롤의 부정적 변화,[1] 심장질환,[2]
학습 능력과 기억력 감퇴,[3] 노화 촉진 등과 연관된다. 미국 등 서
구 세계의 당분 섭취는 지난 2백 년 사이에 급격히 증가했다. 〈포
브스 매거진〉에 따르면 미국인의 한 해 당분 섭취량은 1820년에
1인당 10파운드(약 4.5kg) 미만이던 것이 2012년에는 130파운드

(약 59kg)를 넘었다.[4]

당분 섭취는 어떻게 노화를 촉진하는가? 여러 경로가 가능해 보인다. 4장 끝부분에서 말단소립과 세포 복제를 거론했다. 말단소립이 짧아지면 세포가 복제 능력을 잃는다. 말단소립이 짧을수록 남은 수명도 짧아진다. 2014년에 발표된 한 연구 결과 당분 섭취량이 많은 사람은 적은 사람에 비해 백혈구의 말단소립이 짧았다.[5] 이런 차이는 사회인구학적 차이와 건강 관련 차이를 모두 통제한 후에도 변함없었다. 많은 당분 섭취가 노화를 촉진하는 한 요인은 바로 말단소립의 단축이다.

또 다른 요인으로 고당분 식단은 대개 더 정제된 고도의 가공식품으로 이루어지는데, 그런 식단은 대체로 미량원소(micronutrients : 식물이 자라는 데 꼭 필요한 원소)와 비타민과 미네랄이 부족하고, 섬유질과 플라보노이드처럼 건강에 유익한 분자도 적다. 인체가 각양각색의 조직을 생성하려면 소재용 분자가 지속적으로 공급되어야 하는데, 그게 없으면 세포가 더 쉽게 지치고 마모되어 죽는다. 따라서 당도가 높은 식단이 노화를 촉진하는 두 번째 요인은 인체의 효율성을 최고로 유지하는 데 필요한 필수 영양소의 섭취량이 줄어드는 데 있다.

이미 충분히 입증되었듯이 염증을 부추기는 장기적 생활 습성(생활방식의 선택)은 노화를 촉진하고 뇌 용량을 축소시키고 치매 위험을 높인다. 만성 염증이 뇌를 포함한 인체 조직을 훼손해 알츠하이머병과 관계되는 변화를 낳기 때문이다. 알츠하이머병의 원인이 되는 염증 연쇄반응은 14장에서 살펴볼 것이다. 만성화된 고당분이 염증을 키워 노화와 치매 위험을 촉진하는 한 경로도 다음 단락에서 살펴볼 것이다. 흔히 덜 알려진 사실이 있는데 고당분을 단기간만 섭취해도 기억력과 학습 능력이 저하된다. 최근의 한 동물 연구 결과 식단의 당도를 일주일만 높여도 기억력이 떨어졌다. 연구진이 밝혀냈듯이 고당분 섭취는 새로운 기억이 형성되는 뇌세포(해마)에 염증을 증가시켜 세포의 기능을 저해하고 기억력을 감퇴시켰다.⁶ 당분을 적게 먹으면 당장의 유익도 누리고 장기적으로 치매 위험도 낮아진다.

당분은 노화를 촉진한다

당분이 노화를 촉진하는 데는 과학적으로 탄탄히 입증된 다른 요인이 또 있다. 식단에 당분이 증가하면 **당화**(糖化)라는 기제를 통해 산화도 증가한다. 당화란 포도당(당분) 분자가 본래의 제자리가 아닌, 단백질과 DNA 같은 다른 분자와 결합하는 과정이다. 당분 분자가 단백질과 제멋대로 결합하면 AGE(최종당화산물)라는 새로운 합성물이 생겨난다. AGE는 인체 조직과 반응해 유리기(遊離基)와 활성산소를 생성한다. AGE(최종당화산물)와 고당분(자당) 섭취는 둘 다 면역계를 자극해(5장에서 살펴본 대로) 케모카인과 시토카인과 기타 염증인자를 증가시키고, 이 모두는 다시 인체의 산화 스트레스를 높인다. 앞서 보았듯이 산화란 산소 분자가 다른 분자와 결합해 그 분자를 훼손하는 과정이다. 이런 비정상적 산화 분자는 피부, 혈관, 신경세포, 기타 기관

등 인체에 해를 끼치고 결국 약자 AGE의 뜻 그대로 노화 과정을 촉진한다. 헤모글로빈은 적혈구의 산소를 운반하는 분자인데 여기에 포도당이 비정상으로 결합하면 헤모글로빈A1C(HGB-A1C)라는 새로운 합성물이 생겨난다. 이 변종 분자는 몹시 해로워 온몸의 세포를 상하게 한다. 혈당 수치가 높을수록 비정상 AGE도 많아지므로, 포도당 수치가 정상보다 높은 당뇨병 환자는 HGB-A1C 수치도 올라간다. 그 결과 산화 피해가 증가해 신경장애(체내 신경이 손상되어 저리거나 화끈거리는 증세), 망막 손상(각종 시력 문제의 원인), 콩팥 손상, 치매 등 당뇨병 특유의 많은 합병증을 유발한다.

이런 염증 분자는 콜라겐(탄력과 유연성과 힘을 더해주는 체내 단백질)도 훼손한다. AGE(최종당화산물)가 피부의 콜라겐과 결합하면 피부가 얇아지고 주름져 탄력을 잃는다. 즉 노화를 촉진한다![7] AGE(최종당화산물)가 LDL(저밀도 지단백) 콜레스테롤과 결합하면 혈관 벽에 경화반이 침착하고, 이 경화반을 제거하는 좋은 콜레스테롤인 HDL(고밀도 지단백)의 기능마저 AGE가 저해한다. AGE(최종당화산물)는 혈관 투과성과 혈액 순환을 교란해 혈관질환을 촉진하며 심장발작, 뇌졸중 등 혈관 이상에 후속되는 건강 문제까지 야기한다. 결과는 역시 노화의 촉진이다.[8]

무슨 이유로든 뇌의 혈류가 막히면 당연히 장단기 부정적 결과가 뒤따른다. 혈액은 산소와 영양소와 에너지 분자를 뇌로 운반하고 노폐물을 제거한다. 이 순환에 이상이 생기면 정상 신진대사와 뇌 기능이 저하된다. 무엇보다 중요하게 혈류가 막히면 뇌졸중이 발생할 수 있다. 즉 해당 뇌 부위에 피가 부족해 뇌세포가 죽는다. 굵은 혈관이 막히면 뇌졸중도 커지는데 그 안타까운 결과를 누구나 다 보았을 것이다. 반신이 마비되고 대개 정상 언어 기능을 잃는다. 흔히들 모르는 사실이 있는데 만성 염증에 뒤이어 동맥이 경화반으로 막히면 중증 동맥 뇌졸중만 아니라 실핏줄 뇌졸중의 위험도 증가한다. 실핏줄 뇌졸중으로는 마비나 급작스런 언어 상실이 유발되지 않지만, 대신 신경세포나 신경세포 간의 신경연접부가 몇 개씩 상실된다. 시간이 가면서 이런 작은 상실이 합해져 큰 상실이 되어 혈관성 치매를 유발한다. 이 치매의 원인은 혈액 순환이 막혀 신경세포가 죽는 혈관질환에 있다.

이렇듯 AGE, 즉 최종당화산물의 수치가 올라가면 분명히 몸에 해로워 노화와 치매 위험이 촉진된다. 그렇다면 AGE의 출처는 무엇이며 어떻게 이를 줄일 수 있을까? 당화의 두 주요 출처는 몸 자체의 신진대사와 섭취하는 음식물이다. 달콤한 음식을 많이 먹을수록 체내 당분 분자의 농도가 짙어져 AGE가 더 많이 생성된다. 무엇이든 혈당 수치를 높이는 것은 인체의 AGE 생성도 높인다. 설탕에 버무린 과자, 혈당지수가 높은 음식, 액상과당을 함유한 음식은 다 이런 유해 분자의 생성을 증가시킨다.

음식을 특정한 방식으로 요리하고 준비하면 먹기도 전부터 AGE(최종당화산물)가 생성되며, 이렇게 섭취되는 AGE의 약 30%는 체내에 흡수된다. 튀긴 음식과 숯불이나 석쇠에 구운 음식에 이런 유해 분자가 많이 들어 있다. 닭튀김, 석쇠에 구운 햄

버거, 겉을 태운 스테이크, 감자튀김, 설탕에 졸인 양파 등 이런 음식을 먹으면 염증이 증가해 노화가 촉진된다.

체내 AGE(최종당화산물)를 줄이는 간단한 방법은 설탕, 액상과당, 튀긴 음식, 숯불이나 석쇠에 구운 음식 등을 덜 섭취하는 것이다. 전기냄비로 저온에 장시간 요리하거나 물로 요리하거나 음식을 삶아 먹으면 요리 단계에서 당화 단백질이 생성되지 않는다. 복합탄수화물과 고섬유질 음식을 먹으면 체내에 생성되는 유해 분자가 줄어든다. 체내의 당화 단백질을 깨끗이 청소해주는 음식에는 사과, 브로콜리, 시금치, 케일, 콜라드, 복숭아, 양배추, 꽃양배추, 토마토, 당근, 감귤류, 대부분의 딸기류, 오메가3 지방산, 홍경천, 녹차, 포도씨 추출물, 카르노신, 비타민 B6 등이 있다.

단 음식이 건강에 해로운 줄이야 다들 알지만, 막상 당분이 적은 건강식으로 바꾸려면 힘들다. 고당분 식단이 뇌의 보상 회로를 교란해 건강식이 더는 맛있거나 만족스럽게 느껴지지 않기 때문일 수 있다.[9]

당신이 오후에 몇 시간째 마당 일을 하고 나서 몹시 허기진 상태라 하자. 때마침 반갑게도 배우자가 잘 익은 신선한 딸기를 간식으로 내온다. 얼마나 달고 상큼한 맛이겠는가? 이번에는 당신이 방금 막 초콜릿을 마지막 한 입까지 다 먹었다고 하자. 이때 배우자가 똑같은 딸기를 내온다면 맛이 어떨까? 무엇이 달라졌는가? 딸기의 단맛이 변했는가? 아니다. 딸기의 단맛을 느끼는 당신의 기능이 달라졌다. 초콜릿처럼 **인공 감미료**(일부러 농축시킨 당분)가 든 음식을 먹으면 뇌의 보상 회로가 과잉 자극되어 천연의 단 음식이 더는 평소처럼 맛있거나 만족스럽거나 탐스럽지 않다. 그런 일이 어쩌다 한 번씩 있으면 미각 수용체가 얼른 회복되어 몇 시간 후면 딸기를 즐길 수 있다. 그러나 그게 만성화되면 건강식에 대한 "미각"은 아예 사라지고 몹시 해로운 고당분 식품에 대한 욕구나 입맛이 생겨난다. 그래서 평소의 식단이 노화를 촉진하는 식습관 쪽으로 기울어진다. 식단을 의지적으로 바꾸어 꾸준히 건강식을 먹으면 뇌가 재교육 되어 맛없는 음식이 다시 맛있어진다. 그렇게 되기까지 대개 석 달쯤 걸린다.

당신의 지인 중에도 고혈압 때문에 저염식을 처방받은 이들이 있을 것이다. 그들은 처음에는 음식이 싱겁다고 불평할 수 있으나 새로운 저염식을 몇 달만 고수하면 입맛이 돌아올 뿐 아니라 염분 수치가 높던 이전의 음식이 너무 짜게 느껴진다. 이처럼 입맛이 바뀌는 데 석 달쯤 소요됨은 연구로도 증명된 바 있다.[10]

또 다른 예로 설탕이 든 탄산음료를 다이어트 탄산음료로 바꾼 이들이 있다. 대부분 처음에는 다이어트 음료가 밍밍하게 느껴지지만, 몇 달째 계속 마시면 일반 탄산음료보다 더 선호하게 된다. 왜 그럴까? 미각 수용체와 보상 경로가 경험에 따라 달라지기 때문이다. 불행히도 다이어트 음료라고 조금도 더 건강에 이롭지 않으며 오히려 설탕이 든 음료보다 치매 위험이 더 높을 수 있다. 50~71세의 5십만 명 이상을 10년간 대규모로 추적 연구한 결과 인공 감미료가 든 음료를 마시면 우울증 비율이 높아졌지만, 설탕이나 꿀이 든 음료는 그렇지 않았다.[11] 우울증에 관한 최근 연구에서 밝혀졌듯이 우울증을 유발하는 배후 경로 중 하나는 염증의 증가다. 무엇이든 염증을 증가시키는 것이면 우울증 위험과 치매 위험도 증가시킨다. 우울증 이력이 있는 사람이 치매에 걸릴 위험도 커지는 이유가 그래서일 것이다. 둘 다 만성 염증 연쇄반응이 뇌 조직을 훼손해 정상 뇌 기능을 저해하는 데서 비롯되는 문제다.

탄산음료는 당분 함유 외에 다른 면에서도 노화를 촉진한다. 여러 연구에서 드러났듯이 탄산음료 섭취는 뼈 손실로 연결되어 노화에 따른 골감소증과 골다공증을 촉진할 수 있다.[12] 특히 콜라가 뼈 손실에 영향을 미칠 가능성이 더 높은 것으로 나타났다.[13] 많은 연구 결과 설탕이 든 탄산음료를 많이 마실수록 노화를 촉진하는 비만과 제2형 당뇨병도 당연히 증가했다.[14] 흥미롭게도 설탕 대신 인공 감미료를 쓴 다이어트 탄산음료를 마신 이들도 비만율은 여전히 높아졌다.[15] 왜 그럴까? 확실한 결론은 아직 나와 있지 않지만 인공 감미료 역시 뇌의 미각 수용체와 보상 경로를 억지로 자극할 가능성이 있다. 그러면 천연 건강식이 별로 맛없게 느껴져 전체적으로 건강에 해로운 식단을 선택하게 된다.

피자, 핫도그, 도넛, 과자, 케이크 등 인스턴트식품과 패스트푸드는 염증을 증가시켜 인슐린 저항을 촉진하고 당뇨병과 비만의 위험을 높인다. 이 모든 요인이 노화를 촉진하고 이후의 치매 위험을 높인다. 그러나 이런 해로운 생활방식은 치매가 발생하기 수십 년 전부터 다른 문제들을 유발해 건강을 해친다. 여러 연구 결과 인스턴트식품을 꾸준히 먹는 사람은 그렇지 않은 사람에 비해 우울증에 걸릴 비율이 40% 높아진다. 이런 결과는 원인에 비례한다. 즉 인스턴트식품을 많이 먹을수록 우울증의 가능성도 커진다.[16] 그런 식품의 자극 때문에 염증이 높아진 것이다.

당분과 트랜스지방이 높은 식단은 다음과 같은 다양한 기제를 통해 노화를 촉진한다(트랜스지방은 식물성 기름에 수소를 첨가하여 액상 기름을 고형 지방으로 전환하는 산업 공정에서 생성되며, 제품의 영양 정보에는 "부분 경화유"로 표시된다). ❶ 당화가 몸과 뇌의 산화 피해를 높인다. ❷ 비만이 증가하여 산화 피해를 더 높인다. ❸ 식단에 필수 영양소가 적어진다. ❹ 미각 수용을 교란해 당도가 높은 식단 쪽으로 몰아간다.

뇌의 노화까지 포함해 노화 과정을 늦추려면—단순히 당분 섭취를 줄이고 자연식품을 더 먹는 것 외에—우리가 선택할 수 있는 생활방식이 무엇일까?

금식의 효능

금식해 본 적이 있는가? 이상하게도 금식(fasting)이라는 단어의 어감과 달리 금식을 하면 시간이 아주 더디게 흐른다! 그러나 금식이 아무리 지루하게 느껴질지라도 연구에서 입증되었듯이 칼로리 제한이나 간헐적 단식은 노화를 늦추고 뇌 건강을 향상해 수명을 연장시킨다.[17] 산화와 염증이 완화되기 때문으로 보인다.[18]

역사적으로 아침 식사(breakfast)에 "금식을 깬다"라는 의미의 명칭이 붙은 이유는 저녁 식사와 아침 식사 사이에 금식이 있었기 때문이다. 금식을 생활화하는 가장 쉬운 방법은 매일 저녁 식사와 아침 식사 사이에 12시간 동안 금식하는 것이다. 이런 꾸준한 금식은 노화를 지연시킬 뿐 아니라 한 소규모 연구 결과, 생활방식의 여러 변화에 매일 12시간의 금식을 병행했더니 **이미 기억력과 인지력을 잃기 시작한** 이들조차도 그런 기능이 개선되었다. 연구 대상은 가벼운 인지 장애나 초기 알츠하이머 치매가 있는 사람 열 명이었는데, 그중 아홉 명이 생활방식 프로그램을 시작한 지 3~6개월 내로 주목할 만한 향상을 보였다.[19]

이 프로그램에는 매일 밤의 12시간 금식 외에도 아래와 같은 생활방식이 포함되었다.

- ◆ 당분 섭취를 줄인 항염증 성분(즉 낮은 AGE)의 최적화된 식단
- ◆ 스트레스 관리: 매일의 명상, 요가 등
- ◆ 하룻밤 8시간의 수면
- ◆ 매주 4~6일 하루 30~60분씩의 운동
- ◆ 인지 활동
- ◆ 혈중 호모시스테인 수치를 낮게 유지함
- ◆ 비타민B12의 혈청 농도를 500 이상으로 유지함
- ◆ 혈중 염증인자(C반응성단백) 수치를 낮게 유지함
- ◆ HBG-A1C를 낮게 유지함
- ◆ 신경 건강을 촉진하는 기타 특수 영양인자들

뇌용량과 기능을 향상시키는 식단을 선택하라

최근의 뇌과학은 혈중의 식이지표를 검사한 결과 피험자의 혈액에서 감지되는 세 가지 식습관을 규명했다. 그중 둘에서는 뇌 용량이 커지고 인지 기능이 향상됐지만, 나머지 하나에서는 뇌 용량이 줄어들고 인지 기능이 나빠졌다. 뇌 용량과 기능이 향상된 식습관은 비타민 B군과 C와 D와 E가 많은 엄격한 채식주의 식단(과일, 견과, 곡물, 채소)이나 오메가3 지방산(어유)이 높은 지중해식 식단이었고, 뇌 용량과 기능을 떨어뜨린 식습관은 당분과 패스트푸드와 트랜스지방이 많은 전형적 미국식 식단(인스턴트식품)이었다.[20]

오메가3 장쇄지방산(EPA와 DHA)은 주로 기름기 많은 생선에 들어 있는데, 음식이나 보조식품을 통해 이 지방산을 많이 섭취하면 뇌가 보호되어 회백질의 감소가 늦추어지는 것으로 보인다. 인간의 뇌는 70세가 지나면 대체로 매년 0.5%씩 수축한다. 여성 1,100여 명을 8년간 추적한 연구 결과가 2014년 〈신경학〉지에 발표되었는데, 연구를 시작할 때 혈중 EPA와 DHA 수치가 가장 높았던 이들은 이런 지방산의 양이 가장 낮았던 이들에 비해 전체적으로 뇌의 부피가 2㎤(큐빅센티미터)쯤 컸다. 나아가 EPA와 DHA가 평균치보다 두 배 높았던 이들은 새로운 기억이 형성되는 부위인 해마도 2.7% 더 컸다. 교육 수준, 연령, 기타 건강 상태, 흡연, 운동 등 피험자의 뇌 크기에 영향을 미칠 만한 다른 요인을 모두 고려한 후의 수치였다.[21]

오메가3 지방산(EPA와 DHA)이 풍부한 식단이 뇌 용량과 인지력과 기억력을 향상하게 하는 데는 여러 이유가 있을 수 있다. 뇌의 DHA는 지질막에 농축되어 신경세포의 유동성, 신호, 신경연접부의 가소성(신경세포 간의 연접부를 새로 만들어내는 능력), 신경발생(새로운 신경세포의 생성) 등을 향상해 항염증에 지대한 역할을 한다.[22] 아울러 〈미국 실험생물학회연합 저널〉에 발표된 최근의 연구에 따르면, 어유에 함유된 오메가3 지방산은 뇌의 글림프계의 기능을 향상시킨다. 글림프계는 뇌가 폐기물을 제거할 때 쓰이는데 폐기물의 하나인 아밀로이드 단백질은 알츠하이머 치매와 상관된다.[23]

EPA와 DHA 형태의 오메가3 지방산은 주로 기름기 많은 생선, 야생 연어, 고등어, 정어리에 들어 있다. 아마씨 같은 식물에 함유된 오메가3은 단쇄형 ALA(알파리놀렌산)라서 뇌에 쓰일 수 없다. 여러 연구에서 입증되었듯이 ALA는 체내에서 장쇄형으로 잘 변환되지 않아, EPA와 DHA로 변환되는 비율이 각각 8% 가량과 1% 미만이다.[24] 요컨대 뇌가 건강하려면 기름기 많은 생선을 즐겨 먹거나 매일 오메가3 지방산(EPA와 DHA) 보조식품을 복용하여 필수 지방산을 충분히 섭취해야 한다.

Key Points

1 우리가 먹는 음식물은 인체를 구성하는 소재가 된다.

2 고당분 식단은 염증을 부추기고 몸 전체에 산화 스트레스를
유발해 다양한 이유(혈관질환, 직접적인 산화 피해, 염증 연쇄반응
등)로 뇌 기능을 해친다.

3 AGE(최종당화산물)는 포도당이 다른 분자와 결합할 때 형성되
는 비정상적인 유해 분자다.

4 AGE는 인체를 훼손(산화)해 노화를 촉진하고 치매 위험을 높
인다.

5 AGE는 음식을 튀기거나 태우거나 숯불이나 석쇠에 구울 때
생성되며 체내에서는 포도당 수치가 높을 때 생겨난다.

6 인공 감미료는 노화를 촉진하며 인지력 쇠퇴 및 비만과도 관
계된다.

7 금식하면 산화 스트레스와 염증이 완화되어 노화 과정이 지
연된다.

8 과일과 견과와 채소와 비타민 B와 C와 D와 E가 많은 채식 위
주 식단이나 오메가3 어유가 많은 지중해식 식단은 전형적
미국식 식단보다 건강에 이로우며 뇌 용량을 키우고 인지력
을 향상시킨다.

실천 사항

① 가공 당분의 섭취를 줄인다.

② 액상과당의 섭취를 줄인다.

③ 복합탄수화물과 단백질과 고섬유질 식단으로 혈당 수치를 일정하게 유지한다.

④ 매주 4~6일 하루 30~60분씩 운동한다.

⑤ 채소와 과일은 날것으로 먹거나 삶거나 쪄서 먹는다. 수분이 AGE의 생성을 막는다.

⑥ 불에 탔거나 설탕에 졸였거나 기름에 튀긴 음식의 섭취를 제한한다.

⑦ 육류를 제한하고, 먹더라도 저온에 천천히 요리한다.

⑧ 육류를 먹을 때는 유기농으로 먹는다.

⑨ 물을 마시고 탄산음료를 끊는다.

⑩ 인공 감미료가 들어간 식품을 삼간다.

⑪ 저녁 식사와 아침 식사 사이에 12시간 동안 금식한다.

⑫ 오메가3 지방산이 풍부한 기름기 많은 자연산 생선을 먹거나 오메가3 지방산 보조식품을 복용한다.

⑬ 제2형 당뇨병이 있는 경우 주치의와 상의해 포도당 수치를 목표치 이내로 유지한다. 포도당 수치가 정상이면 AGE가 덜 생성된다.

몸에 독을
들여놓지 말라

7

최선의 해독 방법은 체내에 독을 들여놓지 않으면서 자정 능력에 의존하는 것이다.

—앤드류 웨일 박사[1]

흡연은 노화를 촉진한다

앞서 거듭 보았듯이 산화는 신체 조직을 훼손하기에 무엇이든 산화를 증가시키는 것은 노화를 촉진한다. 흡연이 암의 위험, 심장질환, 뇌졸중, 폐 질환, 순환계 문제를 증가시키고 면역 반응을 교란함은 이미 충분히 입증된 사실이다. 아울러 흡연은 많은 산화 분자를 생성하여 인체의 항산화 효소를 저해한다. 그래서 흡연은 노화도 촉진한다.

데이븐 도쉬 박사 연구진은 한 일란성쌍둥이의 피부를 비교해 흡연이 노화를 촉진한다는 증거를 밝혀냈다. 쌍둥이는 검사 시점에 52세로 각각 흡연자와 비흡연자였다. 생의 첫 20년을 함께 보냈고, 그동안 같은 위도(緯度)에 살았고, 햇빛 노출도와 직업도 비슷했다. 연구진은 1점=경증, 2점=경증-중간, 3점=중간, 4점= 중간-중증, 5점=중증, 6점=심한 중증이라는 표준화된 6단계로 둘의 피부 손상 등급을 매겼다. 그 결과 비흡연자는 2점을 얻었지만, 흡연자의 피부 등급은 5점이었다(이 쌍둥이의 사진을 웹사이트 http://archderm.jamanetwork.com/article.aspx?articleid=654484에서 볼 수 있다)![2]

노화를 촉진하는 불법 약물을 조심하라

흡연이 노화를 촉진하듯이 모든 불법 약물 남용도 마찬가지다. 노화를 촉진하는 불법 약물의 단적인 예는 메스암페타민이라는 각성제일 것이다. 이 약물은 혈뇌 관문을 손상시키는데 이 관문은 유해 분자의 뇌 유입을 막는 맥관구조의 촘촘한 접합부다. 그 결과 뇌에 유입되는 산화 분자가 증가해 뇌의 산화 피해가 커진다.[3] 아울러 메스암페타민은 뇌의 신호 체계에도 직접 영향을 미쳐 산화 스트레스와 신경독성을 부추긴다.[4] 요컨대 이런 약물은 노화를 촉진하고 뇌를 손상시킨다(백문이 불여일견이니 rehabs.com에 직접 들어가 보라. 그 웹사이트의 검색창에 "explore"라고 입력한 후 페이지 중간쯤의 "약물(메스) 이전과 이후: 메스암페타민의 참상"을 클릭하면 메스암페타민을 사용한 이들의 이전과 이후 사진을 비교할 수 있다. 노화 현상을 부인할 수 없다).

알코올은 효능이 있지만 과유불급이다

흡연과 불법 약물이 인간의 건강에 미치는 악영향은 아주 확실한 데 반해 알코올의 경우는 다르다. 건강에 미치는 알코올의 영향이 적잖이 연구되었으나 상반되는 결과도 많다. 그래서 여기서는 논란의 여지가 없는 연구와 아직 불분명한 연구를 구분한 뒤 알코올에 건강하게 접근하는 몇 가지 지침을 제시하려 한다.

임신 중의 음주가 무조건 태아의 발달에 해롭다는 데는 논란의 여지가 없다.[5] 지나친 음주(하루 맥주 2.5잔 이상 또는 알코올 36g 이상)도 이론의 여지 없이 몸과 뇌에 해롭고 노화를 촉진하며 치매 위험을 높인다.[6] 취할 정도의 주량은 산화를 유발해 건강을 해친다. 또 흔히 알려진 대로 아동기와 사춘기의 음주는 뇌의 정상 발육을 방해한다. 많은 연구로 입증되었듯이 발육기에 술을 마신 이들과 그렇지 않은 이들을 비교해 보면 뇌 구조에 다양한 차이가 드러난다.[7]

덜 분명한 부분은 주량이 소량부터 중간까지에 해당하는 성인이다. 전반적 자료에 따르면 이런 사람은 문제 음주자나 완전 금주자보다 치매와 인지적 쇠퇴의 위험이 낮다.[8] 왜 그런지는 다 밝혀지지 않았지만, 다른 연구에서 몇 가지 가능성을 점쳐 볼 수 있다. 문제 음주자란 과음을 일삼아 술 때문에 건강이나 관계나 직업이나 삶의 다른 부분에 피해가 발생한 사람을 말한다. 문제 음주자와 완전 금주자는 혈관 원인성(즉 뇌졸중과 미세혈관 손상으로 인한) 인지 장애 비율이 더 높다.[9] 이는 술을 소량이나 적당히만 마시면 혈관 관련 치매 위험이 완화될 수도 있음을 암시한다. 문제 음주자의 인지 기능이 쇠퇴하는 이유로 볼 만한 게 또 있다. 과음의 직접적 결과로 뇌 구조를 바꾸어 놓는 신경독성도 그렇고, 문제 음주자일수록 당하기 쉬운 사고와 부상으로 인한 뇌 외상도 그렇다. 아울러 문제 음주자는 필수 영양소가 결핍되어 몸과 뇌에 합병증이 뒤따른다. 한 세기도 더 전에 밝혀진 대로 만성 알코올 중독자의 티아민(비타민B1) 결핍증은 코르사코프 증후군이라는 치매를 유발한다. 기타 필수 영양소의 결핍도 문제 음주자의 인지 기능을 쇠퇴시킬 수 있다.

술의 종류에 따라서도 건강이 달라지는 듯 보인다. 소량부터 중간까지의 음주가 가장 큰 유익을 줄 때는 포도주를 마실 때고 가장 큰 피해를 줄 때는 증류주를 마실 때다.[10] 이는 포도주에는—백포도주보다 적포도주가 더 그렇다—폴리페놀과 플라보노이드 등 많은 항산화 분자가 함유되어 있지만, 증류하면 그것이 소실된다는 사실로 설명될 수 있다.[11] 이로 보건대 알코올이 건강에 끼치는 유익은 알코올 자체가 아니라 그 속에 함유된 여러 항산화 합성물 덕분일 가능성이 있다. 그런 유익이 알코올에도 '불구하고' 지속되는 것이지 알코올 '때문은' 아니다. 이를 뒷받침해 주는 증거가 여러 연구에서 나왔는데 곧 알코올 없는 포도주에서도 건강상의 동일한 유익이 관찰된다는 것이다.[12] 뇌에 유익을 끼치는 게 알코올 자체가 아니라는 추가 증거는 소량부터 중간까지의 음주가 인지적 쇠퇴의 위험을 줄여 주지 못한다는 연구 결과에서도 나왔다. 음주와 인지적 유익이 무관함을 밝혀낸 연구진은 그 이유를 이렇게 해석했다. 일부 연구에서 드러난 표면상의 유익은 "금주자 집단에 이전의 음주자들까지 포함했기 때문일 수 있다"라는 것이다.[13]

술과 관련해 또 하나 혼란스러운 사실은 즉각적 효과에 대비되는 장기적 영향이다. 알코올의 즉각적 효과는 긴장 완화, 도취감과 진정 작용, 반응 시간의 지연, 운동 신경의 둔화 등이며 취기의 정도와 상관없이 나타난다. 이런 효과가 발생하는 이유는 알코올이 물리적으로 신경세포막에 작용해 신경세포의 기능을 실시간으로 떨어뜨리기 때문이다. 알코올 농도가 높아지면 영향받는 신경세포막이 증가해 그만큼 취한 효과도 더 커진다. 그러다 술이 깨면 신경세포에 가해지던 물리적 영향이 걷히면서 취한 효과도 사라진다. 그런데 알코올은 또한 지연효과를 유발하는 신경세포 내 2차 전달자의 연쇄반응도 자극한다. 2차 전달자는 도미노 효과처럼 뇌 경보회로(편도체)의 신경세포 속에 있는 DNA에까지 신호를 보내 유전자 발현을 교란해 뇌 경보회로를 과도히 자극한다. 다시 말해서 술에 취해 있을 때는 신경세포막에 물리적으로 미치는 알코올의 즉각적 효과 때문에 긴장이 완화되지만, 술이 깨면 편도체의 유전자 발현이 달라진 탓에 불안이 가중될 수 있다.[14] 자꾸 술이 더 당기는 데는 그런 요인도 작용할 수 있다.

이 모든 변수를 고려할 때 알코올이 뇌 건강에 진정한 유익을 끼치는지 정말 의문이 제기된다. 인체가 알코올을 뇌에 도달하지 못하게 막도록 설계된 방식을 보아도 그렇다. 우리가 먹고 마시는 음식물은 구강을 지나 식도를 타고 위를 거쳐 창자로 들어가 소화되어 혈류 속에 흡수된다. 그렇게 처리된 섭취물을 혈액이 온몸으로 보낸다. 그런데 흡수된 물질을 온몸으로 실어 나르기 전에 혈류는 먼저 간을 거친다. 간에는 다양한 효소 경로가 가득해 가지각색의 잠재 유해물질을 화학 분해해 불활성으로 만든다. 인체가 그렇게 설계된 이유는 뇌를 해칠 잠재 독소가 결코 뇌에 도달해 기능을 저해하지 못하게 막기 위해서다. 어떤 물질이든 뇌에 영향을 미치려면 먼저 간을 통과해야 한다.

인간의 간에 들어 있는 특정 효소 경로는 알코올을 물과 이산화탄소로 분해한다. 위장 내에 서식하는 일부 박테리아의 부산물 중에 알코올도 있다.[15] 인체는 뇌를 보호해 고도의 기능과 기민성을 유지하도록 설계되었다. 탄수화물을 먹으면 내장 속의 박테리아가 그중 일부를 분해해 소량의 알코올을 만들어낸다. 이 알코올이 나머지 영양소와 함께 흡수되어 간으로 전달되면 간이 알코올을 해독해 물과 이산화탄소로 쪼갠다. 물은 소변으로 배출되고 이산화탄소는 허파에서 날숨으로 빠져나간다. 그래서 신체 기능이 정상이면 알코올이 조금도 뇌에 도달하지 못한다. 포도주를 소량부터 중간까지 마시면 그 속의 항산화 분자는 유익을 끼치겠지만, 알코올이 뇌 자체에 미치는 영향은 간의 해독 효소 때문에 극히 미미하다. 그런데 과음하면 유해한 양의 술이 체내에 자주 유입되므로 여러모로 건강에 해로운 결과를 낳는다. 노화 촉진과 인지적 쇠퇴도 그중 일부다.

종합적으로 알코올에 대해 다음과 같은 결론을 도출할 수 있다.

◆ 임신 중의 음주는 무조건 태아 발달에 해로우므로 삼가야 한다.

◆ 뇌 발육기인 아동기와 사춘기의 음주는 무조건 해로우므로 삼가야 한다.

◆ 연령 불문하고 과음(하루 2.5잔 이상)은 건강에 해로우므로 삼가야 한다.

◆ 술을 마실 경우 소량부터 중간까지의 포도주가 유익하다는 증거가 가장 많지만, 이 유익도 알코올 때문이 아니라 폴리페놀 때문일 소지가 높다.

◆ 증류주는 건강에 이롭다는 증거가 전무하며 오히려 피해 위험이 더 크다.

Key Points

1 모든 형태의 흡연은 건강을 해치고 산화를 높이고 노화를 촉진하므로 삼가야 한다.

2 불법 약물 남용은 산화를 일으켜 노화를 촉진하므로 삼가야 한다.

3 알코올에 관한 연구는 결과가 혼재해, 음주로 인한 각종 위험이 많으면서도(추락, 사고, 출혈, 암, 중독 등의 위험) 한편으로 심장혈관 문제와 신경인지 문제가 완화될 가능성도 있다. 그러나 알코올 없는 포도주로도 건강상의 동일한 유익을 얻을 수 있다는 증거까지 고려해 득실을 따져 보면, 건강상의 다양한 위험을 일체 줄이기 위한 최선의 권고는 알코올을 삼가고 알코올 없는 포도주로 대체하라는 것이다. 술을 마실 경우 치료상 술이 금지되어 있지 않고 중독 이력이나 중독된 직계 가족이나 일체의 인지 문제가 없는 임신하지 않은 성인이 포도주를 소량부터 중간까지 단계로 마시는 게 가장 좋다.

실
천
사
항

❶ 흡연자라면 금연한다. 이 책 부록의 금연 전략을 참조
하라.

❷ 임신 중에는 술을 마시지 않는다.

❸ 21세 이전에는 술을 마시지 않는다.

❹ 술을 마시더라도 증류주는 삼가고 하루 두 잔 이내로
제한한다.

❺ 술로 불안을 달래려 하지 않는다. 치료해야 할 불안이
있다면 의사의 도움을 받는다.

❻ 마약이든 술이든 약물중독으로 고생하고 있다면 전문
가의 도움을 받는다!

뇌는
쓸수록 건강해진다

8

> 나는 신체 활동에 열중할 때 창의력이 솟는다.
>
> ―파얄 카다키아[1]

실험을 하나 해 보자. 스톱워치나 시계 초침을 기준으로 1분만 미동도 없이 앉아 있어 보라. 딱 60초다. 그냥 조용히 있거나 동작을 최대한 멈추는 게 아니라 온몸의 근육을 하나라도 움직여서는 안 된다. 호흡만 빼고는 눈도 깜빡이지 말고 자세도 고치지 말고 고개도 돌리지 말고 침도 삼키지 말라. 1분 후 어떻게 되었는가? 자꾸 꿈적거려져서 좀이 쑤시지 않던가?

우리는 움직이고 활동하고 운동하도록 설계되었다. 그런데 현대 세계는 건강에 좋은 운동을 방해한다. 고대인에게 운동은 일상생활의 일부였다. 살아남으려면 움직여야 했다. 사냥 여행은 오래 걸렸고, 장거리를 걷거나 달릴 일이 잦았고, 파종부터 수확까지 밭에서 장시간 일해야 했다. 나무하고 물 긷고 빨래하고 요리하고(절구질과 반죽 등) 옥외 변소에 다니는 등 일과마다 몸놀림이 수반되었다. 운동하지 않는 사람은 대개 오래 살지 못했다. 삶의 거의 모든 활동에 오늘날보다 많은 육체노동, 즉 운동이 요구되었다. 운동의 유익이 알려진 지는 수천 년이 넘는다.

BC 2500년경 중국에서는 운동이 "기관 고장"이라는 특정 질환을 막아 주는 것으로 통했다. 당뇨병과 심장마비를 두고 한 말일 것이다. 공자의 글은 운동과 다양한 체조를 장려했다. 무술이 도입되어 매일 엄격한 훈련이 뒤따랐고 지금도 많은 중국인이 뒤를 잇고 있다. 그 밖에도 중국인은 배드민턴, 활쏘기, 춤, 씨름 같은 신체 활동을 즐겼다.

서구에 가장 널리 알려진 요가의 한 형태는 인도에서 개발되었는데, 일련의 다양한 자세와 동작으로 꾸준히 몸을 움직여야 한다. 고대 인도에서는 꾸준한 운동을 최적의 건강에 필수로 여겼다. 서구의 운동 개념에 고대 그리스보다 더 큰 영향을 미친 고대 사회는 없다. 그리스인은 인체를 아름답게 여겨 예술의 소재로 삼았을 뿐 아니라 건강한 몸의 단련을 중시했다. 고대 그리스인은 올림픽대회를 창시했고, 히포크라테스와 갈레노스 같은 그리스 학자는 평생 인체를 연구하며 신체 건강을 증진했다. 그런데 그들의 영향력은 로마제국이 망하고 조직 사회가 무너지면서 대부분 사장되었다.

중세 암흑기에도 삶은 사냥과 채집과 주거 관리와 목축으로 이루어졌다. 살아남으려면 몸을 움직일 수밖에 없었다. 건강하지 못해 육체적으로 고된 삶을 당해 낼 수 없는 사람은 부잣집 출신이 아닌 이상 대개 죽었다. 남북미의 부족 생활도 비슷해 운동이 생존에 필수였다. 사냥이나 채집을 하지 않는 사람도 무거운 짐을 나르고 가죽을 무두질하고 천막을 세우고 장작을 패고 음식을 준비해야 했다. 근대 산업혁명 이전의 삶에는 육체노동이 거의 끊이지 않았다.

미국의 국조들도 꾸준한 운동의 중요성을 알았다. 벤저민 프랭클린은 "식사하기 15분 전에 가끔 운동을 조금씩 하라. 양손에 작은 역기를 들고 팔을 빙빙 돌려도 좋고 뜀뛰기로 흉근을 자극해도 좋다"라고 말했다.[2] 토머스 제퍼슨은 규칙적 운동의 가치를 인식한 사람으로 유명하다. 몸의 건강을 위해서만이 아니었다. 그는 건강한 몸이 건강한 마음을 북돋움도 알았다. 다음은 그가 남긴 몇 마디 유명한 말이다.

> 운동하며 근면하게 살면 매사에 질서가 잡히고 몸이 건강해지고 마음이 즐거워지며 친구들에게 소중한 존재가 된다.[3]

> 걷기야말로 최고의 운동이다.
> 장거리를 걷는 습관을 들이라.[4]

> 강인한 몸에 강인한 정신이 깃든다.[5]

19세기까지만 해도 삶의 활동 절대다수에 날마다 몸을 써야만 했다. 그런데 산업혁명이 삶을 완전히 바꾸어 놓았다. 거의 모든 일에 필요하던 육체노동의 양이 근대 기계류 때문에 줄었다.

조면기, 증기기관, 트랙터, 자동차, 기차, 식기세척기, 세탁기, 건조기, 진공청소기 등이 사회 전반에 요구되던 운동량을 떨어뜨렸다.

실내 배관과 전기는 신체 활동을 더욱 앗아갔다. 승강기 때문에 계단을 오를 일이 줄었고, 전차와 버스와 지하철과 자동차 때문에 걸을 일이 줄었다. 제조 공장과 조립 라인은 농민을 대거 도시 생활로 끌어들여 장시간 한곳에 서 있게 만들었다. 이 모든 근대화로 말미암아 전대미문의 각종 질병이 사회에 유행처럼 퍼졌다. 당뇨병, 고혈압, 고콜레스테롤혈증, 심장질환, 비만은 다 노화를 촉진하고 뇌 건강을 해친다.

그렇다고 산업혁명 이전의 인류가 더 나았다는 말은 아니다. 인류를 여러모로 복되게 한 산업혁명에 의외의 결과도 뒤따랐다는 말일 뿐이다. 즉 신체 활동이 줄어듦에 따라 건강이 악화되었다. 다행히 우리는 여전히 운동할 자유가 있다. 산업혁명 이전에는 운동이 일상생활의 일부였지만 오늘 대다수 우리는 의지적으로 운동을 삶의 일부로 삼아야 한다. 그렇게만 하면 유익은 엄청나다.

용불용의 법칙, 써야 강해진다

근육 운동과 유산소 운동을 꾸준히 하면 근력과 심장혈관 건강과 골밀도가 향상된다.[6] 운동의 유익은 모든 연령대에 나타난다. 건강 관절염 노인실험(FAST)에서 입증되었듯이 운동

하는 노인은 운동하지 않는 노인보다 장애를 입을 확률이 40% 낮다.[7]

운동하면 나이 들어 장애가 적어질 뿐 아니라 체내의 염증도 줄어든다. 유산소 운동을 꾸준히 하면 근육에서 인터류킨10이라는 강력한 항염증인자가 생성된다.[8] 이 인자는 우울증, 치매, 혈관질환, 당뇨병, 비만, 일부 만성 통증 등의 위험을 증가시키는 것으로 알려진 염증성 시토카인을 억제한다.

꾸준히 운동하면 뇌에서 적어도 세 가지 다른 신경영양인자(뇌유래 신경영양인자, 신경생장인자, 혈관내피생장인자)가 생성된다. 이런 단백질이 있으면 뇌가 신경세포를 새로 만들어내고, 기존 신경세포를 자극하여 새로운 연접부를 싹틔우며, 뇌세포의 건강과 활력 유지를 지원한다.[9] 운동하는 노인은 뇌의 해마가 2% 성장했다. 해마는 모든 새로운 학습이 일어나는 부위다. 앞서 말했듯이 **이 새로운 성장은 노화를 2년 가량 되돌려 놓았다!**[10] 다시 강조한다. 운동으로 새로운 기억을 관장하는 뇌 부위가 성장했고, 이 새로운 성장은 시계의 2년 역주행에 맞먹었다! 이 연구의 참가자들은 처음에는 평소의 보행 속도보다 빠르게 하루에 10분씩 걷다가 매주 5분씩 시간을 늘려나가 7주째에는 하루에 40분씩 걸었다.

여러 동물 실험에서도 동일한 결과가 나왔다. 활동적인 동물은 해마가 더 크다. 늘 앉아 지내는 동물보다 더 빨리 배울 수 있다는 뜻이다.[11] 노인이 하루에 15분만 걸어도 알츠하이머 치매 위험이 낮아진다.[12] 꾸준히 운동하는 사람은 그렇지 않은 사람에 비

해 인지력과 기억력이 뛰어나고 뇌가 더 크다.[13]

신체 운동은 이상의 모든 유익을 가져다준다. 그런데 동작을 주도하는 뇌 회로(줄무늬체)가 또한 사고도 주도한다. 그래서 파킨슨병—줄무늬체의 세포 손실이 병인이다—이 있는 사람은 몸동작만 느려질 뿐 아니라 사고를 주도하기도 더 힘들어진다.[14] 소뇌가 몸동작을 매끄럽고 가지런하고 균형 잡히게 조정해 주는 거야 과학계에 밝혀진 지 오래지만, 더 최근의 연구에서 입증되었듯이 소뇌는 사고도 조정한다.[15] 그래서 운동하면 뇌 용량이 커질 뿐 아니라 사고 과정을 주도하고 정리하고 조정하는 뇌 회로도 향상된다. 운동 중에 번득이는 통찰이 자주 떠오르는 까닭이 거기에 있다. 이는 아이들이 꾸준히 신체 활동을 해야 할 중요한 이유이기도 하다. 운동할 때 발육되는 뇌 회로가 운동 신경만 아니라 사고력과 인지력까지 길러 준다.

인체 모든 기관과 운동 신경의 주목적은 뇌를 보조하는 데 있다. 그래서 뇌에 산소와 영양소와 자료를 공급하고, 뇌를 여기저기 이동시키고, 뇌의 바람과 의도를 수행한다. 그러니 건강한 몸이 뇌의 건강에 그토록 지대한 영향을 미침은 당연한 일이다.

운동은 삶의 필수요소다. 자연법, 즉 삶이 작동하도록 설계된 기준이다. 무엇이든 강해지려면 그 부분을 **써야만** 한다. 2장에서 보았듯이 근력을 기르려면 근육을 써야 하고, 수학 실력을 높이려면 문제를 풀어야 하고, 연주를 잘하려면 악기를 연습해야 한다. 바로 용불용의 법칙이다. 써야 강해진다. 더 흔한 표현으로 **쓰지 않으면 잃는다.**

뇌를 건강하게 하려면 정신도 운동해야 한다

건강해지려면 당연히 몸이 운동해야 하는 것처럼, 뇌를 최고로 건강하게 하려면 정신도 운동해야 한다. 악기를 연습하면 그 활동과 연관된 신경 회로가 활성화한다. 활성화 정도가 높을수록 해당 회로에 신경영양인자(뇌에서 생성되는 신경세포의 비료)가 더 분비되어 신경세포도 더 많이 만들어지고 신경세포 간의 연접부도 증가한다. 그 결과 뇌 회로가 더 복잡해져 연습 중인 행동의 실력과 능률이 높아진다. 실제로 음악가의 뇌는 소근육 활동과 시청각 처리에 해당하는 부위가 음악을 하지 않는 사람의 뇌와는 구조적으로 다르다.[16] 이렇듯 뇌는 우리가 선택하는 삶의 모든 활동에 따라 변화하고 적응한다. 그래서 뇌를 건강하게 유지하려면 심신의 운동이 함께 필요하다.

정신 운동의 좋은 예는 새로운 자료를 읽는 것이다. 그러려면 사고하고 되새기고 신개념을 배워야 한다. 글을 쓰고 퍼즐을 맞추라. 탁구 같은 새로운 신체 활동도 좋다. 예술이나 악기나 왈츠나 외국어를 배우라. 정신을 자극하는 활동과 일부 두뇌 훈련 프로그램은 뇌의 아밀로이드(알츠하이머 치매와 연관된 단백질) 수치와 알츠하이머 치매 위험을 낮추어 준다. 대학을 졸업하거나 평생 교육을 받아도 마찬가지다.[17]

신체 운동에 대한 권고

의사와 상의하라!

어떤 운동 프로그램이든 시작하기 전에 먼저 병원에 가서 건강 검진을 받고 당신의 계획을 주치의와 상의하라. 몇 년째 늘 앉아 지내던 사람이 처음부터 과도하게 운동에 뛰어들면 위험하여 실제로 다칠 수 있다. 그래서 약하게 시작해서 천천히 진행하는 게 중요하다. 강도와 무게와 반복 횟수를 낮게 시작하여 서서히 높여 가라는 뜻이다. 무리하면 근육과 뼈와 관절과 힘줄을 다칠 뿐 아니라 중증 심장혈관 질환이 있는 사람의 경우 자칫 목숨이 위태로워질 수도 있다. 그러므로 1단계는 의사를 찾아가 당신의 건강을 최고조로 올릴 계획을 함께 구상하는 것이다.

자신에게 즐거운 운동을 선택하라

의사를 만났다면 2단계는 스트레스가 되는 운동이 아니라 자신에게 즐거운 운동을 선택하는 것이다. 운동해도 신진대사 건강이 나아지지 않는다는 이들의 사례는 늘 있었다. 그들은 살도 빠지지 않고 지방질이나 포도당 수치도 떨어지지 않는다. 그래서 의사들은 운동하고 있다는 환자의 보고를 의심하곤 했다. 그런데 2012년에 1,687명을 대상으로 실시된 한 연구 결과, 꾸준히 운동하는 사람의 10%는 심장혈관과 당뇨병의 위험이 오히려 악화되었다.[18] 이는 운동 중의 심리 상태 때문일 수 있다.

스트레스를 받으면 뇌의 편도체(스트레스 회로)가 자극되어 시상하부-뇌하수체-부신(副腎) 축이 활성화하면서 스트레스 호르몬이 증가한다. 스트레스 호르몬은 면역계를 자극해 케모카인, 시토카인, 기타 염증인자를 증가시킨다. 이미 충분히 입증되었듯이 이런 염증 연쇄반응이 만성으로 활성화되면 당뇨병과 비만을 포함해 심장혈관과 신진대사의 위험이 악화된다. 그러므로 꾸준히 운동하는 이들 중 일부가 효과를 보지 못하는 이유는 마음에 스트레스를 받는 상태에서 운동하기 때문이다. 그들은 운동을 겁내거나 싫어할 수 있으며 그래서 체내의 염증이 악화된다.

간단한 해법은 자신이 즐기는 신체 활동을 선택하는 것이다. 운동을 그 활동의 부산물이 되게 하라. 테니스, 라켓볼, 골프 중의 걷기, 도보 여행, 춤, 낚시 중 노 젓기 등이다. 운동을 더 즐기는 또 다른 방법은 단체로 하는 것이다. 가족이나 친구와 함께 걸어라. 운동 강습반에 들어가라. 그래도 소용없거든 듣고 싶은 오디오북을 들으면서 운동하는 것도 좋다. 이런 식으로 하면 마음의 초점이 운동에서 해당 스포츠나 친구나 아름다운 자연이나 이야기로 넘어간다. 그 결과 정서적 경험도 스트레스와 반감으로부터 재미와 기쁨으로 바뀐다.

정도껏 하라!

신체 활동이 너무 적으면 당연히 건강에 해롭지만, 최근의 연구로 입증되었듯이 너무 격렬한 운동도 산화 스트레스를 증가시켜 건강을 해친다. 평소에 마라톤이나 철인경기 같은 과격한 운동을 하는 사람의 사망률은 운동을 전혀 하지 않는 사람과 똑같다.[19] 권고할 만한 최적의 운동에는 아래의 내용이 포함된다.

◆ 유산소 운동: 중간 정도라면 하루 30분씩(10분 단위로) 주 5일, 격렬하게 하려면 하루 20분씩 주 3일.

[척도는 다음과 같다. 0=앉은 자세로, 5=중간 정도, 7~8=격렬하게, 10=전력 분투]

◆ 근력 운동: 최소 주 2일.

[8~10가지 운동을 각각 최소 10~12회씩 하거나 이 전체를 반복한다.]

◆ 유연성 운동: 하루 10분씩 주 2일.[20]

Key Points

1 쓰지 않으면 잃는다. 바로 용불용의 법칙이다. 무엇이든 강
  해지려면 그 부분을 써야만 한다.
2 꾸준한 신체 운동은 염증을 완화하고 여러 단백질을 생성시
  켜 뇌 건강을 증진하며 치매와 기타 장애의 위험을 낮춘다.
3 신체 동작을 주도하고 조직하는 뇌 회로가 곧 인지력도 주
  도하고 조직한다.
4 꾸준한 정신 운동은 뇌 회로를 건강하고 활동적인 상태로
  유지하여 치매의 위험을 낮춘다.

실 천 사 항

1. 병원에 가서 건강 검진을 받고 자신의 운동 계획을 주치의와 상의한다.

2. 즐겁게 지속할 수 있는 운동을 선택한다.

3. 하루 최소 15분씩 반드시 유산소 운동을 한다(걷기로 충분하다).

4. 운동 상대를 구하거나 운동 단체에 가입한다. 그러면 의욕이 없는 날에도 격려 덕분에 지속할 수 있다.

5. 평생교육을 받는다. 사고를 자극하여 신개념을 숙고하거나 신기술을 배우거나 새로운 능력을 기른다.

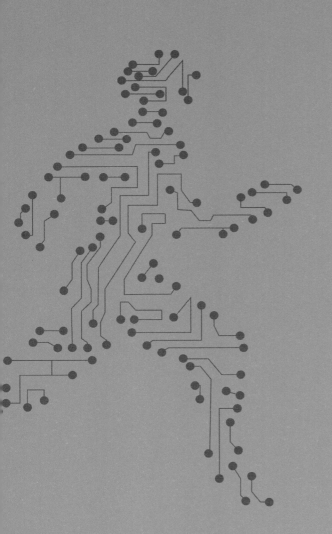

3 ⋯ 건강을 증진하는 생활방식을 선택하라

건강한 수면은
건강한 뇌와 생명의 필수요소다

9

일찍 자고 일찍 일어나는 사람은 건강하고 부유하고 현명해진다.

— 벤저민 프랭클린의 말로 알려져 있다.

운동 후에는 당연히 휴식이 필요하다. 이번 장에서는 신체적 휴식인 수면의 중요성을 살펴볼 것이다. 정상 수면과 정상 수면이 아닌 것은 무엇이고, 연령별로 필요한 수면량은 몇 시간이며, 규칙적인 회복성 수면의 결핍이 건강에 미치는 결과는 무엇인가? 다음 장에서는 꾸준한 정신적 휴식(마음의 쉼)이 몸과 정신과 뇌의 건강에 끼치는 신기한 유익을 살펴볼 것이다. 심신의 휴식은 둘 다 건강에 필수이며, 수면과 정신적 휴식을 꾸준히 취하지 않으면 노화가 촉진되고 치매 위험이 커진다.

신체적 휴식인 수면부터 시작해 보자. 생명의 4대 물리적 필수 요소가 있으니 곧 공기(이걸 모르는 사람은 없다)와 물과 음식과 잠이다. 처음 세 가지는 누구나 본능적으로 알지만, 잠이 생명과 건강의 필수요소임을 모르는 사람이 의외로 많다. 정상 수면이 무너지면 늘 건강에 부정적 결과가 따른다. 피할 수 없는 결과다.

애틀랜타의 질병통제예방센터(CDC)에 따르면 미국에 수면 부족이 만연해 있다. 미국인 4천9백만 명 이상은 수면 부족으로 집중력이 떨어진다고 답했고, 1천8백만 명 이상은 기억력에 문제가 생겼다고 답했고, 4천만 명 이상은 업무와 취미와 재정과 운전 같은 일상 기능에 지장이 있다고 답했다.[1] 수면에 만성적 문제가 있는 사람은 정상 수면을 취하는 사람보다 진성당뇨병과 비만과 고혈압과 우울증과 암에 걸리는 비율이 높고 더 조기에 사망한다.[2] 만연한 수면 문제에 대한 CDC의 분석 결과 인구의 34%는 하룻밤 수면 시간이 7시간 미만이고, 48%는 코를 골고, 37.9%는 낮에 본의 아니게 잠들고, 4.7%는 운전 중에 잠든다.[3] 미국 교통부의 추산에 따르면 연간 졸음운전으로 인한 사고는 1십만 건, 사망자는 1,550명, 부상자는 4만 명 이상이다.[4]

깨어 있는 동안에는 뇌세포가 왕성히 활동한다. 뇌의 무게는 체중의 1~2%인 1.35kg에 불과해도 체내 에너지의 20%가 뇌에서 소비된다. 이렇게 신진대사 활동이 많다 보니 뇌에서 없애야 할 대사산물이 생성되는데 이 폐기물이 바로 수면 중에 제거된다. 잠자는 동안 뇌세포가 수축되어 대사산물을 신경세포 내의 액체(세포질)로부터 뇌척수액 속으로 방출해 뇌에서 제거한다.[5] 그런데 수면량이 부족하면 대사산물을 제거하는 뇌 기능이 방해를 받는다. 그렇게 오랜 시간이 흐르면 산화 스트레스와 신경세포 손실이 증가해 노화 과정이 촉진된다.

그래서 영아와 유아와 유년과 청소년은 성인보다 잠을 많이 자야 한다. 뇌가 소화해 내는 정보량도 더 많고 구조적인 수정과 변화도 훨씬 많이 겪기 때문이다. 자연히 치워야 할 대사산물도 많아진다.

미국수면재단에서 권장하는 연령별 수면량은 다음과 같다.[6]

신생아(생후 0~3개월)	14~17시간
영아(생후 4~11개월)	12~15시간
유아(1~2세)	11~14시간
미취학(3~5세)	10~13시간
학령기(6~13세)	9~11시간
청소년(14~17세)	8~10시간
청년(18~25세)	7~9시간
성인(26세 이상)	7~8시간

안타깝게도 수면량이 정상에 못 미치는 사람이 많은데 이는 신체 건강뿐 아니라 정신 건강도 해쳐 노화를 촉진하고 학습을 방해한다. 전국건강면담조사의 자료를 보면 2005~2007년에 하루 평균 수면 시간이 6시간 이하인 성인이 30%에 육박했다.[7] 또 CDC에 따르면 주중에 최소 8시간을 자는 고등학생은 2009년에 31%밖에 되지 않았다.[8] 수면 부족은 건강에만 아니라 학습에도 해롭다. 미네소타대학교 카일라 월스트롬 박사의 연구 결과, 학

교 시작 시간을 아침 7시 15분에서 8시 40분으로 늦추어 수면 시간을 더 주었더니 우울증이 감소하고 출석률이 높아지고 지각도 줄었다.[9] 나아가 수면이 개선된 결과로 교통사고와 비만이 줄고 성적이 향상되었다.

수면이 기억 강화와 학습에 미치는 영향은 여러 연구로 더 확인되었다. 2016년 〈코르텍스〉지에 발표된 니콜라스 듀메이의 연구에서, 학습 시간 후에 잠을 자면 서술 기억과 재생 능력이 현저히 향상되는 것으로 밝혀졌다. 두 연구에서 참가자들에게 허구의 단어를 암기하게 한 뒤 그 직후와 12시간 후에 두 차례 재생하게 했다. 12시간 기간에 잠을 잔 집단은 그렇지 않은 집단보다 더 많은 단어를 기억했을 뿐 아니라 학습 직후의 본인 자신보다도 기억한 단어가 많았다.[10]

그런데 하루 24시간 중 몇 시간을 자는가만 중요한 게 아니라 언제 자는가도 최적의 건강에 중요함이 여러 연구에서 드러났다. 자연의 생체리듬에 맞추어 밤에 자는 게—해 질 때 자서 해 뜰 때 깨는 게—밤에 일하고 낮에 자는 것보다 훨씬 건강에 좋다. 실제로 공인간호사 약 7만5천 명을 22년간 추적한 연구에 따르면 5년 이상 야간조(철야)로 근무한 사람은 그렇지 않은 사람보다 더 조기에 사망했고 심장질환에 걸린 비율이 현격히 높았다. 야간조로 일한 기간이 15년 이상이면 폐암으로 사망한 비율도 주간조보다 높았다.[11] 이렇듯 수면은 생명과 건강의 물리적 필수요소일 뿐 아니라 최적의 건강을 유지하여 노화 과정을 늦추려면 언제 자는가도 중요하다.

건강한 수면이란 무엇인가?

필요한 수면량을 알아보았으니 이제 정상 수면이 무엇인지 살펴보자. 수면은 본래 네 단계로 이루어진다. 처음 잠들면 1단계에 들어선다. 대개 자신이 잠들었는지조차 모르는 아주 얕은 잠이다. 예컨대 소파에서 코를 고는 할머니에게 손자가 "할머니, 코 골아요!"라고 말하면 할머니는 깜짝 놀라며 "뭐라고? 아니다. 잠들지도 않았는걸"이라고 답한다. 1단계에서 갑자기 근육에 경련을 일으키는 사람이 많은데 이를 수면 중 근경련증이라 하며 대개 화들짝 놀라는 감정이 수반된다. 1단계 수면은 비교적 짧아서 이 기간에 누가 깨우지만 않으면 금방 2단계로 넘어간다.

2단계 수면에서는 안구 운동이 멎고 뇌파가 느려진다. 뇌전도(EEG)를 보면 뇌파에 특유의 진폭이 보이는데 이를 수면방추라 한다. 3단계 수면은 깊은 회복성 서파(徐波) 수면으로 체온이 떨어지고 심장박동률이 느려진다(전에는 3단계와 4단계로 구분했으나 지금은 한 단계로 간주된다). 이 단계에서는 잠을 깨우기가 어렵다. 안구 운동이나 수의근 활동이 없이 횡격막으로 숨만 쉰다. 이때 누가 깨우면 대개 처음에 어리둥절해 방향감각을 잃는다. 나도 레지던트 시절에 이 단계에서 잠이 깨어 아주 난감한 일을 겪었던 기억이 있다.

내가 미국 육군 레지던트로 복무한 곳은 조지아주 포트고든에 있는 아이젠하워 육군병원이었다. 나를 비롯한 레지던트들은 현역 군인이라 평소에 환자를 돌보는 일 외에도 늘 작전에 배치될 준비가 되어 있어야 했다. 그래서 정기 준비 훈련으로 아무 때나 예고 없이 비상 대기가 발령되었는데 대개 한밤중이었던 것 같다. 계급이 아직 대위였던 나는 그날 밤 집에서 세상모르게 잠들어 있다가 전화벨 소리에 깜짝 놀라서 깼다. 어리둥절해 방향 감각을 잃었으니 필시 3단계 수면 중이었을 것이다. 전화를 받던 기억만 희미하다. 내 지휘관이 관등성명을 밝히는데도 나는 말 뜻을 알아듣지 못하고 자꾸 "누구세요? 누구세요? 누구세요?"라고만 크게 외쳤는데 아마 무례했던 모양이다. 1~2분 후에야 지휘관의 전화임을 깨닫고는 사과에 사과를 거듭했다. 다행히 그가 수면의 단계를 잘 아는 정신과 전문의라서 내게 문책은 없었지만, 그 일은 이튿날 아침에 우스갯소리로 퍼져 나갔다.

사람들이 야뇨증이나 야경증이나 몽유병 증세를 보이는 때가 바로 3단계다. 이 단계에 인체는 열심히 근육을 강화하고, 일이나 운동으로 발생했던 손상을 복구한다. 그래서 운동이나 육체노동을 유난히 많이 한 날에는 밤잠이 좀 더 깊을 수 있다.

3단계 다음은 꿈꾸는 단계인 REM(급속안구운동) 수면이다. 이 기간에 뇌는 몸의 근육으로 보내는 신호를 차단해 꿈속의 온갖 다양한 활동이 몸으로 행동화되지 못하게 막는다. 꿈꾸는 중에는 이처럼 몸이 움직여지지 않는 게 정상인데, 루이소체 치매와 파킨슨병의 경우는 이 기제가 최고 80%까지 소실되어 REM 수면 장애를 유발한다.[12] 이 수면 장애는 루이소체 치매나 파킨슨병보다 10년 이상 먼저 시작될 수도 있다. 알츠하이머 치매의 경우는 REM 수면 중에 몸이 움직여지는 문제가 있다기보다는 REM 수면이 단절되고 횟수가 줄어든다.[13]

정상 REM 수면 중에는 안구가 빠르게 움직이고 체온이 정상으로 올라가고 호흡량이 증가한다. 기억의 강화도 이때 이루어진다. 낮에 새로운 정보를 배울 때는 해마라는 뇌 부위에 기억이 보유되지만, 수면 중에는 정보가 해마에서 다른 대뇌피질 부위로 옮겨져 장기 저장된다. 기억과 수면의 관계는 완전히 다 알려지지 않았다. 다만 정서적으로 유의미한 내용의 기억을 강화하는 데 REM 수면이 중요한 역할을 하는 것만은 분명해 보인다.[14] 유의미한 정서적 사안이 무의식 속에서 처리되는 때도 바로 REM 수면 중이다. 이런 정서적 에너지가 꿈의 내용과 질에 영향을 미친다. 그렇다면 REM 수면이 끝나면 어떻게 될까? 이는 정상 수면이 무엇인지를 이해하는 데 매우 중요하다. REM 수면이 끝나면 잠이 깬다! 곧바로 1단계 수면으로 돌아가는 게 아니라 잠시 깨어난다. 그 후에 1단계 수면에 들어가 다시 REM 주기가 시작되고 새 주기가 끝나면 다시 잠시 깨어난다.

1단계에 들어갈 때부터 REM 후에 깨어날 때까지 걸리는 시간은 70~120분이다. REM과 1단계 사이에 잠이 깨는 것은 정상이며 누구에게나 있는 일이다. 나이가 어리거나 수면 부족이 누적되었거나 몸이 녹초가 된 경우에는 그렇게 깨어 있는 기간이 몇 초밖에 되지 않아 잠시 뒤척이거나 돌아눕고는 곧바로 다시 잠든다. 대개 깼다는 기억조차 없어 밤새도록 쭉 잤다는 착각이 든다. 그래서 흔히들 건강한 수면이란 중간에 깨지 않고 7~8시간 이어서 자는 거로 생각한다. 그런데 나이가 들면 그렇게 정상대로 깨어날 즈음 대개 요의가 느껴져 화장실에 다녀와야 한다.

깨어 있던 시간이 기억나니까 자신이 잠을 못 잔다는 걱정이 싹 튼다. 그래서 필요하지도 않은 약을 먹기 시작하는 이들이 있는데, 그러면 오히려 수면 구조와 수면의 질이 악화되어 기억력과 인지력에 문제가 생길 수 있다.

많은 환자가 내 진료실에 찾아와 잠을 못 잔다고 호소한다. 달라진 거라고는 정상대로 깼던 때가 기억나는 것뿐인데 말이다. 그들의 문제는 비정상 수면이 아니라 잠을 못 잔다는 생각 때문에 고조된 불안과 염려다. 정상 수면이 무엇인지 배워서 사고방식이 바뀌면 상태가 호전된다. 대다수 성인에게 그런 주기가 필요한 횟수는 하룻밤에 5회며 그러면 총 취침 시간은 7~8시간이 된다. 주기가 5회 반복된다면 당신의 수면은 정상이며 치료가 필요 없다. 설령 자주 깬다 해도 REM과 1단계 사이에 자연스럽게 깨는 거라면 상관없다.

전기가 발명되기 전 인간의 수면

정상 수면 기제의 또 다른 일면이 최근에 밝혀졌다. 전기와 근대 조명이 발명되기 전에는 대체로 인류의 수면 습성이 한꺼번에 8시간을 이어서 자는 게 아니었다. 역사학계에서 고증되었듯이 4시간의 수면이 자연스럽게 두 차례로 이루어졌고, 중간인 한밤중에 1~3시간씩 깨어 있었다. 밤이 길고 낮이 짧은 겨울의 몇 달 동안에는 특히 더했다.

브라운대학교 정신의학 임상교수인 월터 브라운 의학박사는

버지니아공과대학의 A. 로저 에커치 역사학 교수가 발굴한 역사 자료와 연관시켜, 인류사를 거의 통틀어 자연스러운 수면 습관이 현대 사회와는 사뭇 달랐음을 증명했다. 전기와 인공조명이 있기 전에는 대개 취침이 2회로 이루어졌다. 첫째 수면과 둘째 수면으로 알려진 각 기간은 약 4시간이었고, 해 질 녘과 해돋이에 각각 맞추어져 있었다. 대개 일몰 직후 잠자리에 들어 4시간쯤 자고, 1~3시간 깨어 있다가 밤 1~2시경에 다시 취침해 동틀 무렵에 일어났다. 한밤중에 깨어 있는 동안에는 독서, 글쓰기, 친교, 가사 등 다양한 활동을 했다. 2회에 걸친 수면 습관은 유인원과 기린 같은 동물에서도 관찰되며, 근래 확인되었듯이 인공조명이 없는 아프리카의 일부 원시 부족 공동체에서 지금도 시행되고 있다.[15]

이런 인식의 중요성은 정상 수면이 중간의 끊김 없이 한 번에 쭉 자는 게 아니라 5~6회의 REM 주기 및 각 주기 사이의 깨는 시간으로 이루어진다는 데 있다. 하룻밤을 둘로 나누어 자는 것도 그래서 가능해진다.

수면약은 인지력과 기억력의 문제를 유발한다

그간 많은 환자와 의료진이 정상 수면 기제를 몰라 약으로 수면을 치료하려 했다. 무조건 끊김 없이 한 번에 쭉 자게 하려고 말이다. 그러나 이는 대개 불필요할 뿐 아니라 오히려 해로워 인지력과 기억력의 문제를 더 키울 소지가 높다.

상용되는 많은 수면촉진제가 인지력과 기억력을 떨어뜨려 치매 위험을 높임은 주지의 사실이다. 일반 가정에 흔히 알려진 처방 약은 벤조디아제핀 부류다. 이에 해당하는 항불안제는 알프라졸람(자낙스), 디아제팜(발륨), 클로나제팜(클로노핀), 로라제팜(아티반) 등이고 수면제(최면진정제)는 트리아졸람(할시온), 플루라제팜(달만), 테마제팜(레스토릴), 졸피뎀(암비엔), 에스조피클론(루네스타), 잘레플론(소나타) 등이다. 벤조디아제핀 복용과 치매 위험을 고찰한 연구가 11편인데 그중 9편은 양성 위험, 1편은 위험 없음, 1편은 위험 완화로 나타났다.[16]

현재로서는 이런 수면제가 치매 위험을 높인다는 증거가 우세하다. 이는 화학 신호가 수면 중의 기억 이동을 방해하기 때문일 것이다. 학습 중에는 모든 새로운 정보가 뇌의 해마에 저장되었다가 수면 중에 그 정보가 해마에서 대뇌피질로 이동해 장기 저장된다. 벤조디아제핀 수면제 복용으로 기억력과 인지력이 떨어지는 데는 두 가지 기제가 작용할 수 있다. 첫째, 이런 약은 신경 신호를 화학적으로 방해해 기억 강화에 필요한 신경의 활성화를 자동으로 막을 수 있다.[17] 둘째, 벤조디아제핀은 정상 수면 구조를 교란해 2단계 수면 시간을 늘리는 반면 3단계와 REM 수면 시간은 줄인다.[18] 그래서 밤마다 벤조디아제핀을 수면제로 복용하면 당장 인지력과 기억력이 떨어질 위험이 높아짐과 동시에 훗날 치매에 걸릴 위험도 증가한다.

흔히 처방전 없이 판매되는 또 다른 부류의 수면제는 디펜히드라민(베나드릴) 같은 항히스타민제다. 잠을 깨우는 뇌의 주요 화학물질 중 하나는 뇌간에서 생성되어 전전두피질로 유입되는 히스타민이다. 그래서 항히스타민은 대다수 사람을 졸리게 만든다. 문제는 대부분의 항히스타민제가 순수한 항히스타민이 아니라 다른 약효도 많다는 것이다. 기억력과 인지력의 문제는 거의 다 그런 부수적 약효에서 비롯된다. 예컨대 디펜히드라민과 히드록시진(비스타릴)은 항히스타민 효과만 아니라 항콜린 효과도 강하다. 뇌와 몸에서 아세틸콜린에 반응하는 수용체를 차단한다는 뜻인데, 아세틸콜린은 기억과 학습에 중요한 신경화학물질이다. 실제로 알츠하이머 환자는 아세틸콜린이 생성되는 주요 뇌 부위(유두체)가 손상되어 있으며, 이런 환자의 기억력 향상에 쓰이는 도네페질(아리셉트) 같은 약제는 아세틸콜린의 유용성을 높이는 역할을 한다. 그래서 항콜린 효과가 센 항히스타민제를 만성으로 복용하면 기억력과 인지력에 문제가 생긴다. 이런 손상은 나이가 들수록 더 심해진다.

수면—중간에 깨는 시간까지 포함해—이 정상인데도 자신이 잘 못 잔다고 생각해 수면제를 먹는 사람이 얼마나 많은지 모른다. 수면제는 처방전 없이 판매되는 것일 수도 있고 처방 약일 수도 있다. 그러나 이는 오히려 인지력과 기억력을 떨어뜨려 치매 위험을 높인다. 현재 당신이 수면제를 복용하고 있다면 의사와 상의해 약의 필요성을 재평가하라.

약 아닌 수면제로 가장 흔히 쓰이는 물질 중 하나는 술이다. 소위 자기 전의 한잔 술은 빨리 잠들게 할 수는 있지만, 3단계와 REM 수면 시간을 단축한다. 그 결과 대개 일찍 깨므로 기억 강화에 지장을 준다. 그래서 최고의 건강을 추구해 인지력과 기억력의 문제를 줄이려는 이들에게 술은 수면제 대용이 될 수 없다.

수면 무호흡증은 꼭 치료하라

많은 수면 장애 중 여기서 논할 만한 한 가지는 폐쇄성 수면 무호흡증이다. 이는 수면 중 인후 근육이 풀어져 기관지(기도)가 연조직에 막히는 장애다. 횡격막이 공기를 흡입하려 해도 기관지가 막혀 있으니 허파에 공기가 들어오지 않는다. 그러다 체내의 산소가 일정 수위까지 떨어지면 뇌간에 경보가 울려 잠이 깬다. 인후 근육을 조여 숨을 들이쉬면 산소 수치가 올라가고 경보가 꺼져 다시 잠든다. 이 과정을 되풀이하느라 수면의 초기 단계만 들락거릴 뿐 깊은 회복성 수면과 REM 단계로 진행하지 못한다. 그래서 다양한 신체 호르몬의 주기적 방출, 에너지 생성, 기억 강화, 포도당 대사, 지방 대사 등이 정상대로 이루어지지 못한다.

수면 무호흡증을 치료하지 않으면 고혈압, 심장질환, 제2형 당뇨병, 비만, 천식, 위산 역류, 교통사고 등의 위험이 커진다.[19] 아울러 이 장애는 우울증, 뇌 회백질의 감소, 인지 장애, 기억 장애 등의 위험도 높인다.[20] 다행히 연구로 밝혀졌듯이 폐쇄성 수면 무호흡증을 치료하면 뇌 조직이 다시 증가하고 기억력과 인지력도 회복된다. 치료법은 대개 안면 마스크에 연결된 CPAP(지속양압치료기)라는 기계로 기도의 기압을 높여 기관지가 연조직에 막히지 않게 하는 것이다.

건강한 수면을 위한 평가와 간단한 요법

정상 수면을 잘 이루지 못하는 사람을 평가할 때는 잠을 방해하거나 정신을 말똥말똥하게 할 만한 요인을 전부 따져 보는 게 중요하다. 그중 흔한 요인은 다음과 같다.

◆ 실내 온도: 대개 사람은 시원한 방에서 더 잘 잔다.

◆ 외부 소음: 잠을 방해하는 환경 소음이 있는가? 그렇다면 음향기나 귀마개를 사용할 수 있다.

◆ 통증, 잦은 배뇨, 호흡 문제, 감염, 가려움 등 몸의 건강 문제: 최고의 단잠을 자려면 반드시 최적의 조치를 해야 한다.

◆ 방 안의 동물: 잠을 못 잔다고 호소하면서 막상 내가 물어보면, 자꾸 잠을 깨우는 반려동물을 적극적으로 옹호하는 환자가 얼마나 많은지 놀랄 정도다. 희한하게도 그중 다수는 (반려동물을 침실 밖에 두는 등) 동물 때문에 깰 일이 줄어들도록 조정하는 게 아니라 수면제로 버티려 한다.

◆ 카페인: 카페인은 효력의 반감기가 평균 6시간이다(3시간부터 9시간까지 다양하게 보고되어 있다).[21] 현재의 카페인 수치 중 50%를 체외로 내보내는 데 6시간이 걸린다는 뜻이다. 즉 오전 6시에 카페인 200mg을 섭취하면 정오에는 100mg, 오후 6시에는 50mg, 자정에는 25mg, 이튿날 오전 6시에는 12.5mg이 체내에 남아 있다. 카

페인은 기력을 더해 주는 게 아니라 뇌의 수용체를 차단해, 지치고 피곤하고 졸린다는 신호를 감지하지 못하게 한다. 그래서 수면에 문제가 있는 사람은 카페인을 삼가는 게 중요하다.

◆ 니코틴: 잠자기 전의 니코틴은 정신을 말짱하게 하여 수면을 방해할 수 있다. 니코틴 중독자 중 상당수는 잠든 지 4~6시간쯤에 니코틴 금단 증상이 나타난다. 그러면 수면 주기의 한중간에 잠이 깰 수 있다.

◆ 불규칙적인 수면 습관: 취침 시간과 기상 시간이 일정하면 뇌와 몸이 잘 자도록 훈련된다. 가장 중요한 기준점은 기상 시간이다. 성인의 뇌는 하루 16시간을 깨어 있으려 한다. 그래서 아침 10시까지 늦잠을 자면 밤 2시까지는 뇌가 잠을 자려 하지 않는다.

근래의 한 연구에 따르면 규칙적인 운동은 수면 기간과 수면의 질을 향상했고, 이런 유익은 운동을 저녁 시간에 해도 마찬가지였다. 연구 결과 저녁에 운동하면 객관적 수면이 향상되고 숙면이 늘어나고 더 빨리 잠들고 중간에 덜 깼다.[22]

회복성 정상 수면을 잘 취하지 못하고 있다면 당신의 일과를 면밀히 종합 검토해 수면에 방해될 만한 잠재 요인을 찾아내라. 적절한 요법을 써서 그 요인을 해결하라. 그래도 수면 문제가 계속되거든 의사와 상의하라.

Key Points

1 잠은 생명의 물리적 필수요소다.

2 필요한 수면량은 나이에 따라 달라진다.

3 주기적으로 잠시 깨는 시간은 정상 수면의 일부이므로 치료가 필요 없다.

4 성인은 하룻밤에 7~8시간씩 자야 한다.

5 수면제 중 다수는 오히려 수면의 질과 기억력과 인지력을 떨어뜨린다. 치매를 촉진할 수도 있다.

실천 사항

❶ 수면에 문제가 있다면 수면 종합 평가를 통해 방해 요인을 모두 없애 보라. 그래도 문제가 계속되면 의사와 상의한다.

❷ 만성 피로, 잦은 두통, 인지력이나 기억력 문제의 반복, 코골이, 너무 자주 잠이 깨는 증세 등이 있다면 수면 검사의 필요성에 대해 의사와 상의해 수면 장애일 가능성을 평가한다.

❸ 복용 중인 약의 목록을 의사와 함께 검토해 사고력과 기억력에 문제를 일으키거나 정상 수면 구조를 방해하는 약제는 다른 것으로 대체한다.

❹ 알코올이나 알코올 함유 제품을 수면제로 쓰지 않는다. 알코올은 정상 수면을 방해하고 기억력에 문제를 일으킨다.

❺ 꾸준한 운동으로 뇌 건강을 증진할 뿐 아니라 수면의 질까지 개선한다.

❻ 수면에 어려움이 있다면 식단에서 카페인 같은 자극제를 없앤다. 오랜 세월 똑같은 양의 카페인을 마시고 잠을 잘 잤더라도 말이다. 인체의 신진대사는 노화하면서 변한다. 젊었을 때 거뜬히 분해하여 배출했던 카페인의 양도 나이가 들면 수면을 방해할 수 있다.

스트레스를 내려놓으면
뇌가 건강해진다

10

시간은 저마다의 삶의 화폐다. 자신이 써야지 남이 대
신 쓰게 해서는 안 된다.

— 칼 샌드버그, 자신의 85회 생일잔치에서(1963년 1월 6일)

리처드는 내게 진찰받으러 올 마음이 없었다. 다방면으
로 아주 유능한 그는 〈포춘〉지 선정 500대 기업에 든 어느 기업
의 성공한 경영 간부였다. 평생 무슨 일이든 마음만 먹으면 성공
했다. 우등생으로 경영학 석사학위를 취득했고 졸업 후 선망의
직장에 당당히 취업했다. 야근도 불사하며 탁월한 성과를 냈고
으레 상여금을 챙기며 승진과 출세 가도를 달렸다. 그런 그가 50
대에 마지못해 내 진료실을 찾아왔다.

리처드의 전형적인 일과는 다음과 같았다.

- ◆ 오전 5시: 일어나 샤워하고 면도하고 옷을 입는다.
- ◆ 오전 5시 15분: 커피에 빵을 먹으며 이메일을 확인하고 뉴스를 살

핀다.

- ◆ 오전 5시 45분: 현관을 나서 운전하여 출근한다.
- ◆ 오전 6시 15분: 사무실에 도착하여 하루 일을 시작한다. 점심은 업무를 겸해서 먹거나 건너뛴다.
- ◆ 오후 6시: 사무실을 나와 운전해 퇴근한다. 때로는 집으로 가는 길에 심부름을 한다.
- ◆ 오후 6시 30분~7시: 집에 도착한다.
- ◆ 오후 7시~9시: 인스턴트 식품으로 저녁을 먹고, 정원을 손질하고, 낮 동안에 발생한 문제를 아내와 함께 처리한다(집수리, 집안 문제, 자녀 문제 등).
- ◆ 오후 9시~10시 30분: 컴퓨터로 직장 업무와 관련된 일을 한다.
- ◆ 오후 10시 30분~11시 30분: 텔레비전에서 주로 뉴스를 시청한다.
- ◆ 오후 11시 30분~12시: 잠자리에 든다.

　주말도 별로 다를 바 없었다. 잠을 두어 시간 더 자기는 했지만, 많은 시간을 들여 컴퓨터로 일하거나 집안일을 했다. 그냥 긴장을 풀고 머리를 쉬는 시간은 거의 없어, 느긋하게 삶의 짐을 내려놓을 수 없었다. 일요일에 교회에 갈 때도(매주 나가지는 않았지만) 스마트 기기를 가져가 거기서 무언가 읽거나 업무를 보았다.

　리처드의 삶은 많은 서구인이 살아가는 방식의 전형이다. 과로에 시달릴 뿐 느긋한 휴식 시간은 별로 없다. 이 경우는 몸의 수면이 아니라 정신의 휴식이다.

　환자들이 거의 매번 내게 하는 말이 있다. 일주일에 하루만 휴가를 내서 쉬었으면 좋겠는데 할 일이 너무 많아 엄두를 못 낸다는 것이다. 주 5일 근무하고 학령기 자녀의 많은 과외활동을 치다꺼리하느라 쇼핑과 집안 청소와 세탁과 정원 일은 일요일에 보충할 수밖에 없다는 게 그들의 생각이다. 다람쥐 쳇바퀴인 셈인데 이 쳇바퀴는 끝도 없어 마치 결승선 없는 달리기와도 같다.

당신도 그런 심정일 때가 있는가?

여러 연구에서 밝혀졌듯이 충분한 정신적 휴식 시간 없이 장시간 일하는 과로는 심신의 건강을 악화시킨다. 성인 6십만 명 이상에 대한 메타분석 결과, 과로는 심장마비와 뇌졸중의 위험을 높이는 것으로 나타났다.[1] 일본에는 업무 관련 스트레스가 너무 보편화되어 문화적으로 과로사라는 명칭까지 있을 정도다. 이 문제가 워낙 만연해 장애보험 청구가 줄을 잇자 일본 정부는 2002년에 근무 시간을 제한하는 지침을 발표했다.[2] 정신적 휴식을 적절히 취하지 않고 과로하면 심장마비와 뇌졸중을 유발할 뿐 아니라, 그런 정신적 스트레스가 지속되면 DNA 발현이 변형되어 암의 위험도 커진다. 업무 관련 스트레스와 과로가 DNA에 미치는 영향을 조사한 연구 결과, 특히 여성의 경우에 더 DNA 손상이 커져 암의 위험이 커졌다.[3]

시간을 떼어 휴식 시간을 가지라

내가 접하는 많은 선량한 사람은 단지 거절할 줄을 몰라 탈진을 자초한다. 선을 긋고 시간을 떼어 쉴 줄을 모르기 때문이다.

배려심 많은 이들은 무리하는 덫에 빠진다. 나를 찾아오는 환자 중 다수는 스스로 속아 녹초가 된다. 자신이 이기적인 사람으로 비칠까 봐 또는 남보다 자신을 먼저 돌보는 행위가 이기심으로 보일까 봐 두려워한다. 그래서 거절은커녕 점점 더 많은 일을 맡다가 결국 탈진한다.

이런 사람은 실재의 이치를 모른다. 곧 휴식을 통한 회복의 법칙이다. 유한한 존재가 자원을 소비했으면 휴식해서 회복해야 자원을 보충해 다시 소비할 수 있다. 투수가 무안타 역투를 선보였으면 쉬어야 준비되어 경기에 또 나설 수 있다. 우리도 정신적 정서적 에너지를 썼으면 휴식해서 재충전해야 준비되어 더 쓸 수 있다. 그렇지 않으면 녹초가 된다. 자신이 무력해져서는 남을 돌볼 수 없다. 부모도 심신이 건강해야 자녀에게 베풀 수 있다. 산소호흡기를 끼고 중환자실에 있는 부모는 자녀에게 베풀 수 없다. 요컨대 모든 이타적 행위의 기본 원리는 베푸는 본인부터 건강을 유지하는 것이다. 건강한 자기관리는 이기적인 게 아니라 필수다. 그래야 최선의 상태에서 최고의 유익을 끼칠 수 있고, 무슨 활동을 선택하든 최대한 유용해질 수 있다.

이 원리를 알면 성경에 왜 매주의 안식일(휴식일)이 규정되어 있는지 조금은 깨달을 수 있다. 일주일에 24시간은 삶의 짐과 스트레스를 내려놓고 쉬는 시간이다. 이 휴식은 매일 몸에 필요한 생리적 잠이 아니라 느긋하게 긴장을 풀고 재충전하는 데 필요한 정신적 쉼이다. 주 단위의 휴가와도 같아서 이날 하루만은 죄책감이나 게으르다는 생각이나 직무 유기라는 기분 없이 짐과 일과 책무를 내려놓고 쉴 수 있다. 몸의 수면처럼 이 시간도 건강과 행복을 유지하는 데 꼭 필요함을 알기 때문이다. 머리를 쉬며 활력을 되찾는 이 시간에 여러 활동을 통해 재충전하며 심신을 회복할 수 있다.

가족과 함께 보내는 시간도 그런 활동에 해당한다. 여러 연구로 알 수 있듯이 가족관계가 긴밀한 사람은 가족관계가 분열되고 긴장된 사람보다 스트레스 수치가 낮고, 문제를 더 잘 해결하고, 전반적 건강이 양호하고, 정신건강 문제가 적다.

또 과학으로 입증되었듯이 신앙에 중점을 둔 휴가는 생리적 치유 효과가 있으며 노화 과정을 지연한다. 최근에 30~60세 여성 102명을 연구한 결과 묵상을 곁들인 닷새의 휴가는 스트레스 조절, 면역 기능, (말단소립을 길어지게 해 노화를 늦추는) 텔로메라아제 활동 등을 향상했고 그 밖에도 세포에 여러 긍정적 변화를 가져왔다. 이런 변화는 즉시 나타났으며 묵상을 계속한 이들에게는 10개월 후에도 유익이 이어졌다. 휴가와 묵상은 염증을 낮추고 면역계를 진정시켰다.[4]

집을 떠나 환경이 바뀌면 긴장이 풀리고 무장이 해제되고 스트레스 반응이 줄어든다. 이 모두가 유전자 발현과 세포 기능에 영향을 미친다. 집에서도 매주 한 번씩 휴식 시간을 가져 보라. 휴식 시간이 시작되기 전에 청소하고 정리해 집을 준비하라. 삶에 스트레스가 되는 요소를 치우고 줄이라(텔레비전과 전자 매체를 끄고 공부할 책을 치우는 등). 대신 평온과 휴식을 알리는 환경 요소를 꺼낸다(촛불, 냄새만으로도 마음이 푸근해지는 특별한 음식, 정신적 휴식의 날을 위해 준비한 음악 등). 매주 이런 휴가를 보내면 건강에 지대한 유익을 누릴 수 있다.

자연에서 보내는 시간을 마련하라

최근의 과학 연구에서 밝혀졌듯이 자연 속으로 나가면 건강에 현저한 유익이 따른다. 도시보다 자연환경에서 시간을 보내면 기분이 좋아지고 스트레스와 공격성과 적의가 줄어들어 전반적 심신 건강이 향상되는 것으로 나타났다. 일본인 498명을 대상으로 숲속을 걷는 효과를 보통의 하루와 비교해 본 결과, 숲속을 걸은 날에는 적의와 우울 수치가 현격히 떨어지고 활력 수치는 현격히 올라갔다.[6]

또 다른 연구 결과 2박3일을 숲속에서 보낸 남성들은 주관적 행복감이 높아졌을 뿐 아니라 심장박동 가변성도 좋아지고 신경의 스트레스 농도도 달라졌다. 또 (휴식을 관장하는) 부교감신경의 활동은 증가하고 (스트레스 반응을 관장하는) 교감신경의 활동은 감소했다. 아울러 숲속에 머무는 동안 스트레스 호르몬 수치(타액 코티솔)와 심장박동률이 몰라보게 낮아졌다.[7] 덴마크인 1,100여 명을 대상으로 한 연구에서도 자연에서 보내는 시간이 심신 건강의 개선과 맞물려 있음이 확인되었다.[8]

옥외 자연에서 시간을 보내면 건강에 유익할 뿐 아니라 학습도 향상되는 듯 보인다. 영국의 한 연구에서 1백여 개 학교를 옥외 숲속에 세우고 운영했다. 학생들을 관찰한 결과 자신감, 학습 의욕, 집중력, 언어 능력, 소통 능력, 신체 기능이 향상되었다.[9]

소음 공해는 뇌의 스트레스를 자극한다

도시보다 자연에서 느긋하게 보내는 시간이 더 유익한 데는 많은 이유가 있는데 도심이 시끄럽다는 사실도 그중 하나다. 65 *dB* 이상의 소음은 온갖 건강 문제를 일으킨다. 뇌는 우리에게 잠재 위험을 경고하도록 설계되어 있다. 그래서 굉음이 들리면 우리는 무슨 일인지 생각하기도 전에 화들짝 놀란다. 뇌의 속성상 소음이 두려움과 스트레스 회로를 자극해 잠재 위험을 경고하기 때문이다. 소음이 드문 자연에서는 그게 유익하지만, 소음이 끊이지 않는 도시에서는 두려움이나 스트레스가 없을 때조차도 이 자동 경로 때문에 뇌의 스트레스 회로가 계속 만성으로 자극된다.[10] 따라서 소음에 만성으로 노출되면 스트레스가 가중되어 염증과 심장마비와 조기 사망률이 증가한다.[11] 교통 소음이 유치원생(3~7세)에게 미치는 영향을 고찰한 연구에서, 교통 소음이 높은(60*dB* 이상) 지역의 유치원에 다니는 아이들은 조용한 지역의 아이들보다 수축기와 확장기 혈압의 평균치가 더 높았다.[12] 비행기 소음이 학습에 미치는 영향을 평가한 연구에서도 비행기 소음에 만성으로 노출되면 소음으로 인한 짜증이 늘었고 표준 척도로 평가한 독해 능력이 떨어졌다.[13] 이렇듯 60*dB* 이상의 소음은 건강에만 아니라 학습에도 해롭다.

자연과 접촉하는 시간을 통해 균형을 유지하라

자연으로 돌아갈 때 건강이 증진되는 또 다른 요인은 자연이 인체와 뇌의 전기를 조절함에 있다. 의학계의 오랜 지식대로 인간이라는 유기체 안에는 생물학적 작용(DNA, RNA, 단백질)만 아니라 전기 작용도 이루어진다. 그래서 의사는 ECG(심전도) 검사로 환자의 심장의 전기 신호 유형을 파악하고 EEG(뇌전도) 검사로 뇌의 전기 활동을 측정한다. 인체는 생체전기 기계이므로 전력의 영향을 받는다. 인간의 뇌도 외부의 전기 신호에 반응한다. 중증 우울증을 가장 효과적으로 치료하는 방법의 하나는 전기경련 요법이다. 더 최근에는 여러 항우울제로도 차도가 없던 우울증 환자를 치료하는 데, 강력한 전자기가 효능이 있음이 입증되었다.[14]

본연의 고유한 균형이 깨지면 몸이 고생한다. 영양(비타민C 결핍으로 인한 괴혈병)이나 호르몬(갑상선 호르몬이 너무 적은 갑상선 기능 부전)이나 생물학적 주기(시차 피로나 야간조 근무) 때문에도 그렇고, 최근의 연구에서 보듯이 전기 면에서도 그렇다.

20세기 중엽부터 이루어진 대량 생산, 전기 차단 물질(고무, 플라스틱 등)의 사용, 현대식 생활 조건 등으로 인해 서구 사회에서 인류의 절대다수는 사실상 땅으로부터 플러그가 뽑혔다. 지구는 끊임없이 전자를 방출하는 거대한 생체전기 덩어리다. 번쩍이는 번갯불이 가장 장관을 이루는 예다. 인간이 땅과 직접 접촉하면—맨발로 풀밭을 걷거나 바다에서 수영하거나 나무를 만지는 등—"접지"되어 전기에 균형이 이루어진다. 여러 연구로 입증되었듯이 살

갖이 땅에 직접 닿으면 인체의 전기 상태가 즉각 변하면서 본래의 건강한 균형이 회복된다. 이 과정을 **접지**라 하는데 접지는 뇌전도, 표면근전도(SEMG), 체성감각유발전위(SSEP) 등의 검사에 즉각 변화를 낳는 것으로 나타났다.[15] 다만 젖은 땅, 풀, 나무, 화초 같은 전도체와 접촉해야 하며 놀이터 표면의 고무 함유재, 인도, 아스팔트길 같은 대다수 인공 지표(地表)는 해당되지 않는다.

연구 결과 날마다 땅과 접촉하면 몸에 전자가 공급되어 정상 주기 리듬을 되찾아 유지할 수 있고, 체내에 항염증 효소와 항산화 효소가 활성화되어 유리기와 유해 활성산소가 감소한다.[16] 땅과 꾸준히 접촉하여 체내에 전자가 유입되면 해로운 산화 화학 물질이 감소하고 제거되는 것으로 보인다.[17] 접지는 면역 반응의 확연한 개선, 시토카인과 기타 염증인자의 감소, 부상이나 중노동 후의 빠른 회복 등을 낳는다.[18] 또 땅과 접촉하면 전신의 혈액 순환이 확연히 좋아져 그 결과 산소 공급이 원활해진다.[19] 그 밖에 여러 연구로 입증되었듯이 자연과 "접지"되어 날마다 전기가 복원되는 사람은 잠을 잘 자고, 통증이 줄고, 코티솔 수치가 정상화되고, 덜 피로하고, 기력이 좋아지고, 혈압이 낮아지고, 뇌전도 검사와 근전도 검사와 혈액량 맥동으로 측정되는 스트레스가 감소한다.[20]

자연에서 시간을 보내면 여러모로 건강에 좋을 뿐 아니라 운동도 실내가 아닌 실외에서 하면 건강에 더 확실히 유익해 보인다. 쌍둥이 연구를 통해 밝혀졌듯이 신체 활동을 실외에서 하면 실내에서 할 때보다 우울증 비율이 현저히 낮아졌다.[21] 총인원

1,200명이 넘는 복수 연구에 대한 메타분석 결과 야외 활동은 자존감과 기분을 대폭 향상해 주었다.[22] 심장박동률, 혈압, 자율신경 반응, 내분비 지표 등 신체 반응의 유익도 실외 운동에서 더 크게 나타남이 많은 연구로 입증되었다.[23]

자연의 경치를 보면서 운동하면 실내에서 운동해도 자율신경 반응이 향상될 수 있음이 적어도 한 연구에서 밝혀졌다.[24] 이는 생각과 정신과 신념과 마음가짐이 생리 기능에 중대한 영향을 미친다는 증거다(신념이 심신의 건강과 노화 과정에 미치는 영향을 다음 장에서 살펴볼 것이다).

마음의 즐거움은 양약이다

8장에서 보았듯이 활동 자체만 중요한 게 아니라 무엇보다 중요한 것은 활동 중의 마음가짐이다. 부정적인 마음가짐으로 운동하면 스트레스 연쇄반응을 증가시켜 건강이 좋아지기는커녕 오히려 악화한다. 마찬가지로 일주일에 1일의 휴무 자체로는 건강의 유익을 누리기에 부족하다. 매주 긍정적인 마음가짐으로 쉬어야지 의무감으로 쉬면 재충전되는 게 아니라 오히려 해롭다. 휴가를 떠나는 게 본인의 의지에 반해서 감옥처럼 느껴진다고 생각해 보라. 아무리 명승지라도 그런 마음가짐은 두려움과 불안을 낳아 건강에 득이 아니라 해가 된다. 그래서 성경은 안식일 준수의 진정한 유익이 그날을 즐겁게 지내는 이들만의 몫이라고 가르친다(구약성경 이사야 58장 13~14절)! 즐거운 마음은 양약이지만 부정적 태도는 건강을 해친다는 솔로몬의 옛 지혜도 최신 과학으로 확증된다(구약성경 잠언 17장 22절).

여러 연구진이 밝혀냈듯이 수시로 웃는 이들은 심장발작을 일으킬 위험이 현저히 낮았다. 실제로 메릴랜드대학교 심장학자들에 따르면 심장발작으로 입원한 환자들은 심장발작을 일으키지 않는 이들에 비해 평소에 40%나 더 웃음에 인색했다.[25] 웃음은 혈관 기능을 개선하고 산화질소 분비를 촉진하는 것으로 입증되었는데, 그러면 혈관이 팽창되어 혈액 순환이 원활해진다. 반대로 정신적 스트레스와 염려와 불안은 산화질소를 감소시켜 혈관을 수축시키고 혈액 순환을 저해한다. 웃을 때는 혈류가 20% 늘어난 반면 스트레스는 혈류를 35% 감량시켰다.[26] 다른 연구 결과 유머는 심장발작을 일으킨 이들의 재발률을 낮추었다. 실제로 유머 집단은 통제 집단에 비해 부정맥이 덜하고, 혈압이 낮아지고, 소변과 혈장의 스트레스 호르몬 수치가 떨어지고, 협심증용 니트로글리세린 복용량이 줄고, 심장발작 재발률이 현저히 낮아졌다.[27] 아울러 꾸준한 웃음은 인체 면역계를 향상시키고 감염 위험을 낮추는 것으로 입증되었다.[28] 이렇듯 우리의 마음가짐은 정말 중요하다!

Key Points

1 정신적인 만성 스트레스는 탈진과 체내 염증을 부추겨 산화를 증가시키고 몸과 뇌의 노화를 촉진한다.

2 유한한 존재가 에너지를 소비했으면 회복의 법칙에 따라 휴식해서 회복해야 한다. 이 법칙을 어기면 녹초가 되어 탈진할 뿐 아니라 조기에 사망할 수도 있다.

3 매주의 휴가 시간을 통해 일상생활의 스트레스를 내려놓고 재충전하면 염증이 줄어들어 장수의 요인이 된다.

4 건강한 활동에는 가족이나 친구와 함께하는 건설적인 시간, 묵상과 예배, 자연에서 보내는 시간 등이 있다.

5 수시로 땅과 물리적으로 접촉하면 인체의 전기 접지를 통해 건강에 긍정적 유익이 따른다.

6 건강을 증진하는 활동이라도 의무감으로 하면 스트레스를 유발해 건강에 해롭다.

① 모든 직무와 일을 지속 가능한 수준으로 건강하게 제한해 탈진을 예방한다.

② 매주 휴가 시간을 내어 마음을 쉰다.

③ 수시로 자연에서 시간을 보내며 자연의 아름다움을 감상한다.

④ 땅을 접촉하고, 해변이나 풀밭을 걷고, 식물의 줄기를 매만지고, 바다나 강이나 호수에서 수영한다.

⑤ 건강을 증진하는 각종 활동에 임할 때는 반드시 자유로운 마음으로 가족과 친구와 하나님으로 더불어 기분 좋게 즐긴다. 규정에 얽매이는 태도는 불안과 스트레스를 유발하므로 삼간다.

⑥ 매일의 운동을 실외의 자연에서 할 방도를 모색한다. 몸을 풀고 마음을 식힐 때 풀밭이나 해변을 맨발로 밟거나 물속을 걸으며 한다.

⑦ 웃는다. 삶 속에서 유머를 찾고 잠시 미소를 지으며 즐거운 마음을 가꾼다.

건강한 신념은
뇌를 더욱 건강하게 한다

11

> 어느 지방이 신을 예배하는 일을 경멸한다면 이보다 더
> 확실한 쇠락의 징후는 없다.
>
> — 니콜로 마키아벨리《로마사 논고》(1517년)

미국을 위대하게 한 원리 중 하나는 양심의 자유다. 사
람은 누구나 자신의 신념을 선택할 기본권이 있으며, 남에게 종
교를 믿거나 행하게 강요하는 행위는 인권 침해다. 현대인의 사
고에는 지극히 당연하고 논리적인 말이지만 미국 헌법과 권리장
전이 제정될 때만 해도 이런 개념은 그야말로 혁명이었다. 문화
적으로 용인된 종교 규범에 억지로 동조하게 하는 강압이 인류
사의 대다수 문화에서 자행되었다.

인류사를 대충 훑어보기만 해도 종교적 신념이 다르다는 이유
로 사람을 학대하고 고문하고 처형한 사례가 즐비하다.

◆ 구약의 이스라엘은 신성을 모독한 사람을 돌로 쳐 죽었다.

- 바벨론 왕 느부갓네살은 백성에게 금 신상 앞에 절하도록 명한 뒤 어기면 풀무 불에 던져 죽였다.
- 유대인은 그리스도를 따르는 무리를 박해했다.
- 로마인은 기독교인을 박해했다.
- 기독교인은 십자군 전쟁을 일으켜 모슬렘과 싸웠다.
- 종교재판이 자행되었다.
- 천주교는 개신교인을 박해하고 처형했다.
- 개신교는 천주교인을 박해하고 처형했다.
- 청교도는 영국의 미진한 개혁을 참지 못하고 종교 분쟁을 피하여 신대륙의 매사추세츠에 상륙했다.
- 주로 청교도 배경의 기독교인은 마법을 썼다고 고소된 여인들을 세일럼 마녀재판에서 화형에 처했다.
- 미국 기독교인은 모르몬교인을 박해했다.
- 힌두교도와 이슬람교도는 파키스탄과 인도에서 서로 싸웠다.
- 유대인과 이슬람교 사이에 전쟁이 끊이지 않았다.
- 유대인은 오랜 역사 동안 박해받았다.
- 9세기 중국에서 불교의 남녀 승려가 박해받고 처형되었다.[1]
- 오늘날 이슬람교 과격파가 세계적으로 활동하고 있다.

미국 국법의 뿌리 자체에 종교의 자유를 제도화한 일이야말로 절대 근본이자 비상한 개념이었다. 미국을 역사상 가장 위대한 나라 중 하나로 부상하게 한 핵심 개념이라면 단연 이 자유의 원리를 빼놓을 수 없다. 바로 <u>스스로</u> 생각하고 선택하는 자유다.

인간이 원래의 설계대로 기능하려면 자유의 원리는 필수요소다. 신약성경의 명백한 가르침처럼 종교적 신념은 "각각 자기 마음으로 확정"할 일이다(로마서 14장 5절). 그러나 인간에게 자신의 신념을 선택할 자유가 있다는 사실을 모든 신념이 똑같이 건강하다는 착각과 혼동한다면 이는 오산이다. 모든 신념이 다 건강한 것은 아니다. 어떤 신념은 지독히 해롭다.

모든 신념이 다 건강한 것은 아니다

오랜 세월 의학계는 흡연이 건강에 좋고 약제로서 유익하며 호흡을 개선한다고 믿었다.[2] 그러나 이 신념은 흡연이 허파에 해롭고 각종 질병을 유발한다는 신념만큼 건강하지 못하다.

역사의 기록을 보면 정말 도우려는 마음으로 성실하게 행동했지만, 신념의 내용이 건강하지 못해 결국 의도와 무관하게 치유는커녕 병을 악화시킨 이들이 수두룩하다. 2천 년도 넘게 의사들은 나쁜 체액을 배출시킨답시고 사혈(瀉血)과 침출(浸出)을 시행했다. 혈액 속의 불가사의한 나쁜 물질이 병인이라는 잘못된 신념 때문이었다. 조지 워싱턴은 병들었을 때 몸의 피가 반이나 체외로 비워졌는데 이로써 죽음이 앞당겨졌음은 물론이다.[3]

19세기에 의사들은 키니네, 비소, 염화제일수은, 안티몬, 스트리크닌 같은 각종 독으로 광범위한 질환을 고치려 했다.[4] 이런 독소가 버젓이 "약"으로 칭해졌다. 그러나 독이 건강에 좋다는 신념은 독이 사람을 죽인다는 인식만큼 건강하지 못하다.

오랜 세월 "하제, 구토, 독, 천공, 절제, 부항, 기포, 사혈, 거머리, 가열, 냉동, 발한, 충격"으로 환자를 잘못 다루고도 모자란 듯,[5] 20세기 초에는 정신의학까지 가세해 행동과 정서와 정신의 다양한 문제를 악명 높은 전두엽 절제로 고치려 했다.

피해를 부르는 잘못된 신념은 의학에만 국한되지 않는다. 1938년 10월 30일 북미 전역이 공포에 휩싸였다. 화성인이 세상에 쳐들어왔다고 수백만의 무리가 믿은 탓이었다. 오슨 웰즈의 극화로 전국에 방송된 CBS 라디오의 "우주 전쟁"이 현실로 혼동된 결과 "도로마다 외계인 약탈자를 피해 달아나는 시민들의 피난 행렬로 미어졌다. 그들은 독가스에서 살아남으려고 경찰서에 방독면을 청하는가 하면 화성인에게 불빛이 보이지 않도록 전기회사에 전력 차단을 요구했다. 한 여자는 마침 저녁 예배를 드리고 있던 인디애나폴리스의 어느 교회에 뛰어 들어와 '뉴욕이 무너졌어요! 세상이 끝났으니 집에 가서 죽을 준비를 하세요!'라고 외쳤다."[6]

1633년에 천주교는 지구가 태양을 공전한다고 가르친 갈릴레오를 재판해 이단죄를 적용했다. 교회는 왜 이 진리를 받아들이지 않았을까? 교회의 철학자들이 한사코 증거를 검토하지 않았기 때문이다. 갈릴레오는 1610년에 요하네스 케플러에게 이렇게 썼다.

친애하는 케플러여, 대중의 지독한 어리석음이 차라리 웃을 일이라면 좋겠소. 이 학회의 주요 철학자들에게 당신이라면 무어라 말하겠소? 그들은 독사처럼 옹고집이라서 도무지 행성이나 달이나 망원경을 볼 마음이 없소. 내가 일부러 수많은 기회를 기꺼이 주었는데도 말이오. 정말이지 귀를 틀어막은 독사처럼 이 철학자들도 진리의 빛에 눈을 질끈 감아 버렸소.[7]

갈릴레오는 투옥과 가택 연금 상태로 지내다가 1642년에 사망했다.

잘못된 종교적 신념을 분별하라

역사가 증명해 주듯이 전 세계의 종교인이 저지른 파괴적 행위들은 치유보다 해악을 끼치는 각종 신념 때문이었다. 안타깝게도 이런 행태는 지금도 여러 모양으로 계속되고 있다.

2016년 4월 〈가디언〉지에 아이다호주 케니언 카운티의 한 종교 분파가 보도되었다. "그리스도의 추종자"로 알려진 그들은 모든 질병을 기도와 고약한 올리브유와 포도주 따위로만 치료해야 한다고 믿는다. 12세의 브라이언 호이트는 레슬링을 하다가 발에 골절상을 입었는데, 이 분파에 속한 그의 가족은 아들의 다리에 고약한 올리브유를 바르며 기도했고 그에게 정결한 포도주를 마시게 했다. 호이트는 한 아기가 호흡기 감염을 치료받지 못해 죽는 것을 본 뒤로 그 교회를 떠났다. 다음은 2015년의 NBC 보도다.

허버트와 캐서린 사이블 부부는 기도하고 또 기도했지만, 2009 년 필라델피아에서 두 살배기 아들 켄트는 폐렴으로 사망했다. 항생제만 써도 치료되는 세균성 폐렴이었다. 부부는 아이를 위험에 빠뜨린 과실치사죄로 보호관찰 처분을 받았다. 그러나 불과 4년 만에 똑같은 참사가 벌어졌다. 2013년 생후 8개월 된 그들의 아들 브랜던도 역시 세균성 폐렴으로 사망했다.

허버트 사이블은 2013년 경찰 조서에 "우리는 하나님의 치유를 믿습니다. 예수께서 우리를 고쳐 주시려고 피 흘리셨고 마귀의 세력을 꺾으시려고 십자가에서 죽으셨음을 믿습니다"라며 약은 "우리의 종교적 신념에 어긋납니다"라고 진술했다.

이번에는 3급 살인죄로 기소되었다. 사이블 부부는 이의 없이 감옥에 수감되었다. 남은 자녀들은 수양 가정에 위탁되었다.[8]

주지사가 구성한 대책반에 따르면 "그리스도의 추종자"의 아동 사망률은 그 주 전체보다 열 배나 높다.[9]

몇 년 전에 내가 참석한 하버드대학교 세미나의 주제는 의료에 영성을 통합하는 문제였다. 강사진은 개신교, 천주교, 불교, 이슬람교, 유대교 등 다양한 종교 전통 소속이었는데 그중에 크리스천사이언스도 있었다. 크리스천사이언스 교단의 강사에 따르면 그들은 안경과 보청기와 골절 봉합 같은 문제에는 전문 의료를 받지만, 대다수 질병에는 약보다 기도를 선호한다고 했다. 그래서 내가 마이크 앞에 나가 몇 가지 질문을 던졌다.

"당신의 자녀가 세균성 수막염에 걸린다면 항생제와 기도를 병행하시겠습니까? 아니면 기도만 하시겠습니까?" 강사의 대답인즉 기도하며 냉습포 등의 비의료 요법으로 열을 떨어뜨리고 수분을 유지하며 편하게 해 주되 항생제는 쓰지 않겠다고 했다.

다시 물었다. "당신의 자녀가 뒷마당에서 놀다가 벌집을 잘못 건드려 말벌에 쏘인다면 소염제 상비약을 뿌려 주시겠습니까? 아니면 무릎 꿇고 하나님께 아이를 살려 달라고 기도하겠습니까?" 강사는 아주 당연하다는 목소리로 상비약을 쓰겠다고 즉시 답했다. 그래서 내가 되물었다. "말벌의 경우에는 벌레에 물린 아이를 인공 화학약품으로 살려내면서 세균성 수막염의 경우에는 벌레에 물린 아이를 인공 화학약품으로 살려내지 않으시려는 이유를 벌레의 크기를 제외하고 설명해 주시겠습니까?" 그녀는 할 말을 잃고 눈빛으로 사회자의 도움을 청하다가 그냥 어깨를 으쓱하며 "모르겠네요"라고 말했다.

해로운 종교적 신념은 몸의 병에만 국한되지 않는다. 오늘날 무수히 많은 종교인이 하나님에 대한 모종의 신념 때문에 두려움과 불안과 염려 속에 살아간다.

물론 우리는 각자의 신념을 자유로이 정할 수 있다. 그러나 신념을 선택하는 자유가 그 신념에 신빙성과 건강과 가치와 진실성까지 부여하지는 않는다. 정말 건강한 신념은 실재와 사실과 진리와 지혜에 입각해 있으며 하나님이 작동하도록 설계하신 실재의 이치와 조화를 이룬다.

다양한 종교적 관점이 뇌에 미치는 영향을 《뇌, 하나님 설계의 비밀》(CUP 역간)에 제시한 바 있다. 같은 내용을 반복하지는 않겠지만, 이렇게 요약할 수 있다. 양심의 자유를 존중하면서도 진리와 증거를 추구해 사랑과 용서와 긍휼과 은혜와 논리와 사고를 증진하는 하나님관은 뇌를 치유해 준다. 반대로 두려움과 적개심과 불관용과 갈등과 원한을 조장하고 사고와 논리를 막고 진리와 증거를 축소해 타인에게 강요하는 하나님관은 뇌를 해친다. 실재—삶이 실제로 돌아가고 작동하는 방식—에 입각해 사람을 사랑과 용서 쪽으로 이끄는 신념이 가장 건강한 신념이다.

어떤 신념을 품고 있든 다행히 우리는 얼마든지 신념을 바꿀 수 있다. 증거와 논리적 인과를 따지고, 신중히 실험하고, 실재에 비추어 시험해 보며, 잘못된 개념을 점점 더 정확한 개념으로 대체할 수 있다. 그렇게 하면 뇌와 몸에 물리적으로 긍정적 변화가 발생한다. 그러나 건강하지 못한 신념을 고집하면 뇌의 스트레스 회로와 면역 반응이 자극되어 염증이 증가하며 그 결과 제2형 당뇨병, 심장발작, 뇌졸중, 골밀도 손실, 우울증 등의 위험이 높아진다. 이 모두는 노화를 촉진하고 치매 위험을 높인다.[10]

누구도 자신이 틀렸기를 원하지 않는다. 그래서 일정 수준의 성숙에 이르지 못한 사람은 자신이 틀렸을지도 모른다는 두려움 때문에 더 건강한 지식에 마음을 닫는다. 그뿐 아니라 이견을 품은 이들에게 종종 적개심까지 품는다. 그러나 성숙한 사람은 이렇게 말할 수 있다. "나는 유한하며 내가 모르는 정보와 지식의 무한한 세계가 있다(또는 무한하신 하나님이 계신다). 그래서 지금은 이게 진리라고 믿지만, 새로운 지식이 더 건강하고 믿을 만하고 실재의 이치로 확증된다는 설득력 있는 증거만 있다면 기꺼이

내 신념을 갱신하여 고칠 마음이 있다."

그래서 가장 건강한 사고방식은 진리를 이해하고 깨닫는 대로 그 진리 안에서 즐거이 성장하고 발전한다. 이미 진리를 얻었다는 생각에 모든 새로운 통찰을 밀어내는 사고방식과는 거리가 멀다. 진리를 사랑하고 추구하는 사람은 덜 불안하고 덜 두렵다. 신빙성 있는 증거가 새로 제시되면 자신의 사고를 수정할 마음이 있기 때문이다. 그러나 전통이나 관습이나 제도화된 선입관에 매여 있는 사람은 대개 더 두렵고 불안하게 살아간다. 신개념과 새로운 시각이 자신의 현재의 관점을 위협하는 스트레스로 다가오기 때문이다. 기존 입장을 옹호하고자 이미 진리를 거부한 적이 있는 사람은 특히 더하다. 양쪽의 사고방식을 나는 과학자에게서도 보았고 신학자에게서도 보았다. 한쪽은 개방적이고 관심이 있어 더 큰 진리 안에서 자라 가지만, 다른 쪽은 폐쇄적이고 적대적이어서 자신의 선입견에 어긋나는 관점은 생각해볼 의향이 없다. 위에 말한 《뇌, 하나님 설계의 비밀》에서 살펴보지 않은 부분이 있다. 하나님 없는 신념 체계—불가지론과 무신론—는 세상과 생활방식을 점점 더 실재에 기초해 이해하는 우리의 능력에 어떤 영향을 미칠까?

잘못된 과학 신념은 위험하다

종교인이나 과학자 여부를 떠나 모든 인간은 거짓을 믿을 수 있으며, 더 나은 증거와 진리와 신개념을 접해도 저항하기 쉽다. 우리 앞에 닥친 도전은 사고력과 논리력을 길러 증거를 저울질해서 스스로 결론에 이르는 것이다. 그러면 자신의 사고에서 왜곡된 부분을 제하여 실재에 더 부합하는 신념 체계로 다듬을 수 있다.

안타깝게도 역사가 증명해 주듯이 신념을 바꾸기란 쉬운 일이 아니다. 대다수 사람의 경우 일단 신념이 형성되어 그대로 행동하고 가르쳤으면, 그게 거짓 신념으로 증명되어도 이를 대체할 더 정확한 신념에 저항한다. 자신의 신념이 관찰 가능한 증거에 기초해 있다고 주장하는 과학자들도 다를 바 없다.

과학자도 인간인지라 그들의 지성이 구축해 내는 신념 체계도 새로운 증거를 목사나 신부나 신학 교수만큼이나 외면할 수 있다. 아무리 그 증거로 현재의 틀이 논박되어도 말이다. 이는 역사로 입증되는 사실이다.

1867년에 영국 외과 의사 조셉 리스터는 루이 파스퇴르의 세균론에 관한 논문을 읽고 나서 살균 수술법의 선구자가 되었다. 그해에 그가 〈랜셋〉지에 발표한 여섯 편의 논문에 그 신기술이 소개되었다. 살균 기구에 석탄산 희석액을 넣고, 수술 전에 피부를 손보고, 환부를 찌르기 전에 손을 씻는 등의 내용이었다. 이런 조치 덕분에 수술 후 감염이 현저히 줄어 생존율이 높아졌다. 그는 1868년과 1876년에 미국을 방문하여 그간 밝혀진 내용으로 미국의 유수한 의사들에게 강연했다. 미국 의료계는 이 증거에 어떻게 반응했을까? 한사코 믿지 않아 비극을 초래했다.

1881년 7월 2일 미국의 20대 대통령 제임스 가필드가 찰스 기토에게 저격당했다. 이후 수개월간 미국 최고의 의료진이 파스퇴르와 리스터의 증거를 한사코 믿지 않은 채 씻지 않은 손과 살균되지 않은 기구로 계속 환부를 들쑤셨다. 애석하게도 가필드 대통령은 그해 9월 19일에 사망했는데 총상 때문이 아니라 길고 고된 감염 때문이었다. 그의 나이 겨우 49세였다.

오늘날 고혈압은 조용한 살인자로 불리며 심각한 건강 문제로 인식되고 있다. 고혈압은 뇌졸중, 심장발작, 신부전 등의 원인이며 그냥 두면 죽음을 앞당긴다. 그런데 고혈압이 처음 발견되었을 때는 의료계에서 이를 아예 우려할 문제로 여기지도 않았다.

혈압이 높은 사람의 가장 큰 위험은 그의 고혈압이 밝혀지는 데 있다. 그러면 어떤 바보가 반드시 혈압을 떨어뜨리려 들 테니 말이다.

—J. H. 헤이, 1931년[11]

고혈압은 중요한 보상 기제일 수 있으며, 설령 확실한 통제법이 있다 해도 손을 대서는 안 된다.

—폴 더들리 화이트, 1937년[12]

과학계에서 지금까지도 고수하는 최대의 거짓 신념 중 하나는 고대 그리스의 이교에서 기원한 자연발생설이다. 즉 생명체가 무생물로부터 저절로 생겨났다는 개념이다. 이런 일이 발생하지 않음은 과학으로 증명되었고,[13] 무생물이 저절로 생명체로 변한 사례는 단 한 번도 없었다. 그런데도 생명체가 그런 식으로 생겨났다는 거짓 신념을 많은 과학자가 여전히 고수한다. 그들은 이제 이를 우연발생설이라 칭하며 그 가능성을 장황하게 설명하지만, 곁가지를 다 쳐내면 결론은 똑같다. 생명체가 무생물로부터 기원했다는 것이다.[14]

생명체가 존재하려면 3대 요소가 필수이며 그 셋이 조화롭게 협력해야 한다. 바로 물질과 에너지와 정보(조직적 데이터)다. 컴퓨터에 비유해서 생각해 보라. 컴퓨터가 작동하려면 하드웨어(물질)와 전기(에너지)와 소프트웨어(정보)가 있어야 한다. 3대 요소 중 둘만 있으면 컴퓨터 역할을 못 한다. 셋이 적절한 균형을 이루어 조화롭게 협력하지 않아도 마찬가지다. 에너지가 너무 세면 회로가 타 버린다. 물질이 에너지를 부위별로 적절히 전도하거나 절연하지 못하면 컴퓨터는 오작동을 일으킨다.

살아 있는 모든 유기체에도 똑같이 물질과 에너지원과 조직적 작동 정보가 필요하며, 정보에 들어 있는 기본 프로그램이 유기체라는 운영체계의 기능을 지휘한다. 물질은 다양한 분자(DNA, 단백질 등)를 구성하는 원자이고, 에너지는 유기체 내에 벌어지는 다양한 화학 반응과 이온 반응에서 생성되며, 정보는 DNA 줄기의 특수한 배열 속에 암호화되어 있다.

하나님을 부인하는 과학자들은 살아 있는 유기체의 구성 요소 중 DNA와 단백질 같은 물질적 성분에만 전적으로 초점을 맞추고, DNA 자체에 저장된 복잡한 정보는 완전히 무시한다. 이 정보는 어디서 기원했는가? 생명체가 일체의 지성적 개입 없이 저절로 생겨났다는 개념은 다음과 같은 시나리오를 믿는 것과 비슷하다. 강풍과 비와 번개를 동반한 사나운 폭풍이 몇 년간 계속된다. 그동안 강풍에 휩쓸린 돌멩이와 모래가 일부 부서지고 삭아져 알파벳 모양의 글자를 이룬다. 이와 다를 바 없는 게 바로 우연한 자연력이 무슨 화학적 혼합액에 섞인 채로 번개를 맞아 결국 DNA 분자가 나왔다는 믿음이다. 설령 그런 일이 있었다쳐도(증거 없는 맹신의 비약이지만) 과학자들은 생명체의 필수요소 중 가장 결정적 측면인 조직적 DNA 서열 속의 암호화된 정보를 여전히 무시한다. 알파벳이 있다고 해서 쓸 만한 작동 정보까지 있다는 뜻은 아니다. 생명체가 우연의 산물이라고 믿으려면 알파벳이 저절로 생겨났을 뿐 아니라 비바람과 번개가 저절로 그 글자를 짜 맞추어 브리태니커 백과사전 전집을 펴냈다고 믿어야 한다. 그런데도 선량하고 성실하게 사고하는 무수히 많은 이들이 바로 그렇게 믿고 있다.

성실하게 사고하는 과학자들이 왜 굳이 증거로 논박되는 내용을 믿을까? 역사상 대안이었던 신념 체계가 그보다 훨씬 더 파괴적이기 때문이다! 합리적인 무리가 거부하는 역사상 대안이었던 신념 체계란 무엇인가? 전능한 신이 인류사 최악의 폭군들과 하나도 다를 바 없다는 신념이다. 그 신은 "나를 사랑하라, 그렇지 않으면 너를 영원한 지옥 불에 던지리라"라고 말하는 신이다.

합리적인 이들이 당연히 거부한 이런 해괴한 하나님관이 리처드 도킨스의 책《만들어진 신》(김영사 역간)에 예리하게 기술되어 있다.

구약성경의 신이야말로 모든 소설을 통틀어 가장 반감을 주는 등장인물일 것이다. 그는 질투하며 이를 자랑삼는다. 쩨쩨하고 불공정하고 용서에 인색하며 강박적 통제를 일삼는다. 복수심과 피에 굶주려 인종 청소를 자행한다. 여성 혐오, 동성애 공포증, 인종차별, 유아 살해, 집단 학살, 자식 살해, 역병 동원, 과대망상, 가학성과 피학성, 변덕쟁이 심술 등을 두루 갖춘 불량배다.[15]

안타깝게도 오랜 역사 동안 이런 뒤틀린 하나님관—편협하고 독재적이고 변덕스럽고 자의적이고 가혹한 신—이 기독교의 이론과 실천을 널리 지배했다. 이런 왜곡된 하나님관은 "너희 원수를 사랑하며 너희를 박해하는 자를 위하여 기도하라"(신약성경 마태복음 5장 44절) 하신 예수의 가르침을 완전히 뒤집어 놓았다. 그 결과 십자군 전쟁과 종교재판을 낳았고, 반대자를 화형에 처했고, 수많은 사람의 사고를 막아 진리를 추구하지 못하게 함으로써 중세 암흑기를 초래했다. 그 시대에 각종 미신과 불합리한 종교 행위와 무수한 잔혹 행위가 하나님의 이름으로 자행되었다.

건강한 신념 체계는 건강한 뇌를 선물한다

신약 교회의 삶은 중세 암흑기 기독교인들과는 전혀 달랐다. 신약의 그리스도인들은 로마와 싸우지 않았고, 이웃과 화목하게 더불어 살았고, 재물을 나누어 남을 도왔고, 종종 순교자로 죽었다. 신약의 그리스도인은 어느 모로 보나 훌륭한 이웃이 었을 것이다. 친절히 도움을 베풀되 밀어붙이거나 비판하지 않고, 남을 세워 주려 힘쓰되 늘 각자의 개성을 존중했을 것이다. 그런데 단 하나의 거짓 개념이 유입되면서 이 모두가 변했다. 바로 하나님의 법이 인간의 법과 똑같이 작용한다는 개념이다. 인간의 법은 실정법이라서 규정이 위반되면 사법 기관에서 벌을 가해야 한다.

그러나 하나님의 법은 물리학 법칙, 중력 법칙, 열역학 법칙, 건강법 등과 같이 실재를 구성하는 설계 원리다. 이 사실을 알면 그런 법에서 벗어나는 게 그 자체로 해로워 고통과 고난과 죽음을 자초함을 깨닫는다. 이런 세계관의 하나님은 결코 고통과 고난과 죽음을 가하는 출처가 아니다. 오히려 그분은 설계자로서 모든 자원하는 피조물을 힘써 치유하고 회복하도록 하신다.[16]

낸시 피어시는 자연법이 고등 지성의 특별한 설계라는 관점으로 저서 《완전한 확신》(복있는사람 역간)에서 이렇게 말했다.

우주 기원론은 미세조정이라는 난제를 부각했다. 우주의 물리적 기본 상수들은 칼날처럼 정교한 균형을 이루어 생명체를 지탱한다. 중력, 강한 핵력, 약한 핵력, 전자기력, 양자와 전자의 질량 비율, 기타 많은 요인이 정확히 적정치를 유지해야만 생명체가 존재할 수 있다. 이런 중대한 수치 중 하나라도 조금만 변하면 어떤 생명체도 우주에 살아남을 수 없다. 예컨대 중력 값이 현재보다 10^{60}(1 뒤에 0이 60개다)의 한 부분만큼이라도 더

작아지거나 커지면 우주에 생명체가 살 수 없다.[17]

이런 다양한 법칙은 창조주께서 실재를 구성해 지으실 때 정하신 것이다. 이를 어기면 어기는 사람에게 하나님을 믿는지 아닌지와 관계없이 그 자체로 해롭다. 일상생활에서는 이를 간단히 건강법이라 칭할 수 있다. 피어시의 말은 이렇게 이어진다. "미세조정이 그토록 난제인 까닭은 이를 설명할 **물리적** 원인이 없기 때문이다. 천문학자 조지 그린스타인은 '물리학의 기본 원리들이 왜 그토록 정확히 생명체의 요건에 맞추어져 있는지는 물리학 전체의 무엇으로도 설명되지 않는다'고 말했다."[18] 그런데도 선량하게 사고하는 무수히 많은 이들이 굳이 이 실재를 부인하고 이 모두를 우연의 산물이라 믿는다. 왜 그럴까? 역사상 대안이었던 관점의 신이 독단적 존재이기 때문이다. 이 신의 법칙은 실재의 작동 원리가 아니라 벌을 가해서 강요하는 실정법에 불과하다.

내 생각에 인류사를 통틀어 실재의 가장 큰 왜곡은 단연 하나님의 법이 인간의 법처럼 작용한다는 개념이다. 인류에게 이보다 더 큰 해악을 끼친 거짓 신념은 없다. 그 결과 인간은 인간과 하등 다를 바 없는 신들을 숭배한다! 하나님의 법은 삶이 작동하도록 설계된 기준이다. 내 생각에 만일 기독교가 늘 그렇게 가르쳤다면 기독교는 이견을 용납하지 못하는 전제적이고 독단적인 체제로 전락하지 않고 오히려 양심의 자유라는 원리를 수용해 논리와 사고를 장려했을 것이다. 그리하여 기독교와 과학의 분리도 발생하지 않았을 것이다.

정신의학에 **모델링**이라는 자연법(실재의 작동 원리)이 있다. 인간은 **보는 대로 변화된다**는 개념이다(신약성경 고린도후서 3장 18절). 이는 검증 가능한 법칙이며 삶이 실제로 작동하도록 설계된 기준이다. 우리가 시간을 들여 무엇을 읽고 보고 생각하고 예배하고 어떤 활동을 하느냐에 따라 뇌의 배선이 정말 변한다. 잔인무도한 독재자를 숭배하며 사고와 의문을 신앙의 부족이라 믿는다면, 그런 신념과 행동 때문에 당신은 포용력이 적고 증거를 무시하며 힘으로 남에게 강요하려는 사람으로 변한다.

이런 독재자 하나님관이 중세 암흑기의 세상을 지배했다. 그래서 종교 당국은 증거를 외면했고, 갈릴레오처럼 정통 입장에 반대되는 개념을 제시하는 이들을 박해했다.

고통과 고난과 죽음의 원천인 독재자 신을 거부하는 과학자들은 예수께서 오셔서 계시하신 창조주 하나님을 거부한 게 아니다. 사고하는 사람이라면 누구나 마땅히 거부해야 할 잘못된 신과 거짓을 거부한 것이다. 과학자든 신학자든 모든 합리적인 사람에게 증거를 취합할 문은 늘 열려 있다. 함께 모여 최선의 개념과 통찰과 증거를 나누고 시험하여 거짓으로 입증되는 부분은 버리고 참으로 입증되는 개념은 고수하면 된다. 아울러 아직 제기되지 않은 다른 모든 가능성에도 늘 마음을 열어 두어야 한다.

왜 그래야 할까? 증거 없는 신념, 서로 모순되는 신념, 합리적이지 못한 신념은 해를 부르기 때문이다. 신념은 크게 둘로 나뉜다. 신 없는 우주와 신이 창조한 우주다. 신이 우주를 창조했다는 신념도 다시 크게 양분된다. 하나는 사랑과 자비의 하나님이고 또 하나는 사랑 아닌 신들이다. 가장 건강한 신념 체계—건강과 장수에 이롭고 치매 위험을 낮추는—는 자비의 하나님을 믿는 것이다. 그 다음으로 건강한 관점은 인간의 이타주의와 정직성과 양심의 자유를 중시하는 무신론 인본주의다. 가장 건강하지 못한 최악의 신념 체계는 벌을 가하는 독재자 신을 믿는 것이다.

신념과 태도와 사고 과정은 정말 중요하며 심신 전반의 건강에 중대한 역할을 한다. 건강하지 못한 신념은 스트레스를 높이고 체내의 염증 경로를 자극해 노화 과정을 촉진하고 치매 위험을 높인다. 5천 명을 대상으로 연구한 결과 신경증—죄책감, 분노, 불안, 우울 등의 감정도 포함된다—이 있으면 치매 위험이 커졌다. 반면에 떳떳한 양심은 치매를 예방해 주는 것으로 나타났다.[19]

사고방식, 즉 생각하고 믿는 내용은 정말 차이를 낳는다. 하버드 심리학 교수 엘렌 랭어가 저서 《마음의 시계》(사이언스북스 역간)에 소개한 신기한 실험은 노화의 시계를 거꾸로 돌려놓은 듯했다. 1979년에 그녀는 75세 남자들을 모집해서 피정을 열어 일주일 동안 20년 전인 1959년인 양 살아가게 했다. 그 기간에 그들이 지낸 건물은 정말 1959년처럼 치밀하게 꾸며졌다. 책이며 잡지며 기타 매체도 그 당시의 것만 제공되었고, 각자의 신분증에도 그 해의 사진을 붙였다. 지시대로 그들은 1959년인 것처럼 행동했다. 일주일간의 피정 전과 후에 그들의 체력, 몸자세, 지각력, 시력, 인지력, 기억력을 검사했다. 결과는 어땠을까? 모든 분야에서 더 건강해졌다! 유연성과 몸자세와 악력이 더 좋아졌고,

시력과 기억력이 각각 10%씩 향상되었으며, 절반 이상은 IQ까지 더 높아졌다. 놀랍게도 무작위의 외인들에게 일주일 이전과 이후의 사진을 보여 주며 더 젊어 보이는 사진을 고르게 했더니 모두 이후의 사진을 골랐다![20] 이렇듯 무엇을 어떻게 생각하느냐에 따라 인체에 측정 가능한 참된 변화가 나타난다. 건강이 개선될 수도 있고 악화될 수도 있다.

건강하지 못한 신념 체계는 뇌의 두려움 회로를 자극한다. 이는 다시 체내의 염증 경로를 자극해 노화를 촉진하고 치매 위험을 높인다. 뇌와 몸에 스트레스가 만성으로 높아져 있기 때문이다.

부정적 사고는 스트레스 경로를 자극하고 염증을 높여 더 많은 병을 유발하고 죽음의 위험을 높이지만, 긍정적 사고는 죽음의 위험을 낮춘다. 연구진이 여성 7만여 명의 전향적 자료를 조사한 결과 낙천성 수치가 최고인 이들은 최저인 이들에 비해 향후 8년간 원인 불문하고 사망 위험이 현저히 줄었다. 사망 위험의 감소는 건강한 생활 습관, 기초 건강, 우울증 등의 변수를 다 통제한 후에도 변함이 없었다.[21] 건강하고 긍정적인 마음가짐은 건강에 이롭고 노화 과정을 늦춘다!

Key Points

1 양심의 자유를 존중하는 일은 성숙한 사람과 사회의 기본 원리다.

2 각자의 신념을 선택할 자유가 있다고 해서 모든 신념이 똑같이 건강하다는 뜻은 아니다. 모든 신념이 다 건강한 것은 아니다. 어떤 신념은 오히려 해롭다.

3 신념의 내용은 심신과 뇌의 건강에 영향을 미친다.

4 건강한 신념은 실재의 작동 원리(자연법)와 조화를 이룬다.

5 과학자와 종교인도 인간인지라 양쪽 다 거짓을 믿기 쉽다.

6 가장 건강하지 못한 종교적 신념은 인간의 법—벌을 가하는 실정법—과 똑같은 법으로 통치하는 신을 믿는 것이다.

7 인간은 자신이 떠받들고 숭배하는 신처럼 된다. 대상이 성격상 종교적 신이 아니어도 마찬가지다(이를 정신의학에서 모델링이라 한다).

실천 사항

① 스스로 사고한다. 남이 정해 주는 신념을 품지 않는다.

② 진리와 사실과 증거를 중시한다. 신빙성 있는 증거가 새로 제시되면 열린 마음으로 신념을 바꾼다.

③ 사랑, 긍휼, 용서, 이성, 증거, 양심의 자유 등을 증진하는 신념 체계를 추구한다.

④ 세상을 나와는 다르게 보는 이들을 사랑하는 능력을 기른다.

정신적 스트레스를 다스리면
뇌의 쇠퇴가 둔화한다

12

스트레스를 주는 사건은 불가피하지만, 계속 스트레스를 받을지는 각자의 선택이다.

—티머시 R. 제닝스

스트레스, 스트레스 해소, 스트레스 관리법에 대한 말이 이토록 많이 들려오는 이유는 무엇일까? 마음가짐이 건강 전반에 정말 지대한 영향을 미쳐 노화 과정을 촉진하거나 늦추기 때문이다. 그렇다면 정신적 스트레스란 무엇인가? 몇 가지 흔한 원인은 무엇이며 어떻게 관리할 수 있을까?

정신적 스트레스란 만성 염려, 죄책감, 갈등 관계처럼 우리 몸의 공격 또는 도피 기제를 자극하는 병리적 스트레스를 말한다. 스트레스라고 다 해로운 것은 아니며 건강한 스트레스는 성장에 꼭 필요하다. 걸음마를 배우는 아이는 발육 중인 근육과 뼈와 관절에 스트레스를 준다. 새로운 주제를 공부하는 사람은 부담과 연습으로 인지와 기억 회로에 스트레스를 주어 성장과 발전을 이룬다. 즉 성장하고 발전하려면 기존의 능력에 건강한 부하—건강한 스트레스—를 가해야 한다. 이런 스트레스는 새로운 통찰과 성장과 혁신을 낳는다.

필요는 발명의 어머니라 했다. 무언가 필요한데 손쉬운 해법이 없으면 그 순간 스트레스가 높아진다. 그러나 성숙한 사람에게 이런 스트레스는 사고, 상상력, 문제 해결 회로, 창의력을 자극한다. 그 결과 새로운 해법으로 혁신과 발전을 이룬 뒤 스트레스 회로는 진정된다. 이런 상황적 스트레스는 해롭지 않다. 그 자체로만 국한되는 데다 실재에 입각해 있어 객관적 행동과 성장을 낳기 때문이다.

해로운 정신적 스트레스는 뇌의 경보회로를 만성으로 크게 자극하는 스트레스다. 그러면 인체는 계속 생존본능 상태, 즉 공격 아니면 도피 상태에 놓인다. 종종 객관적 위험이 실제로 존재하지 않는데도 그렇다.

뇌의 두려움 회로가 만성으로 활성화되어 있으면 뇌는 인체의 면역계를 자극한다. 인체의 면역계는 국가의 군대와도 같아서 침략으로부터 우리를 보호하는 게 목적이기 때문이다.

국립공원을 걷다가 산책로에서 곰을 만나면 속에서 경보가 울려 즉시 습격에 대비하라는 신호를 면역계에 보낸다. 이유는 곰과 생존의 사투를 벌여야 하면 반드시 물리고 긁혀서 미세한 적—세균—이 침입할 수 있기 때문이다. 즉 인체는 '공격 아니면 도피' 상황에 처하면 세균의 침입에 대비하여 면역계를 준비시킨다. 면역계는 시토카인 [인터류킨¹, TNF (종양괴사인자) 알파 등] 같은 염증인자를 분비하여 세균의 침입을 막아낸다.

그런데 만성 스트레스가 있으면 면역계는 계속 비상 상태인데 맞서 싸울 침입자가 없기에 염증성 시토카인이 대신 인체를 해친다. 구체적으로 인슐린 수용체를 해쳐 인슐린 저항을 유발한다. 동시에 뇌의 스트레스 회로는 혈류 속에 포도당을 더 부으라고 몸에 지시한다. 사람이 여전히 '공격 아니면 도피' 상태에 있기 때문이다. 이런 영향이 합쳐져 제2형 당뇨병, 비만, 콜레스테롤 증가, 심장발작, 뇌졸중 등의 위험이 커진다. 이 모두는 체내에 염증인자를 증가시킨다. 예컨대 최종당화산물(AGE)은 인체의 항산화 효소를 방해하여 노화를 촉진하고 치매 위험을 높인다.[1]

두려움 회로를 만성으로 자극하는 신념 체계는 그래서 해롭고 나중에 치매 위험을 높인다. 신봉자를 만성 죄책감과 두려움 속에 살아가게 하는 종교 신념도 그렇지만, 미래의 결과에 대한 염려와 두려움—이를테면 자신의 직접적 통제력을 벗어나는 상황에 대한 만성적 불안이나, 죽음의 두려움 같은 실존적 불안—에서 해방해 주지 못하는 세속 신념도 마찬가지다.

병리적 스트레스의 3대 주요 원인과 누구나 선택할 수 있는 몇 가지 간단한 조치를 살펴보자. 이로써 스트레스 수위를 낮추고, 뇌의 두려움 회로를 진정시키고, 염증 연쇄반응을 완화하고, 뇌와 몸을 더 건강하게 할 수 있다.

만성적 염려를 대하는 법

　　정신과 의사로서 20년 넘게 수천 명의 환자를 치료한 내 경험으로 보아 절대다수의 사람이 끙끙대는 염려는 자기 소관 바깥의 일을 통제하려는 염려다. 양치질, 출근, 자녀를 위한 식사 준비, 샤워, 잔디 깎기 등을 해야 할지 염려하며 찾아오는 환자는 없다. 본래 자기 몫의 의무와 책임은 웬만해서 그들을 근심으로 짓누르지 않는다. 대신 그들은 삶이 어떻게 풀릴 것이며 남들이 나를 어떻게 생각할지 등 자기 소관이 아닌 인생사로 고민한다. 내 자녀는 자라서 건강하고 책임감 있는 성인이 될까? 나는 그 직장에 취직될까? 배우자가 나를 버리지는 않을까? 그 남자 또는 그 여자가 나를 좋아할까? 사람들에게 내 말이 미련하게 들렸을까?

　　여러 연구로 확인되었듯이 미래의 사건에 대한 비관적 태도는 인체에 부정적 변화를 일으켜 건강을 해치고 조기 사망의 위험을 높인다. 연구 결과 미래를 비관하며 노심초사하는 사람은 혈액 속에 염증인자(인터류킨6)가 증가하고 말단소립이 짧아졌다(4장 참조).[2] 이 두 요인은 모두 노화와 여러 건강 문제를 촉진한다.

　　다른 연구에 따르면 노화에 대한 마음가짐이 긍정적이며 미래에 대한 두려움 속에 살지 않는 낙천적인 사람은 마음가짐이 더 부정적인 사람에 비해 놀랍게도 7.5년을 더 오래 산다.[3] 이렇듯 사고방식은 노화 과정에 정말 큰 차이를 낳는다.

　　인간이 염려하는 이유는 내 소관의 결정만이 본래 내 책임임을 망각하기 때문이다. 일이 어떻게 풀릴 것인지 또는 내 결정이 남에게 어떻게 보이거나 느껴질지는 내 소관이 아니다.

때로 내 환자들은 실수로 일을 그르칠까 봐 염려하느라 무력해져서 꼼짝도 못 할 때가 많다. 그러나 사실은 잘못 자체가 두려운 게 아니라 실수 때문에 남들이 자기를 어떻게 볼지를 두려워한다. 대개 본인은 그 사실을 모른다. 진짜 두려움은 거부당할 것에 대한 두려움이다. 이런 사람은 결정을 남에게 미룰 때가 많다. 행여 일이 틀어져도 "나는 시키는 대로만 했는데"라며 책임을 면하기 위해서다.

내가 환자들에게 늘 가르쳐야 하듯이 실수와 고의적 악은 천지 차이다. 가계부의 계산 착오로 부도난 수표와 일부러 발행한 사기 수표는 전혀 다르다. 성숙한 사람치고 고의로 악을 행할 사람은 없지만, 실수는 실제로 학습과 성장의 건강한 일부다. 삶은 풀어야 할 문제투성이다. 삶의 문제와 정직히 씨름하여 결정한 뒤 실수에서 배우는 것은 악이 아니다. 오히려 성장하고 발전하는 확실한 길이다.

실수와 고의적 악을 구분하지 못하는 사람은 대개 삶이 무력해진다. 결정하고 때로 실수도 해 가며 경험에서 배우는 게 아니라 죄책감과 수치심에 빠지고 거부당할 것을 두려워한다. 그래서 앞으로는 그런 부정적 감정을 피하려 한다. 주로 아예 결정하지 않아 실수의 여지를 면하려는 것이다. 그러면 성숙이 정체되고 만성 불안과 스트레스가 쌓여 노화가 촉진된다. 사실 이는 신경증이며 앞서 말했듯이 치매 위험을 높이는 요인이다.

부정적 사고 습성은 때로 너무 속속들이 배어 있어 이를 찾아내 고치려면 전문가의 도움이 필요하다. 모국어를 생각해 보라. 언어는 어떻게 습득되는가? 주위 환경에서 듣고 배운다. 모국어는 DNA에 생물학적으로 정해져 있는 게 아니라 출생 후에 학습된다. 아침에 일어나 "오늘은 모국어로 생각해야지"라고 말한 적이 있는가? 그럴 리 없다. 모국어는 항시 작동 중이며 모든 게 이를 통해 걸러진다. 언어만 이런 식으로 습득되는 게 아니다. 많은 사람의 사고 습성도 유년기의 환경에서 습득되어 자동화된다. 굳이 작동시키지 않아도 늘 활동 중이며 삶 전체가 이를 통해 걸러진다. 이런 자동화된 사고 습성을 고치는 일은 외국어의 학습과 비슷해 의지적인 노력이 필요하며 종종 외부의 전문가에게 새로운 사고방식(내면의 언어 또는 자기 대화)을 배워야 한다.

그렇다면 미지의 미래—일이 어떻게 풀릴 것이며 남들이 나를 어떻게 생각할지에 대한 두려움—에 어떻게 대처해야 할까? 우선 내 소관인 선택만 내가 통제할 수 있음을 인식해야 한다. 그리하여 주어진 상황에서 주어진 정보에 기초해 가장 건강하고 합리적이고 적절하다고 판단되는 길을 선택하는 데 에너지를 집중해야 한다. 그다음에는 ❶ 결과를 신에게 맡긴다. ❷ 결과를 평가하고 그 경험에서 배워 새로운 자료를 미래의 결정에 반영한다. ❸ 남에게 나에 대해 마음대로 생각하고 느낄 자유를 주고, 상대의 반응을 성품의 증거로 받아들이고, 앞으로 상대를 어떻게 대할지를 그 증거에 기초하여 정한다. 이것이 스트레스를 줄이는 3대 비결이다.

해결되지 않은 죄책감은 두려움을 활성화한다

해결되지 않은 죄책감은 뇌의 두려움 회로를 활성화한다. 이런 사람은 늘 과민하게 신경이 곤두서 있고 자책을 되뇌며 벌이나 보복을 예상한다. 이런 정신 상태는 무척 해로우며 만성 스트레스 경로를 활성화한다. 그 결과 면역계가 자극되어 해로운 시토카인과 기타 염증인자가 증가하고 노화가 촉진된다.

죄책감에는 두 종류가 있다. 정당한 죄책감과 부당한 죄책감이다. 정당한 죄책감은 남을 착취하거나 신뢰를 저버리는 등 실제로 객관적 잘못을 범했을 때 찾아온다. 정당한 죄책감을 해결하려면 자신의 잘못된 선택에서 배우고, 마음가짐을 고쳐 더 건강한 동기를 품고(이를 회개라 한다), 자신을 용서하고, 앞으로는 더 나은 결정을 내리고, 피해를 가중시키지 않는 범위에서 피해자에게 용서를 구할 수 있다면 구하고, 자신의 행동으로 끼쳤을 수 있는 피해를 배상해야 한다.

부당한 죄책감은 거짓을 믿을 때 발생하며 진리를 적용해야 해결된다. 잘못된 죄책감의 단적인 예는 사랑하는 이가 죽었을 때 드는 죄책감인데 흔히 이런 생각이 수반된다. "내 잘못이다. 내가 집에 일찍 왔더라면 구급차를 부를 수 있었을 텐데. 내가 다른 비행기로 예약했더라면 그들이 추락한 비행기에 타지 않았을 텐데. 내가 전화해서 출발을 10분만 지연시켰더라면 그들이 교통사고를 면했을 텐데." 이런 죄책감이 해결되지 않으면 스트레스 회로를 자극해서 염증을 키워 노화를 촉진한다. 그런데 부당한 죄책감은 회개와 배상으로 해결될 수 없다. 회개하거나 배상할 일이 없기 때문이다. 부당한 죄책감을 해결하려면 진리를 적용해야만 한다. "내가 죽음을 막을 수 있었다면 좋겠지만 내 소관 밖이었다. 그들의 죽음은 내 잘못이 아니다." 이런 죄책감은 대개 앞서 말한 은밀한 거짓에 기초해 있다. 바로 매사의 결과가 내 책임이라는 신념이다.

매사의 결과가 내 책임이라는 착각은 거짓된 죄책감을 낳는데, 그런 착각의 다른 미묘한 형태는 남의 기분이나 반응이나 생각까지도 내 책임이라는 거짓이다. 남의 행복도 내 책임이므로 상대가 행복하지 못하면 내 잘못이라는 것이다. 이는 사실이 아니다. 앞서 말했듯이 내 소관의 가장 건강한 선택만이 내 책임일 뿐 그 선택에 대한 타인의 감정은 내 책임이 아니다. 남편이 아내를 사랑해 장미꽃을 사 줄 수는 있어도 아내가 그 꽃을 즐거워하며 자존감을 느끼게 만들 수는 없다. 정서가 불안한 아내라면 오히려 이렇게 의심하며 걱정할 수도 있다. "왜 이러지? 혹시 바람을 피워 놓고 선물로 죄를 덮으려는 것일까?"

당신에게 죄책감이 있어 해결하고 싶다면 다음 3단계로 하면 된다.

1 이렇게 자문해 보라. 내가 실제로 잘못한 일이 있는가?
2 답이 긍정이라면 잘못한 선택을 돌아보고, 회개하고, 경험에서 배우고, 자신을 용서하고, 앞으로는 다르게 행동하기로 결단하고, 가능하다면 피해나 손해를 배상한다.
3 답이 부정이라면 거짓을 파악하여 진리로 대체하고 남에게 마음대

로 생각하거나 느낄 자유를 준다.

갈등 관계의 스트레스를 줄여라

건강한 관계는 건강과 장수에 이롭지만, 계속되는 갈등 관계는 건강을 해치고 수명을 줄인다.

3장에서 보았듯이 유년 초기의 경험은 뇌 발달에 영향을 미친다. 그 시기에 트라우마를 겪으면 뇌의 스트레스 회로(편도체)가 상향 조정되어 편도체를 진정시키는 제동 장치가 고장 난다. 많은 연구로 입증되었듯이 부모와 자녀의 관계가 건강하면 심신의 질병 위험이 줄어 장수에 이롭다. 가족 간에 갈등이 많은 가정에서 자란 아이는 갈등이 적은 가정에서 자란 아이에 비해 정신적 스트레스가 높아 정신 질환, 비만, 당뇨병, 각종 염증 문제, 조기 사망 등의 비율도 높아진다.[4]

36~52세의 남녀 약 1만 명을 대상으로 한 최근의 다른 연구에서는 배우자나 자녀나 친구나 이웃과의 사이에 갈등이 얼마나 자주 있으며, 가족의 요구 때문에 염려하는지 여부를 조사했다. 11년 후 여자의 4%와 남자의 6%가 사망했는데 거의 절반은 사인이 암이었고, 나머지는 심장질환, 사고, 자살, 음주로 인한 간 질환이었다. 그런데 가족 간에 갈등이 많은 이들은 가족 간에 갈등이 적은 이들에 비해 사망률이 3배나 높았고 염려한 이들의 사망률은 1.5배 높았다.[5]

이는 사고 과정의 영향으로 스트레스 회로가 자극되거나 진정되고 그 여파가 면역 반응에 미쳐 염증이 증가하거나 완화되기 때문으로 보인다. 이런 과정은 복수의 후성유전적 경로를 통해 이루어진다. 요컨대 건강한 관계는 항염증 유전자를 활성화하고 염증 유전자를 차단할 수 있다.

외로운 사람 6명의 백혈구를 관계망이 좋은 8명과 비교한 소규모의 예비 연구 결과 209개 유전자가 다르게 발현되었다. 연구진이 밝혀냈듯이 외톨이의 경우 염증과 관계된 유전자는 상향 조정된 반면 세균과 싸우는 유전자는 하향 조정되었다.[6] 혼자일수록 감염과 산화 스트레스에 더 취약하여 노화가 촉진되었다는 뜻이다. 이 결과는 93명을 대상으로 한 더 큰 규모의 연구에서도 그대로 재현되었다.[7]

2016년 11월 〈미국의학협회지 정신의학〉에 발표된 연구에서 연구진은 인지적으로 정상인 노인의 뇌에 축적된 아밀로이드(알츠하이머 치매 위험을 높이는 단백질) 양이 외로움과 연관되어 있음을 밝혀냈다. 나이, 성별, 아밀로이드의 제거를 막는 유전자(ApoE4), 사회경제적 지위, 우울, 불안, 사회관계망 등을 고려한 결과 외로울수록 확연히 아밀로이드 농도가 높은 것으로 밝혀졌다. 뇌에 아밀로이드 농도가 높은 사람은 외톨이 집단에 속할 확률이 7.5배나 높았다.[8] 이는 외로움이 스트레스 경로를 증가시켜 염증을 키우고, 그 결과 뇌에 산화 스트레스가 많아져 신경세포가 더 죽고 복구 기제가 망가지기 때문으로 보인다.

관계가 건강하려면 건강한 사람이 되어야 한다. 그래서 건강한 관계의 첫걸음은 힘닿는 한 최선을 다해 가장 건강한 사람이

되는 것이다. 건강한 사람은 자신의 자원으로 상대를 유익하게 하고, 건강한 선을 긋고, 정직하게 말하고, 남에게 스스로 삶의 도전과 싸워 이겨내 날로 더 유능하고 성숙해질 자유를 주고, 가해자를 용서하고, 해롭다고 밝혀진 관계를 의지적으로 정리한다.

끝으로 수많은 과학 연구로 입증되었듯이 두려움을 덜어 주고 스트레스 회로를 진정시키는 영성은 건강에 여러모로 유익을 끼친다. 확인된 유익만으로도 심장박동률과 혈압과 불안의 저하, 우울증의 호전, 주의력과 집중력과 학교 성적의 향상 등이 있다. 아울러 질병에서 회복되는 속도도 빨라지고 수술 후의 통증도 덜하다.[9]

일관되게 건강에 유익하다고 드러난 영적 추구는 사랑에 중점을 둔 묵상, 타인 중심성, 긍휼, 이타적 활동 등이다. 반면에 두려움과 불안을 조장하는 종교 신념과 행위는 일관되게 해롭다고 밝혀졌다.

건강한 영성은 노년에 시작되어도 유익하다. 펜실베이니아대학교의 A. 뉴버그 박사 연구진이 65세 이상 노인들의 뇌를 연구한 결과, 사랑의 신(하나님)을 하루 12분씩 30일만 묵상해도 MRI 뇌 검사로 측정된 사랑 회로(전두대상피질)가 커졌고, 심장박동률과 혈압이 낮아졌고(스트레스 감소의 척도), 기억력 시험에 30%의 향상을 보였다. 반면에 분노와 진노의 신을 묵상하면 유익이 없었다.[10] 사랑의 신과의 관계 속에서 스트레스를 관리하면 뇌가 건강해진다!

외로움에 대한 연구와 사랑의 신을 묵상함에 대한 연구를 통합하면 이런 가설이 가능해진다. 남을 돕는 이타적 사랑의 실천도 건강에 이로워 어쩌면 노화 과정을 늦추리라는 가설이다. 놀랍게도 연구 결과 정확히 그렇게 밝혀졌다. 여러 연구로 입증되었듯이 지역사회에서 꾸준히 자원봉사를 하는 노인은 그렇지 않은 노인에 비해 (교육 수준, 기초 건강 등의 변수를 통제한 상태에서) 더 오래 살고, 질병과 장애와 우울과 치매가 적고, 요양원에 머무는 기간이 짧아진다.[11]

Key Points

1 정신적 스트레스가 해결되지 않으면 염증 연쇄반응을 자극하여 노화를 촉진한다.

2 정신적 스트레스의 3대 원인은 만성적 염려, 해결되지 않은 죄책감, 계속 이어지는 갈등 관계다.

3 세계관은 미지의 미래에 대응하는 능력에 영향을 미친다. 벌을 가하는 신을 믿으면 자기 소관 밖의 일을 신에게 의탁하기가 힘들다.

실
천
사
항

① 힘닿는 한 자신의 의무와 책임을 다한다.

② 가해자를 용서하고 앙심과 원한을 버린다.

③ 필요하다면 자신을 용서한다.

④ 고질적인 죄책감이 있다면 해결한다.

⑤ 현재 지고 있는 모든 짐을 평가하여 무엇이 내 책임이고 무엇이 내 책임이 아닌지 분별한다.

⑥ 실수와 고의적 악을 구분한다. 부담 없이 실수하고 거기서 배운다.

⑦ 관계를 두루 평가하여 건강한 결정을 내린다. 역기능 관계를 끝내야 할 수도 있다.

죽음에 대한
두려움을 해결하라

13

내가 죽음을 위해 멈출 수 없기에
그가 나를 위해 멈추어 주었다.

— 에밀리 디킨슨(1830~1886년)

가슴의 통증이 그녀를 짓눌렀다. 숨을 헐떡거릴 때마다 땀이 쏟아졌다. 손이 떨리고 자꾸 욕지기가 밀려오면서 현기증이 나는 게 꼭 죽을 것만 같았다. 그렇게 그녀는 내 진료실에서 겁에 질려 있었다. 두 달 전 그녀의 아버지가 교통사고로 사망하던 날 시작된 공황 발작은 하루가 다르게 악화했다. 그녀를 사로잡은 두려움은 죽음에 대한 두려움이었다. 그녀만의 문제가 아니다. 내 진료실을 찾아오는 온갖 배경의 많은 환자가 죽음을 두려워한다. 근심과 불안과 염려에 싸여 무언가 평안을 가져다줄 답을 애타게 찾는다.

저명한 정신의학 교수 어빈 얄롬은 《실존주의 심리치료》(학지사 역간)에 이렇게 썼다.

위대한 아돌프 마이어는 한 세대의 정신의학도들에게 "가렵지 않은 데는 긁지 말라"라고 충고했다. 이 격언은 죽음을 대하는 환자의 태도를 탐색하지 말라는 탁월한 논지가 아닌가? 삶의 가장 섬뜩한 공포를 심리치료사가 굳이 상기시키지 않아도 환자들은 이미 두렵고 무섭지 않은가? 어쩌자고 요지부동의 쓰라린 현실에 초점을 맞추는가? 치료의 목표가 희망을 주는 거라면 굳이 죽음을 소환하여 희망을 무너뜨릴 까닭이 무엇이냐는 것이다.[1]

하지만 어찌 삶의 종국과 죽음이라는 현실을 생각하지 않을 수 있겠는가? 얄롬의 이어지는 말처럼 죽음에 대한 두려움은 만인 보편이라서 배경 불문하고 인간이라면 누구나 씨름하는 근본 실재다. "죽음의 공포는 편만하고도 어마어마해서 삶의 에너지의 상당 부분이 죽음을 부정하는 데 소요된다."[2] 앞서 거듭 보았듯이 두려움의 원인이 무엇이든 두려움을 해결하지 않으면 스트레스 회로가 활성화되어 염증 연쇄반응이 뒤따르고 노화가 촉진된다. 나아가 죽음이 두려워서 너무 괴로워지면 술이나 마약처럼 해로운 방식으로 대응할 수 있는데 이 또한 쇠퇴를 촉진할 뿐이다. 그러므로 최대한 건강하게 늙으려면 죽음에 대한 만인 보편의 두려움을 해결해야 한다.

이 두려움을 처음 인식한 사람이 얄롬은 아니다. 거의 2천 년 전 신약성경 히브리서 저자는 이 땅을 향한 그리스도의 사명의 주목적 중 하나가 "죽기를 무서워하므로 한평생 매여 종노릇하는 모든 자들을 놓아 주려 하심"이라고 썼다(히브리서 2장 15절). 죽음에 대한 고민의 해결을 중시한 종교는 기독교만이 아니다. 고대 이집트인은 죽음과 내세에 대한 고민이 과할 정도였다. 따로한 권의 경전에 죽음의 신비만 다루었을 뿐 아니라 현세에 막대한 자금을 들여 엄청난 매장실(피라미드)을 짓고 내세용 재산을 떼어 놓았다.

세계 인구의 거의 30%가 신봉하는 한 종교를 창시한 사람은 죽음이 두려워 그 두려움을 해결하러 나섰다. 석가모니는 BC 563~483년에 히말라야산맥 남부의 산기슭에 살았다. 젊은 나이에 호화로운 왕궁 경내를 떠난 그는 병약한 노인, 중병이 든 사람, 화장용 장작더미로 옮겨지는 시체 등을 난생처음 보았다. 죽을 운명을 깨닫고 죽음이 두려워진 그는 두려움을 해결하고자 구도에 들어섰고, 그 결과 삶과 죽음에 대한 동양 철학의 설명과 동양 명상이 태동했다. 그것이 쭉 계속되어 석가모니 사후에도 수천 년째 신봉자들을 통해 발전되고 확장되었다.

죽음의 문제 앞에서 대부분의 세상 문화는 두려움을 이기고 달래려고 갖가지 신념을 내놓았다. 동양 종교는 죽음의 두려움을 해결하고자 생명 에너지를 일련의 새로운 생으로 재순환시키지만(윤회), 대부분의 세상 종교에는 모종의 천국과 지옥이 있다. 고대 노르웨이인은 사람이 죽으면 다양한 신 곁으로 간다고 믿었다. 전사한 사람은 전쟁 신인 오딘 곁으로, 바다에 익사한 사람은 해신 곁으로 간다는 식이었다.[3]

중동의 오래된 종교 조로아스터교에서는 사람이 죽으면 심판의 다리를 건너는데 이때 아름답고 향기로운 처녀나 못생기고 악취 나는 노파가 마중을 나온다고 믿는다. 처녀를 만나면 낙원으로 가고 노파를 만나면 지옥으로 간다.[4]

힌두교도 내세를 믿는데 영혼은 다양한 등급의 존재로 환생한다.[5] 이슬람교도 모든 분파를 아울러 천국과 지옥을 믿는 신념을 받아들인다. 신도가 천국에서 받을 상이 코란의 많은 본문에 언급되어 있다.[6]

유사 이래로 인류는 죽음에 부딪쳤고 세상 모든 문화는 사후에 벌어지는 일에 대한 신념을 내놓았다. 그런데 내세가 없다는 신념까지 포함해 죽음과 사후에 대한 가르침이 워낙 가지각색이다 보니 혼란스러울 수 있다. 사후에 대한 신념을 뒷받침해 주는 증거가 존재할까? 죽을 때 벌어지는 일에 대해 어느 한 관점이 다른 모든 관점보다 신빙성 있다고 믿을 만한 합리적인 이유가 있을까? 놀랍게도 현대의 정보과학으로 보나 물질과 에너지와 정보—재료와 동력과 데이터—에 대한 이해로 보나 다른 모든 관점보다 훨씬 이치에 맞는 관점이 하나 있다.

성경에 따르면 인간은 세 부분으로 되어 있다. "평강의 하나님이 친히 너희를 온전히 거룩하게 하시고 또 너희의 온 영과 혼과 몸이 우리 주 예수 그리스도께서 강림하실 때에 흠 없게 보전되기를 원하노라"(신약성경 데살로니가전서 5장 23절). 흥미롭게도 컴퓨터도 세 부분으로 되어 있어 구체적 실례로 아주 요긴하다. 컴퓨터가 작동하려면 하드웨어와 소프트웨어와 에너지원이 필요하다. 셋 중 하나라도 없으면 작동할 수 없고 셋이 다 있어야만 제구실을 한다. 살아 있는(작동하는) 인간은 세 부분—영과 혼과 몸—으로 되어 있다. 세 요소가 다 있어야만 인간으로 작동 내지 기능한다. 많은 사람이 이를 오해하는 이유는 성경의 일부 어휘가 신비롭거나 비의적인 의미로 변했기 때문이다. 영과 혼도 그런 경우다. 신약성경에 쓰인 이 세 단어의 헬라어 원어를 다시 살펴보면 더 잘 이해할 수 있다.

몸에 해당하는 헬라어 단어는 소마(σῶμα)다. somatic(신체의, 몸의)이라는 영어 단어가 여기서 파생되었다. 정신적 스트레스가 스트레스성 궤양처럼 몸으로 나타나면 이를 정신신체(psychosomatic) 질환이라 한다. 소마는 뇌를 포함한 우리 몸으로, 컴퓨터의 하드웨어, 즉 물리적 기계에 해당한다. 혼에 해당하는 헬라어 단어는 프쉬케(ψυχή)다. 정신의학이나 심리학 같은 합성어에 들어가는 psyche(정신, 혼)라는 영어 단어가 여기서 나왔다. 원어의 의미는 우리의 독특한 개성과 인격과 정체를 가리키며 컴퓨터의 소프트웨어에 해당한다. 영에 해당하는 헬라어 단어는 프뉴마(πνεῦμα)다. 바람, 공기, 숨을 뜻하며 pneumonia(폐렴)나 pneumatic(공기의) 같은 영어 단어가 여기서 나왔다. 이는 하나님으로부터 기원한 생명 에너지, 즉 우리의 에너지원이다.

컴퓨터가 작동하려면 3대 요소인 하드웨어와 소프트웨어와 에너지원이 모두 있어야 하듯이 인간도 3대 요소인 몸(하드웨어)과 혼(소프트웨어)과 영(생명 에너지)이 모두 있어야만 작동한다. 동력이 다한 컴퓨터는 어떤 상태가 되는가? "자는"(정지된) 상태가 된다. 놀랍게도 성경은 동력이 다한 인간을 표현할 때도 똑같이 "잔다"라는 단어를 쓴다(시편 7편 5절, 13편 3절, 마태복음 9장 24절, 요한복음 11장 12~13절, 데살로니가전서 4장 13절). "자는" 컴퓨터는 죽은 게 아니다. 마찬가지로 성경이 말하는 잠자는 상태에 들어간 사람도 죽은 게 아니다. 그래서 예수는 그분을 믿는 사람은 결코 죽지 않는다고 말씀하셨다. 자는 것이지 죽는 게 아니기 때문이다(요한복음 11장 26절).

어떤 사람이 당신의 컴퓨터를 빼앗아 산산조각으로 부수어 불에 녹이면 어떻게 될까? 이때는 기계가 "죽었다" 또는 파괴되었다고 말할 수 있다. 그런데 그 컴퓨터가 클라우드에 백업되어 있다면 어떨까? 그렇다면 하드웨어를 새로 사서 클라우드의 소프트웨어를 거기에 다운로드할 수 있다. 방금 당신이 한 일은 무엇인가? 컴퓨터를 부활시켰다!

예수는 "몸(소마/하드웨어)은 죽여도 영혼(프쉬케/소프트웨어)은 능히 죽이지 못하는 자들을 두려워하지 말"라고 말씀하셨다(마태복음 10장 28절). 친구의 컴퓨터가 적의 손에 넘어가 파괴될 위기에 처했다 하자. 그런데 데이터가 클라우드에 완전무결하게 저장되어 있다. 그렇다면 당신도 예수와 똑같이 친구에게 "하드웨어는 파괴해도 소프트웨어는 능히 파괴하지 못하는 자들을 두려워하지 말라"라고 말해 줄 것이다. 왜 그럴까? 하드웨어를 새로 사서(아예 업그레이드해서) 소프트웨어를 거기에 다운로드하면 되기 때문이다. 결국 하드웨어 업그레이드로 사정이 더 좋아진다. 성경이 그렇게 가르친다. 그리스도가 재림하시면 필멸의 인생이

불멸을 입고 썩을 것이 썩지 않을 것을 입는다(고린도전서 15장 42절). 즉 하드웨어가 업그레이드된다! 독특한 개성과 인격과 정체인 우리의 혼이 천국에 있는 하나님의 서버에서 새 몸(하드웨어)으로 다운로드되어 우리는 다시 작동한다!

여기서 예수의 가르침과 부처의 가르침이 확연히 구분된다. 예수는 생명 에너지(영, 프뉴마)와 개성(혼, 프쉬케, 소프트웨어)을 별개의 것으로 보았다. 본래 에너지란 창조되거나 파괴될 수 없고 다만 전송될 수 있을 뿐이다(열역학 제1법칙과 일치한다). 반면에 정보나 데이터는 창조되고 파괴될 수 있다. 동양 종교들은 생명 에너지와 개성을 하나로 뭉뚱그린다. 그래서 생명 에너지가 여러 형태로 이어지면 그 에너지를 쓰던 개성도 똑같이 이어진다고 가르친다. 그러나 이 가르침은 물리학과 정보과학의 어느 쪽과도 조화되지 않는다. 놀랍게도 성경 저자들이 기술한 내용은 현대 과학과 완벽하게 조화된다!

독재자 하나님관을 거부하되 우주에 내세가 없다고 믿는 선량한 과학자들은 안타깝게도 죽음의 두려움에서 보호받을 길이 없다. 그런 사람은 흔히 존재가 종식된다는 두려움을 상쇄하고자 자녀를 낳거나(후손을 통한 존재의 연장) 사후에까지 존속될 예술품이나 저서를 창작하거나 유산을 남긴다(자신의 이름을 딴 건물이나 기부금 등). 그러나 이런 시도는 다 결국 진정한 평안을 가져다주지 못한다.

마음이 열린 과학자들에게 대안으로 제시하고 싶은 관점이 있다. 자비와 사랑과 긍휼이 무한하시고 온 우주의 작동 원리인 자연법 자체를 지으신 지성적 신을 믿는 것이다. 그분은 우리가 증거에 기초해서 사고하고 탐구하여 신념을 정립하기를 원하시며, 그분을 믿는 모든 사람의 개성을 장차 보호하시다가 영원히 완전한 하드웨어에 다운로드해 주신다.

성경의 어법이 불편하게 느껴지는 과학자라면 "태초에 하나님이 천지를 창조하시니라"라는 창세기 1장 1절의 표현을 얼마든지 이렇게 바꾸어도 된다. "지구 바깥의 지성적 존재가 와서 생존 가능한 대기와 안정된 행성을 이루어 지구 모양으로 변화시키심으로써 지구가 시작되었다." 사랑이신 지성적 절대자를 믿어라. 그분이 주시려는 것은 치유와 회복이며 그분의 모든 법칙은 삶이 작동하도록 설계된 기준이다. 이런 분을 믿으면 과학과 성경이 통합되며, 우리의 신념을 다듬어 점점 더 실재의 작동원리에 일치시켜 나갈 장이 열린다. 또 내세의 희망을 가져다주어 우리는 죽음의 두려움에서 벗어난다. 이런 신념은 두려움 회로의 활성화를 억제하고 염증 연쇄반응을 완화하며, 그 결과 지금 여기서 삶이 더 건강해지고 노화에 따른 장애와 치매의 위험이 줄어든다. 권하노니 이 증거를 직접 검토해 보라.

Key Points

1 죽음에 대한 두려움은 만인 보편의 관심사라서, 생각하는 사람이라면 누구나 한 번쯤 고민하게 마련이다.

2 유물론 등 신 없는 우주를 내세우는 각종 이론은 이 관심사를 해결하여 불안을 더는 데 무용지물이다.

3 유사 이래 많은 종교가 죽음과 사후에 대해 다양한 신념을 가르쳤으나 그중 다수는 신 없는 우주론보다도 더 두려움을 유발하고 덜 합리적이다. 또 많은 사람을 오히려 신을 믿지 못하게 몰아간다.

4 죽음에 대한 많은 종교적 관점 중 기독교의 관점은 현대 컴퓨터 과학의 증거와 정확히 일치한다. 이 관점은 인간이 세 부분, 즉 몸(하드웨어)과 혼(소프트웨어)과 영(에너지)으로 이루어져 있다고 가르친다.

5 자애로운 창조주를 믿는 믿음은 성경과 과학 양쪽의 조화로운 관점에 일치하는 합리적 희망이다. 실재를 지으신 그분은 인간의 개성(혼, 소프트웨어)을 천국의 서버에 저장하셨다가 미래에 업그레이드된 하드웨어(새로운 몸)에 다운로드하신다.

실
천 사
항

① 잠시 다음 질문에 답해 본다.

1 사후에 자신이 어찌 되리라고 믿는가?

2 어떤 증거에 근거하여 그렇게 답했는가?

3 그 답은 평안을 가져다 주는가 아니면 두려움을 유발하는가?

② 증거에 기초하여 불안과 두려움을 덜어 주는 신념 체계를 정리해 본다.

③ 이타적으로 긍휼을 베풀며 남을 이롭게 하는 활동에 의지적으로 참여한다.

④ 분명히 해로운 활동이거나 남에게 알려질 경우 부끄러울 만한 활동이라면 양심상 거부한다.

4 : 치매를 예방하는 검증된 방법을 실천하라

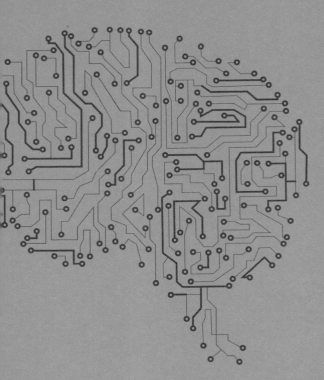

알츠하이머병도
피해갈 수 있다

14

> 알츠하이머병을 말하는 이들도 그게 무엇인지 통 모른
> 다. 좋지 않다는 거야 안다. 터널 끝에 불빛이 없어도 그
> 길로밖에 갈 수 없음도 안다. 그러나 알츠하이머병이
> 무엇이며 그 앞에 무엇이 놓여 있는지는 정말 모른다.
>
> —낸시 레이건, 텔레비전 프로그램 "60분"에서 마이크 월리스에게 한 말
>
> (2002년 9월 24일)

치매는 정상적인 일은 아니다. 정상으로 늙으면 치매에
걸리지 않는다. 치매는 병리적 상태이며 비정상 상황이다. 여러
건강한 선택을 통해 피할 수도 있는 병이다.

치매란 뇌 조직이 손상되어 기억력과 최소한 한 가지 다른 인
지력이 영구 손실되는 모든 병을 총칭하는 단어다. 인지력이란,
문제를 해결하고 정리하고 계획하는 능력, 언어를 정상으로 구
사하는 능력, 흔한 물체를 식별하는 능력, 옷의 단추 채우기나 신
발 끈 묶기 같은 단순한 운동 능력 등을 말한다.

치매의 원인으로는 머리의 외상(근래에 입증된 풋볼 선수 외에도 권투 선수나 기타 머리에 중상을 입은 사람), 여러 번의 뇌졸중, 감염(HIV, 광우병), 뇌 조직을 서서히 파괴하는 만성 대사 문제(알츠하이머병) 등이 있다. **알츠하이머병**은 뇌에 발생하는 신경퇴행성 변화를 지칭하는 단어이고, **알츠하이머 치매**는 그 병(뇌 손상)으로 인한 증상(기억력 상실과 인지 장애)을 총칭하는 단어다. 요컨대 치매의 원인은 다양하며 그중 가장 흔한 원인은 알츠하이머병이다. 그렇다면 치매의 유병률은 얼마나 되며 치매를 부추기는 요인은 무엇인가?

유병률은 특정 시점의 한 사회에서 특정 질병에 걸린 사람의 비율을 가리킨다. 세계의 거의 전역에서 60세 이상 인구의 5~7%는 모종의 치매에 걸려 있으며, 라틴아메리카에서 비율이 더 높고(8.5%) 사하라 이남의 아프리카는 더 낮은 편이다(2~4%). 2010년 기준으로 모종의 치매에 걸린 사람은 전 세계에 약 3천 5백6십만 명이었는데, 이 수치는 2050년까지 20년마다 두 배씩 (2030년에는 6천5백7십만 명, 2050년에는 1억1천5백4십만 명으로) 증가할 것으로 예상된다.[1]

2014년에 미국의 알츠하이머병 환자는 5백2십만 명으로 추정되었고, 그중 5백만 명은 65세 이상, 나머지 2십만 명은 65세 미만이다. 65세 이상에서는 아홉에 한 명꼴이고(11%) 85세 이상에서는 거의 셋 중 한 명꼴이다(32%). 알츠하이머병 환자의 절대다수는 75세 이상이다(82%). 85세 이상 미국인의 알츠하이머병 유병률은 히스패닉이 가장 높고(62.9%) 이어 흑인(58.8%)과 백인

(30.2%) 순이며, 환자의 거의 3분의 2에 달하는 3백2십만 명은 여자이고 남자는 1백8십만 명이다. 71세 이상의 유병률은 남녀 각각 11%와 16%다.[2] 이런 성별 차이의 주된 이유 중 하나는 여자의 수명이 남자보다 길다는 데 있다. 수명이 길수록 이 병에 걸릴 위험도 커진다. 하지만 오래 산다고 해서 알츠하이머병에 걸린다는 뜻은 아니다. 각자의 삶에서 수정 가능한 많은 요인에 모든 게 달려 있다. 그런 요인을 찾아내 생활방식을 조정하도록 돕는 게 이 책의 주목적 중 하나다. 그러면 수명이 길어질 뿐 아니라 치매에 걸릴 위험도 동시에 줄어든다.

알츠하이머병이란 무엇인가?

1907년에 알츠하이머병을 처음 기술한 알로이스 알츠하이머는 한 51세 여성에게서 기억력과 인지력 문제의 증상을 찾아냈다. 부검과 현미경 검사 결과 뇌에서 **신경섬유 뭉치와 노인성 반점**이라는 병변이 발견되었다. 신경섬유 뭉치는 **타우**라는 특정 단백질에 과량의 인산이 들러붙은 덩어리다. 인산과 결합한 타우 단백질은 훼손되어 제구실을 할 수 없다. 그래서 함께 모여 뭉쳐진 덩어리가 부검에서 관찰된다.

노인성 반점은 베타아밀로이드라는 다른 단백질이 축적된 것인데, 이 단백질은 알츠하이머병의 특정 요소이자 잠재 원인으로 간주한다. 잠시 후에 보겠지만 타우와 베타아밀로이드의 침착은 신경세포가 죽을 때 발생한다. 그래서 신경섬유 뭉치와 노인성 반점은 신경세포가 소실된 뇌에서만 나타난다. 알츠하이머병 증상이 나타날 때쯤이면 이미 뇌에서 수십억 개의 신경세포가 사라진 후다.

정상으로 작동하는 뇌는 유동 상태라서 새로운 신경세포가 생성되고 불필요한 신경세포는 제거되며, 축삭돌기와 수상돌기(신경세포를 서로 연결하여 방대한 정보 처리망을 형성하는 통신 섬유)가 늘 가지를 뻗거나 가지치기를 한다. 불필요한 신경세포를 폐기하되 무해하게 통제하는 방법이 뇌에 설계되어 있다는 뜻이다. 비유컨대 철거 회사에서 건물을 파괴할 때 주변 건물에 피해가 가지 않게 하는 것과 비슷하다. 다만 건물을 무너뜨리고 난 후에는 청소하고 치워야 할 폐기물이 많이 남는다.

신경세포도 죽고 나면 청소해야 할 여러 단백질과 지방과 화학물질이 남는다. 뇌에 이 일을 담당할 "작업반"이 있어 일부 물질은 면역계의 지시대로 식세포가 "먹어" 치운다. 구리와 아연과 철분 같은 다른 잔류물은 심한 산화작용을 일으켜 뇌에 해로운 활성산소 분자를 생성할 수 있다. 뇌의 한 특수 단백질이 이런 미량의 화학물질과 결합해 이를 제거한다. 바로 베타아밀로이드라는 단백질이 이런 화학물질과 결합한 뒤 글림프계를 통해 뇌로부터 대개는 신속히 제거된다.[3]

베타아밀로이드는 미량의 화학물질과 결합해 제거하는 데만 관여할 뿐 아니라 새로운 신경세포의 생장을 촉발하는 신호 분자로서도 극소량이 필요하다.[4] 그런데 베타아밀로이드가 너무 많으면 독성을 띠어 유해한 산화 분자를 생성할 수 있다. 베타아밀로이드가 독성을 띠려면 세 가지 조건이 충족되어야 한다. 첫째, 구조적 변화다. 즉 베타아밀로이드가 저절로 뒤로 접혀 불용성 원(原)섬유를 이루어야 하는데 이 과정을 원섬유형성이라 한다. 베타아밀로이드는 본래 가용성(可溶性) 단백질이며, 가용성 형태로 남아 있는 한 뇌가 이를 방출하여 침착을 막을 수 있다. 그런데 베타아밀로이드가 잘못 접혀 소위 교차판상이 되면 불용성으로 변해 뇌에 침착되면서 아밀로이드 침전물이 생겨난다.[5] 둘째, 베타아밀로이드가 독성을 띠려면 세포가 죽을 때 베타아밀로이드가 구리나 철분과 결합해야 한다. 셋째, 아미노산 메티오닌이 존재해야 한다.[6] 실제로 여러 연구에서 밝혀졌듯이 메티오닌이 부재한 상태에서 뇌에 베타아밀로이드가 증가하면 그만큼 산화 분자가 감소한다. 이는 베타아밀로이드가 보상 기제로 작용해 뇌의 산화 분자를 감소시킬 수도 있다는 뜻이다.[7] 그런데 메티오닌과 결합된 베타아밀로이드 덩어리는 주변 신경세포에 해를 끼치는 산화 분자를 생성한다. 비유컨대 차고에 엎질러진 휘발유를 톱밥으로 흡수하는 것과 비슷하다. 톱밥에 흡수된 휘발유는 다른 데로 번지기가 어려워 이 둘만 있으면 차고의 피해가 줄어든다. 그러나 제3의 요소인 불꽃이 더해지면 연소(신속한 산화)가 발생해 차고의 여러 물건에 큰 피해를 일으킨다.

그렇다면 뇌에서 발생해 알츠하이머병을 부추기는 요인은 무엇이며, 이 병의 위험을 줄이거나 어쩌면 아예 예방하기 위해 우리가 할 수 있는 일은 무엇인가?

알츠하이머병은 조기 발현(대개 60세 이전이지만 65세 이전으로 보기도 한다)과 후기 발현(65세 이후)으로 양분된다. 조기 발현은 유전과 관계있어 조기발현가족력알츠하이머병(EOFAD)이라 불린다. 현재까지 조기 발현에서 확인된 유전자는 아밀로이드 전구단백질(APP, 21번 염색체), 프리시닐린1(PS1, 14번 염색체), 프리시닐린2(PS2, 1번 염색체) 등 세 가지다. 이 중 하나라도 변이되면 EOFAD를 유발할 수 있다. EOFAD의 약 10~15%는 APP 변이, 30~70%는 PS1 변이와 관계되며 PS2 변이는 드물어 조기발현 알츠하이머병의 5% 미만에만 영향을 미친다.[8] EOFAD는 모든 알츠하이머병의 5%가 못되는 데다[9] 주요 위험 요인이 유전인 만큼 이 세부 유형은 이 책에 더 다루지 않겠다.

모든 알츠하이머병의 95%를 차지하는 후기발현 알츠하이머병은 ApoE(아포리포단백질E)라는 또 다른 유전자와 관계된다. 이 유전자 속에는 지방질 비타민과 콜레스테롤을 뇌세포로 전송하는 한 단백질의 유전정보가 지정되어 있다. 현재까지 인간의 ApoE 유전자는 ApoE2, ApoE3, ApoE4 등 세 가지 버전이 확인되었다. 인간은 부모로부터 각각 하나씩 두 벌의 유전자를 받으므로 ApoE도 사람마다 두 개씩 있다.[10]

인구의 7%에 적어도 하나씩 있는 ApoE2 유전자는 아테로마성 동맥경화증의 위험을 높인다. 지방질 반점이 동맥벽에 침투해 혈관을 좁히므로 혈액 순환을 방해하고 심장발작과 뇌졸중의 위험을 높이기 때문이다. 인구의 79%에 두 개씩 있는 ApoE3은 건강한 버전이라서 질병의 위험이 알려진 바 없다. 인구의 14%에 적어도 하나씩 있는 ApoE4 버전은 알츠하이머병의 위험을 높이는 데 관여한다.

ApoE4가 두 개인 사람은 알츠하이머병에 걸릴 위험이 10~30
배 높고, 이 병에 걸린 환자의 최고 65%까지는 이 유전자가 하
나라도 있다. 그런데 환자의 3분의 1은 이 유전자가 아예 없다.
ApoE4 유전자가 알츠하이머병의 위험을 높일 수는 있어도 그
것만으로 병인의 필요조건이나 충분조건은 아니라는 뜻이다.

이 희소식을 처음 알았을 때 나는 자못 들떠 안도했다. "나쁜"
유전자를 받은 사람(대개 증거는 후기발현 알츠하이머병에 걸린 가족이
다)도 본인의 선택을 통해 발병을 예방할 수 있다는 말이기 때문
이었다! 부모 중 한쪽이 알츠하이머병에 걸렸다 해서 당신까지
발병을 선고받은 것은 아니다! 당신이 선택하기에 따라 뇌를 보
호하여 알츠하이머병을 예방할 수 있다.

최근 워싱턴대학교에서 발표한 연구 결과 ApoE4 유전자가
있어도 장기간 운동한 사람은 치매에 걸리지 않았고 뇌에 베타
아밀로이드가 더 적었다![11] 운동이라는 단 하나의 수정 가능한
요인만으로도 ApoE4 유전자 보유자의 알츠하이머병 발병이 예
방된 것이다. 발병 위험을 낮추는 수정 가능한 요인은 그 밖에도
더 있다. 유전적 요인은 발병 위험의 약 3분의 1에 불과하다. 유
전이 다가 아니라면 알츠하이머병 발병의 핵심 요인은 무엇일
까? 강력한 증거가 가리키는 바는 곧 염증(앞서 말한 산화 분자, 시토
카인, 케모카인, 면역세포 등의 증가)이다. 염증은 뇌에 인슐린 저항을
유발하여 사건의 연쇄반응을 일으키고, 그 결과 뇌세포가 죽어
이 병에 걸린다. 대부분의 수정 가능한 요인과 더불어 운동은 염

증과 인슐린 저항을 완화하여 알츠하이머병의 발병을 예방한다.

인슐린과 뇌

체내의 인슐린은 포도당의 사용량을 조절하며, 몸에 지시해 에너지를 주로 지방의 형태로 저장하게 한다. 인슐린 수치가 높으면 몸은 신호를 받아 지방을 만들고 이미 저장된 지방을 분해 연소하지 않는다. 몸 전체에 쓰이는 인슐린은 췌장 내의 섬세포라는 작은 세포군에서 생성된다.

그런데 뇌도 자체의 인슐린을 만들며, 뇌 속의 인슐린은 포도당 사용의 통제보다 훨씬 많은 일을 한다. 뇌의 인슐린은 베타아밀로이드 단백질과 타우 인산화(앞서 말했듯이 둘 다 알츠하이머병의 특징 요소다)의 제거, 혈액 순환, 세포의 죽음(세포자멸사)의 억제, 염증에 대한 반응, 뇌 지방의 제거, 새로운 신경연접부의 생성 능력, 기억 형성 등까지 조절한다. 또 신경전달물질 수용체의 통행을 원활하게 한다.[12] 보다시피 무엇이든 뇌의 인슐린 기능을 방해하는 것이면 폭넓은 악영향을 미친다.

알츠하이머병과 제2형 진성당뇨병은 놀랍도록 유사하다. 이 당뇨병은 체내에 인슐린이 부족해서가 아니라 인슐린 저항의 결과로 성인기에 발현한다. 인슐린 저항, 산화 스트레스의 증가에 따른 염증, 베타아밀로이드 단백질 침전물(알츠하이머병의 경우는 뇌에, 제2형 진성당뇨병의 경우는 췌장에 침전된다), 타우 단백질의 과인산화, 인지적 쇠퇴 등이 두 질환 모두에 나타난다.

제2형 진성당뇨병 환자는 알츠하이머병에 걸릴 위험이 60% 높아지고, 아직 이 당뇨병 진단이 나올 만큼 심각하지는 않더라도 혈당이 올라가면(105~120mg/dL) 알츠하이머병에 걸릴 위험이 10~20% 높아진다.[13] 이는 자못 우려스러운 일이다. 45~64세 미국인의 50%는 정상 혈당 수치에 말초 인슐린 저항이 있고, 65세 이상의 76%가 말초 인슐린 저항이 있기 때문이다. 이는 체내에 염증이 증가하는 중이라서 인슐린 수용체가 인슐린에 보이는 반응이 둔해진다는 뜻이다. 그러면 몸이 이를 보충하려고 인슐린 수치를 높여 포도당 수치가 한동안 정상화된다. 무엇이든 염증을 증가시키는 것이면 다 해당하지만, 특히 고당분 식단, 고지방 식단, 만성 염증, 만성 스트레스, 늘 앉아 지내는 생활방식 등이 인슐린 저항을 유발하는 요인이다.[14]

유해한 연쇄반응

문제의 가능한 기제를 정리하려면 신경세포와 그 내부 구조를 좀 더 알아야 한다. 신경세포는 다른 뇌세포들과 수천 군데씩 연결된 뇌세포로서 전기 신호와 화학 신호로 소통한다. 신경세포의 세포체에서 뻗어 나온 돌기를 축삭돌기와 수상돌기라 하는데 이는 신호를 보내고(축삭돌기) 받는(수상돌기) 전화선에 비견된다. 신경세포는 이런 돌기를 통해 서로 소통한다. 축삭돌기와 수상돌기 안쪽에 튜불린이라는 단백질로 만들어진 미소관이 있어 돌기의 구조 및 안정성을 이루면서, 세포 내부에 필수 물질을 두루 수송하는 도로 역할을 한다. 그런데 수상돌기는 그렇지 않지만, 축삭돌기의 미소관을 지탱하는 것은 타우 단백질이다.[15]

건축 현장의 가설 발판을 생각해 보라. 발판과 발판이 연결되는 곳마다 이음쇠로 조여 있다. 이 발판이 미소관이라면 이음쇠는 미소관을 지탱하는 타우 단백질이다. 그런데 발판의 이음쇠를 빼면 어떻게 될까? 발판이 붕괴한다. 타우 단백질이 인산화할 때도 똑같은 일이 벌어진다. 타우에 인산기가 붙으면 타우가 더는 미소관을 지탱시키는 제구실을 할 수 없어 축삭돌기의 미소관이 망가진다. 그러면 축삭돌기가 풀어지면서 다양한 이온이 세포 속으로 흘러들어 신경세포가 죽는다.

이상의 내용을 종합해 알츠하이머병의 잠재 원인 경로를 증거에 부합하게 추적해 보자. 건강에 해로운 식단(5~6장), 유해 물질(7장), 늘 앉아 지내는 생활방식(8장), 수면 장애(9장), 정신적 긴장을 해소하지 못함(10장), 만성화된 정신적 스트레스와 건강에 해로운 신념 체계(11~13장) 등 무엇이든 염증을 증가시키는 요인은 뇌를 포함해 전신에 순환하는 각종 염증 분자의 농도를 높인다. 이런 염증 분자는 다음과 같은 유해한 연쇄반응을 유발한다.

◆ 신경세포의 인슐린 하부수용체가 인슐린에 보이는 반응이 둔해진다.
◆ 인슐린 반응이 손상된 결과로 뇌에서 베타아밀로이드 단백질이 제거되지 않는다.
◆ 그러면 베타아밀로이드가 미소관의 타우 단백질을 인산화한다.[16]
◆ 타우 단백질의 공급이 끊겨 미소관이 붕괴된다.

◆ 미소관이 붕괴되면 축삭돌기가 풀어지고 다양한 이온이 유입되어 신경세포가 죽는다.

◆ 신경세포가 죽으면 구리와 철분과 아연 같은 여러 미량의 화학물질이 남는다. 이런 화학물질은 산화작용을 일으키므로 제거되지 않으면 뇌에 다양한 유해 반응을 유발할 수 있다. 그래서 뇌는 베타아밀로이드를 보내 그런 화학물질과 결합하여 이를 제거하게 한다.[17] 아울러 뇌는 신경세포의 추가 손실을 막고자 소량의 베타아밀로이드를 별도로 더 동원할 수도 있다.

◆ 그런데 알츠하이머병에 걸리는 뇌는 만성 염증 상태라서 인슐린 저항이 있어 베타아밀로이드가 제대로 제거되지 않고 쌓여 타우의 인산화를 가중한다. 이렇게 악순환이 계속되면서 신경세포가 더 파괴되어 결국 치매를 낳는다.

또 다른 잠재 경로도 가능하다.

◆ 외상이나 저산소증 등 뇌 손상의 결과로 신경세포가 상실된다.

◆ 미량의 화학물질이 남는다.

◆ 뇌는 베타아밀로이드를 증가시켜 미량의 화학물질을 치우면서 어쩌면 신경세포의 건강도 증진한다.

◆ 베타아밀로이드가 잘 제거되지 않는다.

◆ 베타아밀로이드가 축삭돌기의 타우 단백질을 인산화한다.[18]

◆ 미소관에 타우 단백질의 공급이 끊겨 미소관이 붕괴한다.

◆ 축삭돌기가 풀어지고 이온이 흘러들어 신경세포가 죽는다. 그 결과

미량의 화학물질이 또 남아 악순환이 되풀이된다.

이런 연쇄반응에 더해, 뇌에 축적되는 베타아밀로이드가 메티오닌에 노출되면 그 침전물도 산화작용을 일으켜 신경세포를 손상시킨다. 그 결과 신경세포가 더욱 상실된다.

치매 예방을 위한 권고

다행히 절대다수의 사람에게 이런 유해한 연쇄반응은 예방될 수 있다. 기억력과 인지력이 이미 조금씩 나빠지기 시작한 경우라도 마찬가지다. 생활방식을 건강하게 바꾸면 치매 쪽으로의 진행이 중단된다![19]

건강을 증진하고 노화를 늦추고 치매 위험을 낮추고 뇌를 젊게 하는 구체적 행동을 4대 핵심 요인으로 나눌 수 있다. 바로 신체 운동, 정신적 자극, 스트레스 관리, 영양식과 생활방식이다.

꾸준히 운동하라

운동이 치매 위험을 낮추고 노화를 늦추는 이유는 전신의 산화 스트레스를 감소시키고, 뇌 건강에 이로운 다양한 단백질 생성 및 새로운 신경세포의 생성을 촉진하고, 기분을 향상하는 물질을 뇌에 더 많이 생성 분비되게 하고, 인슐린의 감수성을 높이고, 체중을 줄여 주기 때문이다. 과하지 않은 꾸준한 운동이 건강에 미치는 악영향은 없다.

권고할 만한 최적의 운동에는 아래의 내용이 포함된다.

◆ 운동을 새로 시작하기 전에 주치의와 상의한다.

◆ 늘 강도를 낮게 시작하여 서서히 높여 나간다. 그래야 부상을 피할 수 있다.

◆ 정신적으로 즐거운 운동을 택하고 본인이 싫어하는 운동은 삼간다.

◆ 유산소 운동: 중간 정도라면 하루 30분씩(10분 단위로) 주 5일, 격렬하게 하려면 하루 20분씩 주 3일.

[척도는 다음과 같다. 0=앉은 자세로, 5=중간 정도, 7~8=격렬하게, 10=전력 분투]

◆ 근력 운동: 최소 주 2일.

[8~10가지 운동을 각각 최소 10~12회씩 하거나 이 전체를 반복한다.]

◆ 유연성 운동: 하루 10분씩 주 2일.[20]

정신을 자극하는 활동을 꾸준히 하라

신체 운동을 꾸준히 하면 근육에서 항염증 시토카인이 생성되어 염증이 완화된다. 신체 운동은 또 뇌혈관을 확장해 산소 공급이 원활해지게 한다. 아울러 신체 운동을 꾸준히 하면 뇌에서 여러 단백질이 생성되어 새로운 신경세포의 생성이 촉진되고 신경세포 간의 신경연접부도 더 많아진다. 그래서 몸이 운동하면 새로운 학습이 더 쉬워진다! 뇌를 건강하게 유지하려면 뇌를 써야만 한다. 뇌를 쓸 때 추가로 생성되는 인자들이 뇌를 건강하게 할 뿐 아니라 새로운 학습에 해당하는 신경망까지 새로 만들어낸다. 그러니 꾸준한 활동으로 정신을 자극하라. 퍼즐 맞추기, 성경 공부, 외국어나 새로운 스포츠나 음악이나 미술 배우기, 강의 듣기 등이 좋은 예다. 왈츠나 탱고 배우기, 탁구나 테니스 치기처럼 심신의 자극이 병행되면 특히 더 유익해 보인다. 쓰지 않으면 잃는다는 사실을 잊지 말라.

요컨대 뇌도 몸도 꾸준히 운동하라!

스트레스를 잘 관리하라

스트레스 관리란 스트레스를 무조건 피한다는 뜻이 아니라 전략을 개발해 스트레스를 해소하고 내면의 평안과 행복을 유지한다는 뜻이다. 스트레스를 관리하지 못하면 스트레스 회로와 염증 연쇄반응이 더 자극되어 노화가 촉진되고 치매 위험이 커진다. 병리적 스트레스를 줄이는 구체적 행동에는 아래의 내용이 포함된다.

남을 용서하라. 가해자를 용서하면 스트레스 회로가 진정되고 염증 연쇄반응이 완화된다. 용서란 원한과 앙심과 악감정을 버리는 것이지 상대를 도로 신뢰한다는 뜻이 아니다. 신뢰할 만한 사람만 신뢰하는 게 현명하다. 앙심과 원한과 악감정은 유해해 뇌의 스트레스 경로를 자극한다. 이런 감정을 해결하지 못하면 산화 스트레스가 높아져 심신과 관계의 건강에 해롭다. 용서한다 해서 가해 행위가 잘못이 아니었다는 뜻은 아니다. 다만 어디에나 품고 다니던 분노와 원한 같은 해로운 감정에서 자신이 해방된다.[21]

건강한 관계를 가꾸라. 갈등 관계는 뇌의 스트레스 회로와 면역계를 차례로 자극해 염증인자의 수치를 높인다. 관계 문제가 만성화된 사람은 그만큼 심신의 건강에도 문제가 많다. 관계가 건강해지려면 건강한 사람이 되어야 하는데 건강한 사람은 자신을 다스릴 줄 안다. 즉 성숙한 사람은 타인의 건강을 평가해서 그 증거에 기초해 자기 소관의 결정을 내린다. 함께 시간을 보낼 대상, 상대의 태도와 갈망을 신뢰하는 정도, 해롭다고 밝혀진 관계를 정리할 시점 등을 분별한다.

후히 베풀라. 많은 연구로 입증되었듯이 어떤 식으로든 꾸준히 자원봉사를 하는 사람은 몸이 더 건강하고 혈압이 안정되고 처방 약 복용이 줄고 독립생활의 기간이 길어지고 치매 위험이 낮아진다. 남을 사랑하면 뇌가 건강해진다.[22]

연예 오락물을 줄이라. 뇌는 객관적 위협과 주관적 위협을 구별하지 못한다. 스트레스를 일으키는 텔레비전 프로그램을 시청하면 뇌의 스트레스 경로가 자극되어 전신에 염증이 증가한다. 뇌 연구로 입증되었듯이 (교육 프로그램과 달리) 연예 오락물은 뇌 구조를 변형시켜 전전두피질(계획하고 정리하고 자제하고 주목하고 잘 판단하는 부위)의 발육 부진과 변연계(두려움과 짜증을 경험하는 부위)의 과잉 발달을 낳는다. 이런 불균형은 주의력 문제뿐 아니라 불안과 정서 문제도 유발하여 치매 위험을 높인다.[23]

사랑의 신과의 관계를 가꾸라. 사랑의 신인 하나님을 묵상하여 영성이 건강한 사람은 불안과 스트레스가 낮고 삶 전반이 더 유의미하고 만족스럽다. 여러 연구에 보듯이 건강한 영성은 자살률을 낮추고 삶의 만족도를 높이며 관계와 생활방식 전반을 더 건강하게 한다. 건강한 영성의 유익은 아래와 같이 많다.

- ◆ 용서할 소지는 커지고 앙심을 품을 소지는 낮아져 염증 연쇄 반응이 완화된다.
- ◆ 전전두피질이 발달하고 두려움 회로가 진정된다.
- ◆ 이타적 활동에 더 많이 참여한다.
- ◆ 결과를 신에게 맡겨 염려가 줄어든다.
- ◆ 생활방식이 건강해져 체내에 유해 물질이 줄어든다.
- ◆ 갈등이 잘 해결되어 관계가 더 건강해진다.

그러나 두려움과 적개심과 갈등을 조장하는 하나님관 때문에 건강에 해로운 예배도 있다. 이런 신념 체계는 불안과 두려움과 염려를 가중시키고 관계에 갈등을 유발하여 삶 전반에 불만을 느끼게 한다. 이 모두가 염증을 증가시켜 뇌 건강에 해롭다.

미시간대학교에서 코소보와 보스니아 출신의 무슬림 난민— 그 중 60%는 외상 후 스트레스장애가 있었다—을 상대로 자비의 하나님관과 복수의 하나님관의 차이를 연구했다. 난민의 77%는 적들이 "응분의 대가를 치르게" 해달라고 "부정적으로" 기도했다. 다시 말해서 신의 복수를 구한 것이다. 연구 결과 긍정적으로 용서와 평화와 적대감 해소를 위해 기도한 무슬림들은 낙관과 희망과 건강한 적응의 수치가 높았던 반면, 복수심과 분노로 기도한 이들은 낙관과 희망과 건강한 적응의 수치가 낮게 나

타났다.[24]

노화를 늦추는 건강한 식단을 선택하라

"음식물이 나를 만든다"라는 옛말을 들어 보았을 것이다. 그 말 속에 많은 진리가 담겨 있다. 인체 조직은 각자가 먹는 영양분과 소재로 만들어진다. 당분과 포화지방이 많은 식단은 염증과 산화 스트레스를 증가시켜 노화 과정과 뇌 기능 쇠퇴를 촉진한다. 반대로 과일과 견과와 곡물과 채소와 냉수성 어류와 올리브유가 많은 식단은 항산화제와 필수 영양소를 공급해 염증을 완화하고 노화 과정을 늦춘다. 대체로 가공식품일수록 몸과 뇌의 건강에 더 해롭다. 많은 연구에서 밝혀졌듯이 지중해식 식단은 알츠하이머병에 걸릴 위험을 낮출 뿐 아니라, 위에 말한 다른 생활방식 요인들과 병행될 경우 이미 기억력과 인지력 손상의 초기 증세를 보이는 이들과 위험이 높은 ApoE4 유전자를 보유한 이들의 악화를 예방하기까지 한다.[25]

2013년 7월 19~20일 워싱턴 DC에서 개최된 국제영양 및 뇌 학회 심포지엄에서 뇌 건강을 증진하고 치매 위험을 낮추기 위한 구체적 영양 지침이 채택되었다. 다음은 그때 발표된 7대 지침이다.

1 포화지방과 트랜스지방의 섭취를 줄인다. 포화지방은 주로 유제품과 육류에 들어 있다. 트랜스지방은 간식용 빵과 과자류와 튀긴 음식에 들어 있으며 영양 정보에 "부분 경화유"로 표시된다.

2 식단의 주식을 육류와 유제품에서 채소와 콩류(콩, 완두콩, 렌즈콩)와 과일과 통곡물로 바꾸어야 한다.

3 비타민E는 보조식품보다는 음식물에서 섭취하는 게 좋다. 비타민E가 함유된 건강식품에는 씨앗과 견과와 녹색 채소와 통곡물이 있다. 비타민E의 권장섭취량은 하루 15mg이다.

4 비타민B12의 확실한 공급원이 매일의 식단에 꼭 들어 있어야 한다. 강화식품이나 적어도 일일권장량(성인의 경우 2.4μg)을 함유한 보조식품이 그에 해당한다. 혈액 검사를 통해 비타민B12 수치를 꾸준히 확인하라. 나이를 비롯한 많은 요인이 흡수를 방해한다.

5 종합비타민을 복용할 경우 철분과 구리가 없는 제품을 선택하고 철분 보조식품은 의사의 지시가 있을 때만 복용한다.

6 알루미늄이 알츠하이머병에 어떤 역할을 하는지는 아직 연구 중이지만 그래도 접촉을 줄이려면 알루미늄이 함유된 조리기구나 제산제나 베이킹파우더나 기타 제품을 쓰지 않으면 된다.

7 주 3회 이상 각 40분의 활기찬 걸음에 맞먹는 유산소 운동을 꾸준히 한다.[26]

Key Points

1 정상으로 늙으면 치매에 걸리지 않는다. 치매는 비정상 상태의 병이다.

2 치매의 원인은 많은데 그중 가장 흔한 게 알츠하이머병이다.

3 ApoE4 유전자가 알츠하이머병에 걸릴 위험을 높일 수 있으나 그것만으로 충분조건은 아니다.

4 뇌의 염증과 인슐린 저항은 유해한 연쇄반응을 일으켜 알츠하이머병을 유발한다.

5 염증과 인슐린 저항을 증가시켜 알츠하이머병 발병을 촉진하는 요인에는 늘 앉아 지내는 생활방식, 당분과 지방질이 많은 식단, 만성화된 정신적 스트레스, 과로, 수면 부족 등이 있다.

6 염증과 인슐린 저항을 완화하여 알츠하이머병 발병을 예방하는 요인에는 심신의 운동, 항염증 식단, 휴식과 수면, 스트레스 관리 등이 있다.

실천 사항

① 의사와 상의해 지속 가능한 운동 계획을 짜되 주 5회 각 40분의 유산소 운동도 포함한다.

② 평생교육과 정신적 자극과 사고 개발에 힘쓴다.

③ 규칙적으로 자고 일어난다.

④ 식단을 바꾸어 과일과 견과와 채소와 오메가3 지방산은 늘리고 고당분과 포화지방과 트랜스지방이 함유된 염증성 음식은 줄인다. 포화지방은 주로 유제품과 육류에 들어 있다. 트랜스지방은 간식용 빵과 과자류와 튀긴 음식에 들어 있으며 영양 정보에 "부분 경화유"로 표시된다.

⑤ 지역사회에서 자원봉사 활동을 한다.

⑥ 모든 잘못을 용서하여 앙심과 원한을 해결한다.

⑦ 연예 오락물을 평가하여 스트레스를 많이 유발하는 프로그램은 시청 시간을 줄이고 즐겁거나 교육적인 프로그램을 더 시청한다.

⑧ 관계의 갈등을 해결한다. 건강한 관계 방식을 거부하는 이들에게 선을 그어야 한다면 그렇게 한다.

치매를 예방하는
식품과 영양제를 섭취하라

15

미래의 의사가 … 환자의 관심을 높일 부분은 인간의 체력 관리, 식생활, 질병의 원인과 예방이다.

—토머스 에디슨, 〈포트웨인 센티널〉지,
"에디슨이 반기는 속도의 시대"(1902년 12월 31일) 중에서

5~6장에서 보았듯이 영양분은 신체 건강에 중요한 역할을 한다. 필수 영양소가 결핍된 염증성 음식(패스트푸드, 인스턴트 식품)을 먹느냐 아니면 항염증 영양소가 풍부한 균형 잡힌 식단이냐에 따라 노화가 촉진될 수도 있고 지연될 수도 있다. 이게 검증된 사실이다 보니 수많은 사람이 영양 보조식품과 다양한 허브와 식용유와 비타민과 미네랄로 식단을 강화하여 건강을 개선하려 한다. 미국인이 각종 영양 보조식품에 소비하는 돈이 연간 140~200억 달러에 달한다. 그중 대부분은 이롭다는 증거가 없고 일부는 아예 해롭다. 이번 장에서는 뇌 건강을 증진하고 치매 위험을 낮추기 위해, 보조식품에 대한 자료를 최선의 증거에 따

라 검토하고자 한다.

오메가3 지방산을 반드시 식단에 넣어라

6장에서 오메가3 지방산의 효능을 살펴볼 때 지적했듯이 오메가3에는 세 종류가 있다. 단쇄형인 ALA(알파리놀렌산)는 아마와 견과 같은 식물에 들어 있고, 장쇄형인 EPA(아이코사펜타엔산)와 DHA(도코사헥사엔산)는 주로 기름기 많은 생선에 들어 있다. 뇌에 쓰이는 종류는 바로 장쇄형인 EPA와 DHA이다.

DHA는 건강한 뇌 발달에 필수라서 결핍되면 발달 지체의 위험이 커진다.[1] 여러 연구 결과 이 필수 지방의 수치가 낮은 아이는 정상 수치인 아이에 비해 학습 능력이 떨어지고 행동 문제가 많다.[2] 대다수 산부인과 의사가 임신부의 비타민에 오메가3 보조 식품을 포함하는 데는 그런 이유도 있다. 이 지방산이 뇌 발달에 필수이다 보니 임신부의 몸은 오메가3를 발달 중인 태아에게 보낸다. 그래서 자기 몫의 필수 지방산은 감소한다. 이렇게 오메가3 지방산이 감소하면 산후우울증의 위험이 커지므로 이에 대비하기 위해서도 출산 전에 보충해 주어야 한다.[3]

뇌가 다 발달한 후에도 오메가3 지방산은 산화 분자를 청소해 뇌에 항아밀로이드 효과를 냄으로써 염증 완화에 지속적 역할을 하는 것 같다. 한 연구에서는 이런 유익 덕분에 알츠하이머병의 발병 위험이 낮아진 듯 보인다.[4] ApoE4 유전자가 없는 이들을 평가한 다른 연구 결과 생선을 매주 2~3회 먹는 사람은 4년만에 알츠하이머병 위험이 50% 낮아졌다.[5] 약 9백 명을 9년간 추적한 다른 연구에서도 DHA 수치가 가장 높은 이들은 알츠하이머병 발병이 47% 감소했다.[6]

흥미롭게도 생선을 먹을 때와 어유 보조식품을 복용할 때 나타나는 유익은 똑같지 않아 보인다. 여러 연구에 대한 메타분석 결과 오메가3 보조식품은 가벼운 인지 손상(치매 발병 이전의 증상)이 있는 이들에게는 인지력과 처리 속도를 향상해 주었지만, 이미 치매에 걸린 이들에게는 유익이 없었고 치매 발병을 예방하지도 못했다.[7] 그러나 매주 1회 생선을 섭취하면 뇌 용량과 특히 기억 중추가 확실히 커졌다. 생선구이를 매주 최소 1회씩 먹은 사람 260명을 연구한 결과 생선을 먹지 않은 사람에 비해 뇌의 회백질이 더 컸고, 이런 유익은 체내의 오메가3 지방산 수치와 관계없이 나타났다.[8] 반죽을 입혀 튀긴 생선에서는 유익을 기대할 수 없으며 AGE(최종당화산물)와 기타 산화 분자 때문에 해로울 소지가 높다.

생선 섭취의 유익은 2016년 〈미국의학협회지〉에 발표된 아주 치밀한 연구에서도 확인되었다. 기억력과 노화 프로젝트라는 제하에 2004년부터 2013년까지 피험자를 추적해 사후(死後)에 평가한 연구였는데, 사망한 554명 중 286명의 뇌를 부검했고 사망 연령은 평균 89.9세였다. 해산물 섭취는 죽기 전 다년간의 정기 설문조사로 측정되었다. 치매와 관련된 다양한 이상 증세, 즉 알츠하이머병, 루이소체 치매, 중증 뇌졸중, 실핏줄 뇌졸중 등을 조사했다. 조직의 수은 농도도 측정했다. 나이, 성별, 교육 수준, 영양 에너지 총섭취량 등을 고려한 결과 생선을 매주 한 끼 이상 먹은 사람은 뇌에 알츠하이머 병리가 현저히 적었고 아밀로이드 반점과 신경섬유 뭉치(집적된 타우 단백질)의 양도 적었다. 이런 유익은 특히 ApoE4 유전자를 보유한 이들에게 나타났다. 즉 알츠하이머병에 걸릴 유전적 위험이 가장 높은 이들인데도 매주 한 번 이상 생선을 먹었더니 뇌에 알츠하이머병 병리가 줄었다! 흥미롭게도 어유 보조식품은 어떤 병리 지표에도 통계상 유의미한 유익을 보이지 않았다. ALA(식물성 오메가3)를 많이 섭취한 이들은 중증 뇌졸중을 일으킬 위험이 낮아졌다.

생선 섭취량과 체내 수은 농도 사이에 양(陽)의 상관관계가 있었다. 생선을 많이 먹을수록 체내에 수은도 많았다는 뜻이다. 그러나 수은 수치는 뇌의 어떤 병리와도 무관했다. 다시 말해서 생선을 섭취한 이들은 수은 수치가 더 높았지만, 그것만으로 뇌 건강에 악영향을 끼치기에는 부족했다.[9] 이는 생선을 먹고 싶으나 수은이 걱정되어 꺼리는 이들에게 기쁜 소식이다.

위 연구에서 생선을 최다 섭취한 이들의 수은 수치 상승이 뇌병리와 무관했음에도 많은 이들은 생선을 먹는 데 대한 정당한 우려가 있다. 문화적 이유나 종교적 이유로 채식주의자가 된 경우도 있고, 단순히 수은이 알려진 독소인데 어느 생선 한 토막이든 고농도 수은에 오염되지 않았다는 보장이 없기에 우려하는 경우도 있다. 그래서 어떤 이들은 오메가3 지방산의 출처로 채식을 택한다. 이처럼 채식을 선호하는 사람은 장쇄형 오메가3 지방산(EPA나 DHA)을 해조류에서 얻을 수 있다. 사실 물고기가 오메가3 지방산을 얻는 출처도 해조류다. 다만 오메가3를 해양식물(조류)에서 직접 섭취해도 유익이 있는지는 아직 연구되지 않은 문제다.[10] 연구해 보면 유익이 드러나리라는 게 나의 가설이다.

증거가 확실하거니와 장쇄형 오메가3 지방산(EPA와 DHA)은 여러모로 건강을 증진하는 효과가 있다. 즉 염증을 완화하고 뇌를 보호해 치매 위험을 낮춘다. 이렇게 건강에 유익한 일부 이유는 오메가3가 산화 분자를 청소하고 신경세포막의 유동성을 높이고 유전자 발현을 변화시키기 때문이다.[11] 오메가3 지방산은 염증을 유발하는 많은 유전자의 발현을 낮추어 체내의 염증을 현저히 떨어뜨린다.[12] ApoE4 유전자 보유자에게 꾸준한 생선 섭취의 유익이 나타난 이유가 거기에도 있을 수 있다.

오메가3는 또 혈액을 묽게 한다. 따라서 혈액응고방지제를 복용하는 사람이 이 기름을 다량으로 섭취하려면 사전에 의사와 상의해야 한다.

• **권고 사항:** 장쇄형 오메가3 지방산(EPA나 DHA)을 반드시 식단에 넣어라. 유익하다는 증거는 생선을 꾸준히 섭취할 때가 가장 확실하다. 채식주의자에게는 EPA나 DHA가 풍부히 함유된 해조류로 만든 보조식품을 권한다.

기억력, 인지력이 감퇴한 사람에게는 은행잎 추출물이 유익하다

은행잎(징코) 추출물은 기억력과 인지력에 유익하다고 주목받는 인기 보조식품이다. 은행나무 잎사귀에서 추출되며 다양한 형태로 의사의 처방 없이 판매된다. 유효 성분은 징코라이드, 빌로바라이드, 플라보노이드 등 세 가지다. 징코라이드는 항염증 효과가 있고 혈액 응고를 막아 혈액 순환을 개선하는 것으로 보인다. 빌로바라이드도 혈액 응고를 막는 것으로 여겨지지만 아울러 글루탐산염이라는 신경전달물질의 활동을 억제한다. 글루탐산염은 뇌의 주된 흥분 신경전달물질이다. 뇌에서 신경세포를 활성화하고 신호를 증진하는 가장 흔한 물질이라는 뜻이다. 적당량의 글루탐산염은 사고와 학습과 기억에 필수다. 그러나 신경연접부에 글루탐산염 수치가 너무 높아지면 소음을 일으켜 선명한 신호를 방해한다. 그래서 소통이 막히고 학습과 기억이 저해된다. 라디오 방송에 쓰이는 특정 주파수와 비슷하다. 한 방송국만 방송하면 신호가 선명해 소통이 원활하지만, 다수의 방송국이 똑같은 주파수로 방송하면 수신 신호가 한꺼번에 너무 많아 소통에 지장이 생긴다.

14장에서 보았듯이 뇌 구조는 쓰기에 따라 변하는 능력이 있다. 새로운 신경세포와 경로가 자라기도 하고 쓰지 않는 것은 제거된다. 통제된 방식으로 세포의 죽음을 유발하는 기제가 뇌에 있다는 뜻이다. 이 과정에 글루탐산염이 관여한다. 글루탐산염은 칼슘 통로를 열리게 해서 신경세포 안에 칼슘을 잔뜩 부어 세포를 죽게 한다. 그러다 보니 글루탐산염이 과하면 신호와 학습만 저해될 뿐 아니라 멀쩡한 신경세포까지 죽일 수 있다. 그래서 은행잎 추출물의 잠재 유익 중 하나는 글루탐산염의 활동을 억제하는 것이다.

끝으로 플라보노이드는 항산화제로 작용하여 유리기를 청소함으로써 뇌의 산화 피해를 줄인다.[13]

대다수 연구에서 밝혀졌듯이 전반적으로 은행잎 추출물은 이미 알츠하이머병 같은 장애가 있는 이들의 기억력과 인지력에 분명히 유익을 끼친다. 반면에 인지적 쇠퇴가 없는 이들의 기억력과 인지력이 이 추출물로 개선된다는 증거는 거의 없다.[14]

은행잎 추출물에 예방 효과도 있어 알츠하이머병의 발병 위험을 낮추어 줄까? 이에 대한 자료는 서로 엇갈린다. 75세 이상의 노인 3천 명을 연구한 결과 은행잎 추출물에 치매를 예방하는 효과는 없었다.[15] 인지력이 정상이거나 가벼운 문제만 있는 72~96세의 노인을 대상으로 은행잎 추출물의 예방 효과를 6년간 조사한 연구에서도, 이 추출물을 복용했다 해서 치매 발병 위험은 줄어들지 않았다.[16] 20년에 걸친 대규모의 다른 연구에서 은행잎 추출물이 치매를 예방하는 것으로 나타나긴 했지만, 이 연구는 추출물의 복용량이나 치료 기간이 기록되지 않는 등 자료가 부실했다.[17]

무작위 통제 실험의 결과를 역학 연구(모집단 조사)와 비교하기는 어렵다. 역학 연구에서는 많은 뒤얽힌 변수가 통제되지 않기 때문이다. 요컨대 이미 기억력과 인지력이 손상된 이들이 은행잎 추출물을 복용하는 것은 현재까지의 증거로 보아 도움이 되지만, 예방책으로 복용하는 것은 그렇지 않다. 게다가 인지적 쇠퇴가 없는 사람의 기억력이나 인지력에는 유익이 없어 보인다. 은행잎 추출물은 혈액응고방지제 역할을 할 수 있기에 출혈 위험이 있는 사람은 조심해서 복용해야 하지만, 이것만 따로 복용하거나 아스피린을 정기적으로 먹는 환자가 복용해도 안전할 수 있음이 여러 연구에서 밝혀졌다.[18]

• **권고 사항:** 은행잎 추출물을 예방제로는 복용하지 말라. 기억력과 인지력이 이미 감퇴하고 있는 사람은 복용해도 된다. 복용하면서 계속 반응과 혹시 있을지 모르는 부작용을 측정하라.

비타민D의 수치를 유지하라

지난 20년간 비타민D의 유익에 관한 연구가 급증하면서 비타민D가 뇌 건강과 관련한 역할이 밝혀졌다. 치유 효과는 일정 범위 내에서만 나타나는 것 같다. 비타민D 수치가 낮으면 각종 건강 문제와 조기 사망에 이르지만[19] 수치가 너무 높아도(골절[20] 같은) 건강 문제와 조기 사망에 이른다.[21] 최적의 수치가 얼마인지는 연구마다 다르지만, 누구나 동의하는 사실이 있다. 혈중 수치 25nmol/L(검사실에서 혈액 검사로 측정해 담당의에게 알리는 농도 단위) 이하는 건강에 해로워 정신건강 문제와 조기 사망의 위험을 높이고 140nmol/L 이상도 조기 사망의 요인이 된다. 사망 위험 외에도 비타민D 수치가 낮으면 정신적 쇠퇴와 치매 위험도 커진다. 실제로 수치가 25nmol/L 이하인 사람은 정상 범위인 사람에 비해 치매에 걸릴 위험이 2.22배 높았다.[22] 노인 1,927명을 4.4년간 추적한 연구 결과 비타민D 수치가 50nmol/L 이하인 집단은 인지적 쇠퇴의 위험이 가장 높았고 50~75nmol/L인 집단은 경미한 쇠퇴만 보였다. 75nmol/L 이하면 인지 기능을 상실할 위험이 커진다는 뜻이다.[23] 요컨대 이상의 연구에 따르면 최적의 수치는 75~100nmol/L이 된다.

비타민D가 치매 위험을 낮추는 이치는 인체의 쓰레기를 치우는 소식세포를 활성화함으로써 이런 소식세포가 베타아밀로이드 단백질 침전물을 흡수해 뇌에서 제거하기 때문으로 보인다.[24] 14장에 병리적 노화를 다룰 때 보았듯이 베타아밀로이드는 본래 구리와 철분처럼 산화작용을 일으키는 미량의 화학물질을 뇌에서 제거하는 단백질이다. 그런데 알츠하이머병이 있으면 이 단백질이 원섬유를 형성해 뇌에 쌓여 뇌세포를 훼손한다. 그래서 뇌에서 이를 청소하는 것은 상당한 잠재 유익이다.

• **권고 사항**: 의사에게 비타민D 수치를 검사받아 필요에 따라 보조식품을 복용하되 수치를 75-100nmol/L 사이로 유지한다.

커큐민(강황)은 후추와 함께 먹으면 좋다

커큐민은 인도 음식에 흔히 쓰이는 노란색 향신료로 유구한 역사 동안 동양 전통 의학에 활용되었다. 대부분의 유색 식용식물과 마찬가지로 항염증과 항산화 작용에 이롭다고 알려져 있다. 더 최근의 여러 실험실 연구에서 지적되었듯이 커큐민은 아밀로이드 단백질과 결합해 원섬유형성을 막음으로써[25] 아밀로이드를 가용성 상태로 유지한다. 이로써 뇌의 침전물이 감소하리라는 짐작이 가능한데, 여러 동물 실험으로 확인되었듯이 커큐민은 정말 뇌의 아밀로이드와 타우 단백질을 감소시켰다. 이미 알츠하이머병을 진단받은 사람들을 상대로 한 여러 연구에서는 커큐민이 기억이나 인지 기능에 아무런 유익을 끼치지 않았다.[26] 이는 알츠하이머병을 진단받을 즈음이면 이미 수십억의 세포가 죽어 뇌가 심히 손상되어 있다는 사실 때문일 것이다. 커큐민의 유익이 있다면 뇌에 쌓인 아밀로이드를 제거하는 예방 단계에서 나타날 것이다. 그 결과 신경세포의 죽음을 촉진하는 사건들의 연쇄반응이 줄어들 가능성이 있다.

커큐민이 예방 효과를 낼 수 있다는 증거를 꼽자면, 이미 알려진 항염증 성질도 있고 또 아밀로이드와 타우 단백질을 뇌에서 제거하는 기능도 있다.[27] 아울러 인도에 사는 70~79세 노인은 미국에 사는 노인보다 알츠하이머병 유병률이 4.4배나 낮다는 보고도 나와 있다. 이는 커큐민을 풍부히 함유한 식단이 유익할 수 있다는 증거는 아니어도 단서는 된다.[28] 여러 실험실 연구로 밝혀졌듯이 커큐민은 구리나 아연과 결합할 수 있다. 뇌에서 결합한다면 그런 미량의 화학물질로 인한 산화 피해는 더욱 줄어들 것이다.[29] 커큐민은 또 아주 강력한 유리기 제거제라서 신경세포막의 손상을 완화할 수 있으며,[30] 그 밖에도 뇌에 여러모로 유익해 알츠하이머병의 위험을 낮출 수 있다.[31] 커큐민이 인간에 미치는 임상적 영향을 조사한 연구 결과는 아직 거의 없다. 한 실험에서 커큐민은 중성지방과 혈장 베타아밀로이드의 수치를 둘 다 감소시킨 것으로 나타났다.[32]

커큐민은 잘 소화되며 부작용이 거의 없거나 전무한 것으로 나타났다. 한 가지 문제는 먹어도 체내 흡수량이 극히 적다는 것이다. 그래서 보조식품을 복용해도 유익이 거의 없어 보인다. 다행히 여러 연구로 입증되었듯이 피페린이 함유된 후추와 함께 먹으면 커큐민 흡수율이 2,000%나 높아진다.[33]

· **권고 사항:** 다양한 요리에 커큐민을 넣되 준비할 때마다 꼭 후추도 첨가하라.

호두를 매일 한 줌씩 섭취하라

호두를 꾸준히 먹는 성인은 그렇지 않은 사람보다 인지력이 훨씬 좋다. 〈영양 건강 노화 저널〉에 발표된 횡단연구에서 연구진은 호두 섭취와 인지력의 연관성을 기억력, 집중력, 처리 속도 등의 영역별로 조사했다. 연령 집단은 둘로 각각 29~59세와 60세 이상이었다. 연구진의 보고처럼 "호두를 많이 섭취한 사람일수록 모든 영역의 인지력 시험 점수가 현저히 높게 나왔다."[34]

당연히 이는 흥미롭고 고무적인 결과다. 그런데 연구진은 왜 애초에 호두 섭취와 인지 기능의 관계를 조사하려 했을까? 2004년에 다른 연구에서 호두 추출물이 베타아밀로이드의 원섬유형성을 막는다는 게 밝혀졌기 때문인데, 앞서 보았듯이 원섬유형성이란 이 단백질이 저절로 접혀 한데 엉긴 채 제거되지 않고 뇌에 축적되는 현상이다. 메티오닌이 있는 상태에서 그런 베타아밀로이드 덩어리가 미량의 화학물질(철분과 구리)과 결합하면 작은 파괴 세력으로 변해 산화를 부추기고 타우를 인산화시킨다. 그 결과 미소관이 불안정해져서 신경세포가 죽는다.

그래서 베타아밀로이드를 덩어리지지 않게 막으면 유익하다. 그런데 연구진이 밝혀낸 호두 추출물의 효과는 그 이상이었다. 이미 형성된 아밀로이드 덩어리까지도 용해한 것이다! 다시 말해서 이 연구에서 호두 추출물은 덩어리의 형성을 막았을 뿐 아니라 이미 형성된 아밀로이드의 원섬유까지 도로 풀어냈다.[35] 여기서 도출된 가설이 바로 호두 섭취가 뇌의 아밀로이드 침전물을 감소시켜 신경세포의 상실을 줄이고 인지력을 향상해 주리라는 것이었다. 그리고 이 가설은 위에 인용한 횡단연구에서 사실로 입증된 듯 보인다.

• **권고 사항**: 매일 호두를 생으로 한 줌씩 먹으라.

녹차를 꾸준히 마시라

녹차를 마시는가? 이제부터 마시는 게 좋겠다. 녹차에는 항산화제와 플라보노이드가 풍부히 함유되어 있다. 여러 연구로 입증되었듯이 녹차를 꾸준히 마시는 사람은 기억력과 인지력이 향상되었고 이미 손상되기 시작한 이들도 마찬가지였다.[36] 녹차의 한 가지 유익한 영향은 뇌에 축적되는 베타아밀로이드를 감소시킨다는 것이다.[37] 다른 연구에서는 녹차 섭취가 많을수록 노년에 인지 문제의 유병률이 줄어든 것으로 밝혀졌다.[38] 녹차의 흥미로운 점은 인지력과 기억력의 쇠퇴를 예방할 뿐 아니라 아직 감퇴하지 않은 기능도 향상하게 하는 듯 보인다는 것이다.[39]

이상의 각종 연구에서 보듯이 녹차는 인지적 쇠퇴의 완화, 감퇴한 기능의 향상, 아직 감퇴하지 않은 기능의 향상 등 여러 유익을 끼치는 것 같다. 녹차의 다양한 작용이 이런 유익을 낳는다는 가설이 가능한데 실제로 여러 연구에서 그대로 입증되었다.

우선 녹차는 항산화 작용을 통해 산화 피해를 완화한다. 또 아밀로이드를 제거하는 기능도 있다. 이 두 요소 모두 인지적 쇠퇴를 일부 예방해 주며, 이미 감퇴하기 시작한 인지력의 향상에도 관여할 수 있다. 그러나 아직 감퇴하지 않은 인지력의 향상은 이 두 작용으로 설명되지 않는다. 그래서 연구자들은 녹차가 뇌 기능에 미치는 영향을 조사했는데 결과는 놀라웠다.

기능적 뇌 영상 연구 결과, 녹차를 섭취하면 논리와 사고와 문제 해결과 작업기억이 이루어지는 뇌 부위의 신경세포 활동과 신호가 강화된다.[40] 녹차가 뇌 부위와 부위 사이의 통신 경로를 향상함으로써, 기억과 경험이 저장되는 여러 부위에 뇌의 사고 회로가 더 쉽고 빠르게 접속하는 것 같다.[41] 이 모든 연구를 바탕으로 뇌 과학자들은 녹차가 실제로 신경연접부에 작용하여 전두엽과 기타 부위 사이의 신호를 더 원활하게 함으로써 인지력과 기억력을 향상하는지를 조사했다. 그 결과 연구진에 따르면 "녹차가 인지 기능에 유익한 영향을 미친다는 추정이 이번 연구로 처음 입증되었다. 특히 녹차는 신경계 차원의 작업기억 처리에 영향을 미치는데, 이는 두정엽과 전두엽 사이 연접부의 단기 가소성을 변화시키기 때문으로 보인다."[42]

· **권고 사항**: 녹차를 꾸준히 마신다.

석류 주스를 매일 석 잔 이상 마시라

석류 주스에는 항산화 폴리페놀이 대다수 다른 주스보다 고농도로 함유되어 있다. 그래서 연구자들은 이 주스가 항산화 작용으로 뇌를 보호해 어쩌면 베타아밀로이드의 축적까지도 예방하는지 궁금해졌다. 이 가설을 시험하고자 연구진은 생쥐의 유전자를 조작해 뇌 속의 베타아밀로이드 양을 정상보다 많게 했다. 이어 생쥐를 무작위로 두 집단으로 나누어 똑같은 음식을 먹이되 실험 집단에게는 인간의 기준으로 $235\,ml$에 해당하는 석류 주스를 매일 마시게 했다. 그 결과 석류 주스를 마신 생쥐는 학습 속도가 빠르고 여러 시험 점수가 높았을 뿐 아니라 뇌의 기억 회로에 쌓인 베타아밀로이드의 양도 훨씬 적었다.[43]

생쥐를 대상으로 한 이 연구가 아직 인간에게 시행된 적은 없지만, 밴더빌트대학교 연구진의 인간 역학 연구에서도 일치된 결과가 나왔다. 과일과 채소의 섭취량과 알츠하이머병 발병의 연관성을 조사한 연구에서 석류 주스 섭취량이 매주 석 잔 이상인 이들은 한 잔 미만인 이들보다 알츠하이머병에 걸릴 비율이 76% 낮게 나왔다. 석류 주스 섭취에 따른 예방 효과는 위험한 ApoE4 유전자를 보유한 이들일수록 더 두드러지게 나타났다.

연구진에 따르면 이런 유익은 비타민C와 비타민E 등 주스에 함유된 비타민 때문이 아니라 석류주스의 폴리페놀 성분 덕분이다. 비타민 보조식품만으로는 그런 유익이 나타나지 않았기 때문이다.[44]

석류 주스의 항산화 효과가 비타민 때문이 아니라 폴리페놀 덕분이라는 밴더빌트 연구진의 결론은 이후에 석류 주스와 사과 주스의 항산화 효과를 대비한 다른 연구로도 확증되었다. 이 연구진은 노인 26명을 무작위로 두 집단으로 나누어 4주 동안 각각 (항산화제가 낮은) 사과 주스와 (항산화제가 높은) 석류 주스를 235*ml*씩 마시게 했다. 그 후에 혈액의 항산화 기능, 항산화 효소의 수치, 비타민C와 비타민E와 기타 분자의 수치 등을 측정했다. 아울러 백혈구의 DNA 손상도 조사했다. 그 결과 날마다 석류 주스를 마신 사람은 항산화 활동이 현저히 증가했으나 사과 주스를 마신 사람은 그렇지 않았다. 혈장 내 비타민C와 비타민E의 수치는 양쪽 집단에 차이가 없었는데, 이는 석류 주스의 유익이 높은 폴리페놀 함유량 때문일 가능성을 뒷받침해 준다.[45]

더 최근의 동물 연구에서 석류 주스가 신경세포를 보호하는 잠재 기제를 조사했다. 연구진은 생쥐의 유전자를 조작해 알츠하이머병 병리와 비슷하게 뇌에 아밀로이드를 축적했다. 이어 생쥐를 무작위로 두 집단으로 나누어 똑같은 음식을 먹이되 실험 집단의 물에는 석류 주스를 첨가했다. 그 후에 미로 찾기의 표준 시험으로 양쪽 집단의 학습 능력과 기억력을 비교했다. 3개월 간 석류 주스를 마신 실험 집단은 자신의 이전 점수나 통제 집단보다 미로 찾기에 현저한 향상을 보였다. 이들의 뇌는 종양괴사인자(TNF) 알파라는 염증인자의 수치도 낮았고 T세포활성화핵심인자(NFAT)의 전사(轉寫) 활동도 낮았다. 뇌에 산화 피해를 일으키는 분자가 적었다는 뜻이다. 아울러 석류 주스를 마신 생쥐의 뇌를 현미경으로 검사한 결과 백혈구에 베타아밀로이드가 들러붙은 덩어리도 적었다. 연구진이 석류 주스의 폴리페놀에서 확인한 두 가지 성분은 푸니칼라진과 엘라그산인데 바로 이것이 NFAT의 활동을 억제하고 베타아밀로이드의 TNF 분비를 감소시켰다. 그들은 "이상의 자료에서 보듯이 석류를 섭취할 때 뇌에 나타나는 항염증 효과는 알츠하이머병의 진행을 약화할 수 있다"라고 결론지었다.[46]

· **권고 사항:** 100% 석류 주스를 매일 235㎖씩 마시라.

카페인이 함유된 커피는 유익이 많다

이 책을 쓰기 전까지 내게 편견이 있었는데 양육과 선입견의 영향으로 이를 당연한 사실로 여겼다. 나는 커피나 기타 카페인 음료를 마시지 않도록 양육되었다. 그런 음료는 건강에 해로우므로 삼가야 한다고 배웠다. 그래서 카페인이 이번 장에서 논한 다른 물질들보다 훨씬 더 약제처럼 작용한다는 사실을 알고는 놀랐다. 카페인은 분명히 위험과 부작용도 있지만, 몇 가지 중대한 유익도 있다. 건강에 특정한 문제가 있는 사람이 커피의 카페인을 섭취하면 건강이 악화할 수 있다. 그러나 그 밖의 사람에게는 커피가 건강에 확연히 이로우며 알츠하이머병에 걸릴 위험도 크게 낮추어 준다!

남녀 5만여 명을 13년간 추적해 〈뉴잉글랜드 의학저널〉에 발표한 대규모 연구에서 흡연 등 다른 위험 요인을 고려한 결과, 꾸준한 커피 섭취는 원인 불문하고 사망률을 낮추었다. 특히 심장질환, 호흡기질환, 뇌졸중, 부상과 사고, 당뇨병, 감염 등으로 인한 사망 위험이 줄었으며 암만은 예외였다.[47] 커피가 건강에 미치는 영향에 대해 1990년부터 2012년 사이에 발표된 논문들을 다른 연구진이 검토한 결과 커피를 꾸준히 마시면 당뇨병, 간 질환, 파킨슨병 등 여러 질환에 걸릴 위험도 줄었다.[48]

카페인은 혈압을 단기적으로 상승시킬 수 있는 물질이며, 고혈압은 심장혈관계 질환의 위험 요인으로 알려져 있다. 그런데 어떻게 카페인이 심장혈관계 질환으로 인한 사망 위험을 낮출 수 있을까? 커피로 인한 혈압 상승은 미미하고 단기적이라 임상적으로 무의미하다. 반면에 커피에 함유된 여러 항산화제는 저밀도 지단백(LDL) 콜레스테롤을 낮추고, 이 콜레스테롤이 산화되어 동맥벽에 쌓이지 못하게 막고, 기타 염증인자도 감소시킨다.[49] 실제로 10년간 진행된 한 연구에서 커피를 적당량(하루 1~4잔) 마시면 연구 기간 내내 심장질환의 위험이 낮아졌다.[50] 다른 연구에서는 커피 섭취가 심장마비의 위험을 낮추는 것으로 밝혀졌다.[51]

커피의 유익은 심장에만 국한되지 않는다. 커피를 꾸준히 마시면 뇌졸중의 위험도 낮아진다. 2011년의 한 메타분석 결과 적당량(하루 1~6잔)의 커피를 꾸준히 마시면 뇌졸중의 위험이 17% 낮아졌다.[52] 스웨덴 여성들을 10년간 추적한 연구에서도 꾸준한 커피 섭취로 인해 뇌졸중이 22~25% 줄었다.[53]

커피를 꾸준히 마시면 제2형 당뇨병, 비만, 콜레스테롤 증가, 고혈압 등 이른바 대사증후군의 위험도 낮아지는 것으로 보인다. 많은 연구로 입증되었듯이 꾸준한 커피 섭취는 포도당 대사와 인슐린 분비를 향상해 제2형 당뇨병을 억제한다.[54] 베타아밀로이드에 미치는 커피의 효과도 한 원인으로 작용할 수 있다.

제2형 당뇨병의 경우 베타아밀로이드(알츠하이머병 환자의 뇌에 축적되는 바로 그 단백질)가 잘못 접혀(원섬유형성) 인슐린 분비 기관인 췌장의 세포군(섬세포)에 침전되는 것으로 알려져 있다. 이 침전물이 포도당 대사를 방해하여 제2형 당뇨병을 유발하는 한 요인으로 보인다. 커피 추출물의 유효 성분은 카페인, 카페인산, 클로로겐산 등 세 가지로 확인되었다. 카페인산과 클로로겐산이 분해될 때 생성되는 새로운 분자 즉 유효 대사산물을 디하이드로카페인산이라 한다. 이런 모든 성분이 아밀로이드의 원섬유형성을 억제해 췌장에 쌓이는 독소를 감소시키는 것으로 밝혀졌다. 아밀로이드를 잘못 접히지 않게 막는 효능은 카페인산이 가장 높고 카페인이 가장 낮게 나타났다.[55]

위에 언급한 〈뉴잉글랜드 의학저널〉에 실린 연구에서는 커피를 마셔도 암으로 인한 사망률만은 낮아지지 않았지만, 커피를 적당량 마시면 각종 암 발병 위험이 낮아짐이 다른 여러 연구에서 밝혀졌다. 연구 결과 커피를 하루 넉 잔 마신 이들의 자궁내막

암 위험과[56] 하루 여섯 잔 마신 이들의 전립선암 위험이 각각 감소했다.[57] 그 밖에도 머리와 목 암(하루 넉 잔),[58] 기저세포암(하루 석 잔),[59] 에스트로겐 수용체음성 유방암(하루 다섯 잔)[60] 등에 걸릴 위험이 낮아졌다. 이런 유익의 최소한 일부는 커피의 항염증 및 항산화 효과 덕분으로 여겨진다.[61]

이상의 모든 잠재 유익도 놀랍지만, 가장 중요한 연구 결과는 커피가 뇌에 미치는 영향이다. 커피는 인지력과 기억력을 향상시킬 뿐 아니라 실제로 알츠하이머병에 걸릴 위험까지 낮추는 것으로 입증되었다. 〈알츠하이머병 저널〉에 발표된 한 연구 결과 중년에 매일 커피를 적당량(하루 3~5잔) 마신 사람은 노년에 치매에 걸릴 위험이 65% 감소했다.[62] 추가 연구 결과 이미 가벼운 인지적 손상이 나타난 이들도 커피를 하루에 3~5잔씩 마셔서 혈장의 카페인 수치가 높아지면 향후 2~4년간 치매로 발전되지 않았다.[63]

이런 유익의 원인은 대사증후군을 감소시킨 원인과 똑같이 커피의 항아밀로이드 및 항염증 효과에 있다. 생쥐의 유전자를 알츠하이머병과 비슷하게 조작한 여러 연구에서, 성년 초기부터 노년까지 물에 첨가된 카페인을 마신 생쥐는 기억력이 떨어지지 않았고 카페인 없는 생쥐보다 뇌의 베타아밀로이드 수치가 낮았다. 그뿐 아니라 이미 기억력이 떨어지고 뇌에 아밀로이드가 쌓인 생쥐도 1~2개월 카페인 요법을 받고 나면 기억력이 회복되고 뇌의 아밀로이드가 감소했다. 연구진은 이런 유익이 카페인 자체 때문이라고 결론지었다. 카페인이 함유된 커피를 마신 생쥐에게만 유익이 나타났고 카페인을 제거한 커피를 마신 생쥐는 달라지지 않았기 때문이다. 유익은 인간의 기준으로 적당량(하루 다섯 잔)에 해당하는 커피를 마시게 했을 때 발생했다.[64]

그러나 유익의 원인이 카페인만은 아닌 것 같다. 다른 연구에 따르면 뇌에 미치는 유익은 커피에 함유된 다른 유효 성분과 카페인의 합작으로 보인다. 유전자 조작으로 알츠하이머병에 걸린 생쥐를 연구한 연구진은 카페인 함유 커피와 카페인 없는 커피가 혈장의 시토카인[과립세포군촉진인자(GCSF), 인터류킨10, 인터류킨6]에 미치는 영향을 조사해 카페인만의 결과와 비교했다. 알츠하이머병에 걸린 생쥐든 그렇지 않은 통제 집단이든, 일반 커피로 카페인 요법을 쓰면 항염증 시토카인이 많이 증가했지만, 카페인만으로나 카페인 없는 커피로는 그런 긍정적 효과가 나타나지 않았다. GCSF(과립세포군촉진인자)의 증가가 특히 중요해 보였다. 측정된 모든 항목 중 이 합성물이 가장 명확하게 인지력 향상과 연관되었기 때문이다. 연구진은 "알츠하이머병을 막아내는 카페인의 출처로는 커피가 최고일 수 있다. 커피 속의 한 합성물이 카페인과 시너지 효과를 일으켜 혈장의 GCSF 수치를 높이고 그 결과 알츠하이머병에 맞서 여러 치료 작용을 하기 때문이다"라고 결론지었다.[65]

신경세포를 보호하는 카페인의 출처로 커피가 최고일 수 있다는 개념은 각종 카페인 음료가 정신건강에 미치는 영향을 조사한 다른 연구로도 뒷받침된다. 전국건강연구소와 미국퇴직자협회에서 공동 실시한 식단 및 건강 연구는 50~71세의 사람 5십만여 명을 10년간 추적한 전향적 연구인데, 조사 결과 탄산음료와 과일 음료와 커피에 따라 우울증 비율이 달라졌다. 탄산음료나 과일 음료를 마신 사람은 우울증에 걸릴 위험이 증가했지만, 커피를 마신 사람은 위험이 약간 줄었다. 아울러 감미료를 평가한 결과 인공 감미료는 우울증 위험을 높였지만, 설탕과 꿀은 그렇지 않았다. 탄산음료는 카페인 함유 여부와 무관하게 하루에 하나씩만 마셔도 우울증 위험이 커졌다. 카페인 없는 차는 우울증 위험을 약간 높였지만, 카페인이 함유된 차는 그렇지 않았다. 카페인이 함유된 차를 뜨겁게 마시면 우울증과 연관성이 없었고 차게 마시면 우울증이 약간 줄었다.[66]

우울증과 이러한 상관관계는 중요한 결과다. 우울증의 주원인 중 하나인 염증이 곧 알츠하이머병의 배후 문제이기도 하기 때문이다.[67] 연구로 밝혀졌듯이 우울증 이력이 있는 사람은 노년에 알츠하이머병에 걸릴 위험이 증가한다.[68]

신경세포를 보호해 알츠하이머병의 위험을 낮추는 커피는 아울러 파킨슨병의 위험도 떨어뜨린다. 그런데 파킨슨병의 경우 연구자들이 밝혀냈듯이 발병 위험이 높은 특정한 유전자 변이가 있다. 몸동작 관련의 뇌 신호를 관할하는 인간의 유전자(GRIN2A)는 여러 형태로 존재함이 밝혀졌다. 연구 결과 이 유전자에 어느 한 변이가 있는 경우 커피를 많이 마시는 사람이 적게 마시는 사람보다 파킨슨병에 걸릴 위험이 18% 감소했고, 동일한 유전자에 또 다른 변이가 있는 경우 전자의 발병 위험이 후자보다 59% 감소했다. 연구진이 강조했듯이 파킨슨병의 위험을

낮추는 커피의 효과는 특정한 유전자 변이가 있는 사람에게만 해당한다.[69]

결론은 무엇인가? 카페인이 함유된 커피는 카페인과 여러 항산화 합성물의 합작으로 인해 전반적으로 건강에 이로워 보인다. 예를 들면 산화작용을 일으키는 화학물질이 감소하고, 아밀로이드가 잘못 접혀 뇌와 췌장에 축적되는 일이 방지된다. 그리하여 제2형 당뇨병과 심장혈관계 질환과 비만과 알츠하이머병의 위험이 낮아진다. 다른 카페인 함유 음료들은 오히려 십중팔구 건강 문제의 위험을 증가시킨다. 차만은 예외여서 아무런 영향이 없거나 아주 경미한 긍정적 효과를 낸다. 음료에 설탕과 꿀 같은 천연 감미료를 탔을 때는 정신건강에 문제를 일으킬 위험이 커지지 않았지만, 인공 감미료는 분명히 그런 위험을 높였다.

카페인 섭취와 관련해 몇 가지 고려해야 할 주의 사항이 있다. 카페인은 발작의 역치를 낮춘다. 즉 발작을 일으킬 소지를 높인다는 뜻이다. 발작 장애가 있는 사람이 카페인 음료를 마시면 발작이 잘 통제되지 않을 수 있다.[70] 실제로 카페인은 발작을 증가시키는 효과가 탁월해 의료진이 우울증 환자에게 전기경련 요법을 쓸 때 발작을 지속하려고 카페인을 주사하는 경우도 있다.[71] 발작 장애가 있는 사람은 카페인 음료의 섭취에 대해 특별히 신중해야 한다.

아울러 사람에 따라 카페인은 잠드는 시점을 지연시키고 전체 수면 시간을 단축할 수 있다. 카페인이 수면에 미치는 영향은 사람마다 천차만별이다. 카페인이 체내에 조금만 흡수되어도 심하게 잠을 설치는 사람이 있다. 그런 사람은 카페인 섭취를 제한해야 한다. 9장에 보았듯이 수면은 생명과 건강의 필수요소이며 만성적 수면 장애는 치매 위험을 높이기 때문이다.

끝으로 카페인은 또한 혈관을 수축시켜 뇌와 망막과 전신으로 가는 혈류를 감소시키는 것으로 밝혀졌다.[72] 따라서 관상동맥 질환, 시력 감퇴, 레이노병 등의 순환 장애는 카페인 섭취로 인해 악화될 수 있다

• **권고 사항**: 카페인이 함유된 커피를 하루에 1~6잔씩 마시라(단 하룻밤 수면이 7~8시간으로 유지되고, 발작 장애나 순환 장애가 없고, 기타 견딜 수 없는 부작용이 나타나지 않아야 한다). 원한다면 설탕이나 꿀로 단맛을 내되 인공 감미료와 탄산 음료는 일절 삼간다. 나는 커피의 감미료로 단풍당밀을 쓴다. 최근의 연구에서 밝혀졌듯이 단풍당밀은 항염증 효과가 있을 뿐 아니라 베타아밀로이드와 타우 단백질 양쪽 모두의 응집을 억제한다.[73]

비타민E와 비타민C를 섭취하라

비타민E를 보충하는 치료법에는 굴곡진 역사가 있다. 초기 연구에서는 비타민E에 항산화 속성이 있어 나쁜 콜레스테롤의 산화와 동맥 내 축적(아테로마성 동맥경화증)을 억제할 수 있음이 밝혀졌다.[74] 혈장의 비타민E 수치가 높을수록 심장질환으로 사망할 위험이 감소한다는 연구 결과들도 있었다.[75] 비타민E가 높으면 심장혈관계 질환의 위험이 낮아진다는 연관성은 다른 연구들에서도 지적되었다.[76] 아울러 비타민E를 보충해서 암의

위험이 낮아진 듯 보이는 관측 자료까지 있었다.[77] 이런 관측 때문에 비타민E 보충의 효과를 명확히 조사하고 측정하려는 무작위 임상 시험이 많이 시행되었다. 그런데 이런 다양한 연구 결과 비타민E의 보충으로 인해 심장혈관계 질환, 암, 사망률 등이 감소한다는 증거는 전혀 없었다.[78] 더욱이 다량의 비타민E 보충에 대한 메타분석 결과 비타민E를 섭취한 이들의 사망 위험이 오히려 증가했다.[79] 그렇다면 비타민E의 진실은 무엇인가?

천연 비타민E에는 8가지 형태가 있으며 이는 다시 토코페롤과 토코트리에놀 두 종류로 나뉜다. 비타민E를 음식물에서 섭취하면 8가지 형태가 모두 흡수된다. 그러나 의사의 처방이 필요 없는 많은 비타민E 보조식품에는 이런 천연의 균형이 없다. 유익에 대한 결과가 연구에 따라 달랐던 게 바로 이 때문일 것이다. 예컨대 비타민E를 음식물에서 많이 섭취한 이들의 경우 여러 연구 결과 혈관계 질환과 사망의 위험이 감소되었지만,[80] 보조식품이 사용된 연구들에서는 건강에 유익이 없었다.[81]

여러 동물 실험 결과 음식물 속의 비타민E는 알츠하이머병의 위험을 낮춘다. 비타민E는 지방성 비타민이다. 인체의 지방 조직에 농축된다는 뜻인데 뇌에서는 신경세포의 지질막이 이에 해당한다. 세포가 전반적으로 건강해지려면 반드시 신경세포막이 건강해야 한다. 신경세포막이 세포의 내부 조직을 외부 세력과 분리하기 때문이다. 세포막은 또 문지기로서 세포에 드나드는 다양한 분자와 합성물의 흐름을 조절하고, 여과기로서 잠재 유해 물질을 차단한다. 이런 보호 기능에 비타민E가 결정적 역할을 한다. 지질막에 농축된 비타민E는 유리기 제거제로 작용해 유해 분자가 신경세포 안에 들어와 피해를 주지 못하게 막는다. 아울러 젊은 동물의 경우 비타민E 덕분에 뇌에 베타아밀로이드 단백질이 쌓이지 못했다.[82] 인간에 대한 두 편의 전향적 연구에서도 밝혀졌듯이 음식물 속의 비타민E는 알츠하이머병의 위험을 낮춘다.[83] 그러나 비타민E 보조식품은 인간의 알츠하이머병을 감소시키는 데 전혀 유익이 없었다.[84]

비타민E의 효능에 영향을 미치는 또 다른 요인은 비타민C와의 관계일 것이다. 비타민E는 지방성이라 지질막에 농축되지만, 비타민C는 수용성이라 세포 내의 액체 속에 농축된다. 비타민C는 강력한 항산화제로서 유리기를 제거해 산화 스트레스를 완화하는 데 직접적 역할을 하며, 그 밖에도 다양한 기능이 있어 많은 중요한 경로에서 보조효소 역할을 한다.[85] 아울러 비타민E와 비타민C는 서로 협력해 뇌가 산화 피해를 보지 않도록 보호한다. 지질막의 비타민E는 신경세포 안에 들어오려는 유리기를 청소해 제거하고 비타민C는 지질막을 통과한 유리기를 활동하지 못하게 만든다. 또 비타민C는 비타민E의 항산화 속성을 재활성화하기도 한다.[86] 여러 연구로 입증되었듯이 비타민C는 음식물로 섭취하나 보조식품으로 섭취하나 건강에 똑같이 유익하다.

- **권고 사항**: 비타민E를 보조식품으로 섭취하지 말고 음식물에서 섭취하라. 비타민E를 함유한 식품으로는 함유 농도가 높은 것에서 낮은 것 순으로 해바라기 씨, 아몬드, 시금치, 홍화 기름, 호박, 고추, 아스파라거스, 콜라드, 피넛버터 등이 있다.

비타민C는 음식물을 통해서든 보조식품을 통해서든 하루 500~1,000mg씩을 섭취해야 한다.

N아세틸 시스테인 보조식품은 뇌의 산화 피해를 줄인다

N아세틸 시스테인(NAC)은 아세트아미노펜 과다 복용을 치료하는데 쓰인 지 30년이 넘었다. 최근에 밝혀진 대로 NAC는 뇌의 항산화 능력을 증진하고 유지하는 데 중대한 역할을 한다. 뇌의 주요 항산화제 중 하나인 글루타티온은 활성산소 분자와 질소 분자 양쪽 모두를 직간접으로 중화한다. 이처럼 세포 내의 산화 균형을 유지하는 글루타티온은 뇌의 신경세포를 보호하고 지원하는 백혈구 속에 고농도로 분포한다. 그런데 NAC는 글루타티온의 직계 전구체라서 이를 보충해 주면 글루타티온이 더 많이 생성된다. 나아가 NAC는 유리기를 직접 제거해 글루타티온을 보호하는 효과까지 있어 뇌의 산화 피해를 더욱 억제한다.[87]

알츠하이머병 환자들의 결합조직(섬유아세포)을 통제 집단과 비교한 연구 결과, NAC와 리포산 보조식품은 항산화 보호 효과를 내서 산화 피해와 세포의 죽음을 감소시켰다. NAC는 글루타티온을 증가시켰을 뿐 아니라 미토콘드리아를 안정시키기도 했다. 미토콘드리아는 세포 내에서 에너지를 생성하는 소기관인데, 염증이 있으면 불안정해져 유해 유리기를 방출할 수 있다. 그런데 NAC가 미토콘드리아를 안정시켜 알츠하이머병 환자의 산화 피해를 줄인다.[88] 미토콘드리아를 안정시켜 산화 분자의 생성을 억제함으로써 예정된 세포의 죽음을 감소시키는 NAC의 속성은 다른 연구로도 확인되었다.[89] 끝으로 동물 버전의 알츠하이머병에서 NAC는 노화에 따른 기억 장애를 지연시키는 것으로 나타났다.[90]

· **권고 사항**: 우선 의사와 상의한 뒤 NAC 보조식품을 매일 500~1,500㎎씩 복용하라.

비타민B12와 엽산이 결핍되지 않게 하라

비타민B12와 엽산(비타민B9)은 뇌와 몸의 건강에 필수 영양소로 수십 년째 알려져 있다. 이 두 영양소가 결핍되면 빈혈,[91] 정신과 질환과 신경계 장애를 유발하며[92] 신생아의 신경관 결손(척추 이분증)도 그중 하나다.[93] 더 최근의 연구에서 밝혀졌듯이 이 두 비타민은 심장혈관계의 건강에도 핵심적 역할을 하므로 결핍되면 아테로마성 동맥경화증, 심장발작, 뇌졸중의 위험이 커진다.[94] 충분히 입증된 사실이거니와 다량의 알코올을 만성으로 섭취하면 이 두 비타민은 물론 티아민(비타민B1)까지 고갈되어 기억력과 언어 능력에 문제가 발생한다.[95] 다른 연구에서는 이 두 비타민의 결핍이 알츠하이머병 위험의 증가와 관련된 것으로 나타났다.[96]

비타민B12와 엽산의 결핍이 건강에 폭넓은 문제를 유발하는 이유는 이 둘이 인체의 수많은 생리 활동과 대사 과정에 쓰이기 때문이다. DNA 소재(푸린과 티미딘)의 생성,[97] 신경전달물질의 생성,[98] 뇌세포 건강의 유지, 골수에서 생성되는 혈액, 세포의 재생산 등에 이 두 비타민이 보조인자로 꼭 필요하다. 비타민12와 엽산이 체내에서 하는 또 하나의 역할은 신진대사의 염증성 부산물인 호모시스테인을 중화하고 재활용하고 제거하는 일이다.

비타민12와 엽산의 결핍이 아테로마성 동맥경화증, 인지적 쇠퇴, 알츠하이머병의 위험을 높이는 원인은 그 결핍의 여파로 호모시스테인의 수치가 높아지는 데도 있다.[99] 아울러 여러 연구 결과 이 두 필수 비타민B의 수치가 낮으면 뇌 용량의 축소가 촉진될 수 있다. (요양원이 아니라) 공동체에서 생활하는 61~87세 노인 107명을 5년간 연구한 결과 비타민B12의 수치가 가장 낮은 이들의 뇌 용량이 가장 많이 축소되었다.[100] 이게 특히 더 우려되는 이유는 여러 연구 결과 노인 5명 중 1명 이상 꼴로 비타민B12가 결핍되어 있는데도 증세가 아주 가벼워 대개 진단되지 않기 때문이다. 그 원인으로는 약화한 흡수 기능(모든 사례의 60% 이상), 악성 빈혈(모든 사례의 15~20%), 비타민B12가 결핍된 식단 등을 꼽을 수 있다.[101] 최근의 여러 연구로 밝혀졌듯이 빈혈이 있는 노인은 그렇지 않은 노인보다 치매에 걸릴 위험이 높다.[102] 빈혈과 치매의 연관성에 대한 정확한 이유는 연구자들이 밝혀내지 못했지만, 뇌의 산소 공급 부족과 산화 스트레스의 전반적 증가도 원인일 수 있다. 그러면 특히 골수와 뇌에 영향이 미친다. 비타민B 결핍도 또 하나의 연결 고리일 수 있다.

비타민B12를 함유한 음식물에서 비타민B12가 방출되어 몸에 흡수되려면 펩시노겐이라는 효소가 펩신으로 변해야 하고, 펩시노겐 효소가 활성화되려면 위의—농도가 낮은 산성이어야 한다. 그래서 일각에서 다음과 같은 가설이 제기되었다. 최근의 위장약[양성자 펌프 억제제(PPI), 넥시움(에소메프라졸), 프로토닉스(판토프라졸), 프릴로섹(오메프라졸), 프레바시드(란조프라졸) 등]은 위의—농도를 높이는 효과가 탁월하여 비타민B12의 결핍을 유발할 수 있다는 것이다. 실제로 일부 단기 연구 결과 그런 제산제를 복용하면 비타민B12의 흡수가 분명히 억제되었다.[103] 그러나 다수의 장기 연구에서 입증되었듯이 PPI제를 복용하면 비타민B12가 결핍되지 않는다.[104] 다만 두 가지 특수 상황은 예외일 수 있다. 첫째는 특정 장애(졸린거 엘리슨 증후군)가 있어 위장 계통에 종양이 자라는 사람이고,[105] 둘째는 위의 감염(헬리코박터 파일로리균)으로 인해 위산이 역류해 위벽에 만성 염증(위축 위염)이 생겨난 노인이다.[106] 이 두 경우에는 PPI제를 복용해도 비타민B12의 흡수가 억제되는 것으로 나타났다.

또 하나 우리의 건강에 문제가 되는 것은 엽산과 비타민B12를 분해해 활용하는 유전자들 내에 복수의 유전자 변형이 존재한다는 사실이다. 가장 널리 알려진 것 중 하나로 엽산의 대사에 관여하는 MTHFR 유전자가 있다. 이미 충분히 입증되었듯이 이 유전자 결함이 있는 사람은 엽산을 제대로 활용할 수 없어 염증성 부산물인 호모시스테인의 수치가 높아진다.[107] 많은 연구 결과 관상동맥 질환이나 우울증이 있는 이들의 50~60%에서 이 유전자 결함이 확인되었다.[108]

무척 복잡해 보이지만 다행히 해법은 아주 간단하다. 비타민 B12와 엽산의 보조식품을 꾸준히 섭취하면 된다. 본인이나 가족 중에 우울증이나 심장질환의 이력이 있는 경우에는 자신에게 MTHFR 유전자 결함이 있는지를 알아보는 유전자 검사에 대해 주치의와 상의하기 바란다. 이 유전자 결함이 있는 사람도 메틸화 형태의 엽산을 복용하기만 하면 결함으로 인한 위험이 해결된다. 다양한 농도의 그런 엽산이 처방 약이나 의사의 처방 없이 구입할 수 있는 약으로 나와 있다. 또 여러 연구에서 비타민B군 보조식품은 알츠하이머병 위험도 낮추는 것으로 나타났다.[109]

- **권고 사항:** 의사와 상의해 자신에게 비타민B12와 엽산이 결핍될 위험이 있는지 알아보라. 또 어떤 형태의 보조식품이 자신에게 가장 잘 맞을지도 물어보라.

홍경천은 스트레스를 완화한다

흔히 황금 뿌리나 장미 뿌리로 알려진 홍경천(Rhodiola rosea)은 돌나물과에 속하는 다년생 화초로 유럽과 아시아와 북미의 극지방에 자생한다. 예로부터 지구력과 장수를 촉진하는 민간요법에 쓰였다. 이 뿌리에 고농도로 함유된 플라보노이드, 모노테르펜, 트리테르펜, 페놀 같은 식물 속 화학물질은 항산화와 항염증과 항암과 심장 보호의 약리 작용을 일으켜 우울증,[110] 피로, 인지 기능 장애 등의 치료에 유익하다.[111] 신경세포를 보호하는 강한 효능은 여러 연구로 입증된 바 있다.[112]

이 허브가 건강에 미치는 유익이 워낙 많다고 여겨지다 보니 스트레스성 피로를 앓는 이들의 치료에 홍경천이 미치는 영향을 평가하고자 이중맹검 위약(僞藥)통제 연구가 실시되었다. 만성피로 증후군을 진단받은 20~55세 남녀를 선정해 무작위로 두 집단으로 나눈 뒤 28일간 한 집단에는 매일 홍경천 추출물 576mg을 먹이고 다른 집단은 위약을 먹였다. 그 후에 삶의 질(SF36 검사지), 피로 증상(파인스 탈진 척도), 우울증[몽고메리 아스버그 우울증 척도(MADRS)], 주의력[코너스 연속수행 컴퓨터 검사2(CPT II)], 잠에서 깰 때의 타액 코티솔 반응 등 다방면으로 피험자를 평가했다.

양쪽 집단 모두 삶의 질과 우울증과 탈진이 개선되었으나 치료 집단은 탈진과 주의력의 측정에서 확연한 긍정적 효과를 보였다. 연구진은 "홍경천 추출물인 SHR5를 반복해서 투여하면 피로를 퇴치하는 효과가 있어, 피로 증후군이 있는 탈진 환자들의 정신적 수행 능력과 특히 집중력이 향상되고 잠에서 깰 때의 코티솔 반응에서 스트레스가 완화된다"라고 결론지었다.[113]

우리의 주제에 더 중요한 점은 홍경천에 노화를 억제하고[114] 신경세포를 보호하고 인지력을 향상하는 속성이 있음이 밝혀졌다는 것이다. 주의력 향상, 신속한 작업 완료, 오류율 감소 등 인지력을 향상하는 속성은 홍경천을 섭취한 지 2시간만에 관찰되었다.[115] 신경세포를 보호하는 효능은 다양한 식물 속 화학물질의 작용일 테지만, 인지력 향상은 십중팔구 신경신호를 보내는 도파민과 아세틸콜린 같은 화학물질이 강화된 결과일 것이다.[116]

• **권고 사항:** 의사와 상의해서 필요하다면 매일 아침 홍경천 150~ 600mg을 복

용하라.

폐경기 이후 호르몬 대체요법

여성을 위한 호르몬 대체요법의 잠재 유익에 대해서는 지난 수십 년간 상반된 정보가 있었다. 초기에는 이 요법을 통해 폐경기 이후 여성의 심장질환 위험이 낮아졌다는 보고들이 나왔다. 그런데 후기의 보고들은 건강의 전반적 유익에 의문을 제기하는 듯 보였다. 이런 상충하는 자료는 호르몬 대체요법의 시작 시점 때문일 수 있다. 최근 〈신경학〉지에 핀란드 여성 8천여 명을 20년간 추적한 연구 결과가 발표되었는데 에스트로겐을 투여하면 무조건 알츠하이머병의 위험이 감소했다. 그러나 10년 이상 복용하지 않으면 통계적으로 유의미한 수치에 도달하지 못했다. 에스트로겐을 10년 이상 복용한 이들은 알츠하이머병에 걸릴 위험이 40~50%까지 확 줄었다.[117] 이런 결과는 유타주 캐쉬 카운티에서 실시된 다른 연구와도 일치했다. 이 연구 결과 호르몬(에스트로겐) 대체요법을 폐경 후 5년 이내에 시작하여 10년 이상 지속하면 알츠하이머병 발병이 줄어들었다.[118]

여러 연구에서 호르몬 대체요법을 폐경 후 5년이 지나서 시작하면 결과가 개선되지 않았는데, 이런 상충하는 자료는 타이밍 내지 "결정적 시기" 이론 때문일 수 있다. 결정적 시기의 개념은 다른 연구로도 뒷받침된다. 즉 호르몬 대체요법을 폐경 후 5년 이내에 시작하면 심장혈관계에 이로운 것으로 나타났다.[119]

· **권고 사항:** 이 자료를 의사에게 가져가서 당신이 호르몬 대체요법을 시작할 경우 어떤 위험과 유익이 있는지 상의하라.

Key Points

1 오메가3 지방산(EPA와 DHA)은 뇌의 건강에 필수다. 이런 지방을 고농도로 보유한 사람은 알츠하이머병에 걸릴 위험이 낮아진다.

2 은행잎 추출물의 섭취가 알츠하이머병의 예방에 유익하다는 증거는 없지만 이미 쇠퇴가 시작된 기억력과 인지력을 향상한다는 증거는 꽤 있다.

3 비타민D가 너무 많거나 적으면 조기 사망과 치매의 위험이 커진다. 최적의 혈중 수치는 75~100 nmol/L로 입증되었다.

4 커큐민(강황)은 뇌의 베타아밀로이드를 감소시키며 항염증 효과가 있다. 후추와 함께 먹으면 더 잘 흡수된다.

5 호두는 베타아밀로이드를 감소시키고 치매 위험을 낮춘다.

6 녹차는 인지력과 기억력을 향상하고 뇌의 베타아밀로이드 축적을 억제한다.

7 석류 주스는 여러 항염증 인자가 풍부하고 뇌의 베타아밀로이드 축적을 억제해 알츠하이머병의 위험을 낮춘다.

8 카페인이 함유된 커피를 매일 적당량(1~6잔) 마시면 알츠하이머병에 걸릴 위험이 낮아짐이 확실히 입증되었다. 위험으로는 발작 가능성의 증가, 수면 방해, 혈액 순환의 저해 등이 있다.

9 커피에 인공 감미료를 타면 정신과 질환의 위험이 커지지만, 설탕과 꿀을 넣으면 그렇지 않다.

10 비타민E와 비타민C는 항산화제로서 알츠하이머병의 위험을 낮춘다. 단 비타민E는 음식물에서만 섭취되어야 한다. 비타민C는 음식물로 섭취해도 좋고 보조식품으로 섭취해도 좋다.

11 N아세틸 시스테인(NAC)은 항산화제로서 유리기를 제거하고 미토콘드리아를 안정시킨다. 보조식품으로 날마다 복용하면 알츠하이머병의 위험이 낮아지는 등 여러모로 유익하다.

12 비타민B12와 엽산은 필수 비타민이며 결핍되면 치매 위험이 커진다. 특정한 유전자 결함이 있는 사람은 엽산을 흡수하는 능력이 떨어진다.

13 홍경천은 다양한 생리 활성 성분이 함유된 허브로서 노화를 늦추고 기력을 보하고 인지력을 향상한다는 증거가 있다.

14 호르몬(에스트로겐) 대체요법을 폐경 후 5년 이내에 시작하면 알츠하이머병의 위험이 낮아진다. 많게는 40~50%까지 낮아진 연구도 있다.

실
천
사
항

① 기름기 많은 생선(야생 연어, 고등어, 정어리)을 꾸준히 먹
거나 오메가3 지방산 보조식품을 복용한다. 유익하다
는 증거는 꾸준히 생선을 먹는 쪽이 가장 확실하다.

② 의사에게 비타민D 수치를 검사받는다. 혈중 수치를
75~100nmol/L로 유지할 방안을 상의한다.

③ 음식물을 통해서든 보조식품을 통해서든 커큐민(강황)
을 후추와 함께 섭취한다.

④ 매일 호두를 생으로 한 줌씩 먹는다.

⑤ 가능하면 녹차를 꾸준히 마신다.

⑥ 100% 석류 주스를 매일 235ml씩 마신다.

⑦ 카페인이 함유된 커피를 매일 마시면 어떤 잠재 위험과
유익이 있는지 의사와 상의한다. 위험으로는 발작 가능
성의 증가, 수면 방해, 혈액 순환의 저해 등이 있다.

⑧ 모든 음식과 음료에 인공 감미료를 일절 삼간다.

⑨ 비타민E를 음식물에서만 섭취한다. 비타민E를 함유한
식품으로는 함유 농도가 높은 것에서 낮은 것 순으로
해바라기 씨, 아몬드, 시금치, 홍화 기름, 호박, 고추, 아
스파라거스, 콜라드, 피넛버터 등이 있다.
비타민C는 음식물(감귤류)로 섭취해도 좋고 보조식품

으로 섭취해도 좋다.

⑩ N아세틸 시스테인(NAC) 보조식품을 매일 복용하되 복용량은 의사와 상의한다.

⑪ 호모 시스테인, 비타민B12, 엽산 등의 수치와 MTHFR 유전자 결함을 검사받아야 할지를 의사에게 물어본다. 검사 후에는 의사의 지시대로 보조식품을 복용한다.

⑫ 홍경천 보조식품을 하루에 150~600㎎씩 복용한다.

⑬ 호르몬(에스트로겐) 대체요법에 대해 의사와 상의한다. 이에 대해서는 의학계에 상반된 자료가 많으므로 관련 논문 정보를 적어서 의사에게 가져가야 할 수도 있다. 이 요법을 폐경 후 5년 이내에 시작하면 알츠하이머병 의 위험이 낮아진다는 증거를 기억하라.

작은 예방은 큰 치료의 가치가 있다.

—벤저민 프랭클린, 〈펜실베이니아 가제트〉지에 보낸 편지

(1735년 2월 4일) 중에서

우리가 선택하는 삶이 노화—활력과 기능의 점진적 쇠퇴—에
영향을 미친다. 염증과 산화 스트레스를 증가시키는 모든 요인
은 노화를 촉진하는 반면 항염증 대책은 노화를 늦춘다. 이번 장
에서는 알츠하이머병을 유발하는 위험 요인을 정리하면서 요인
별로 위험을 줄이고 치매 발병을 예방할 수 있는 대책을 구체적
으로 살펴보려 한다. 일부 요법은 복수의 위험 요인에 적용된다.

ApoE4(아포리포단백질E4) 유전자

이 유전자가 두 개인 사람은 알츠하이머병에 걸릴 위험
이 30~60% 높아진다. 그러나 그것만으로 병인의 충분조건은 아

니다. 이 유전자가 두 개인 사람도 이 책에 열거된 건강한 선택을 실천하면 위험을 낮추어 알츠하이머병을 피할 수 있다. 위험을 낮추는 법은 다음과 같다.

- ◆ 꾸준히 운동한다.
- ◆ 지중해식 식단이나 엄격한 채식을 시행한다.
- ◆ 염증을 부추기는 물질(흡연, 불법 약물, 과음)을 삼간다.
- ◆ 건강한 영성과 스트레스 관리에 힘쓴다.
- ◆ 정신적 자극을 준다.
- ◆ 하룻밤 7~8시간의 수면을 취한다.
- ◆ 매일 235㎖의 석류 주스를 마신다.
- ◆ 매일 호두를 한 줌씩 먹는다.
- ◆ 음식물이나 보조식품으로 오메가3 지방산을 충분히 섭취한다.
- ◆ 비타민D 수치를 검사받아 75~100nmol/L로 유지한다.
- ◆ 비타민B12와 엽산을 충분히 섭취한다.
- ◆ 비타민E는 음식물에서 섭취하고 비타민C는 음식물이나 보조식품으로 매일 섭취한다.
- ◆ 커큐민(강황)을 식단에 꾸준히 넣되 후추를 곁들인다.
- ◆ N아세틸 시스테인(NAC) 보조식품을 매일 복용한다.
- ◆ 부작용의 위험이 없는 범위에서 녹차와 카페인 함유 커피를 마신다.
- ◆ 인공 감미료를 삼간다.
- ◆ 탄산음료를 삼간다.

산화 스트레스

산화란 활성산소를 함유한 분자가 신체 조직에 주는 피해다. 활성산소의 작용이 피해를 유발한다. 위험을 낮추는 법은 다음과 같다.

◆ 산화작용을 하는 물질(불법 약물, 흡연, 과음)을 삼간다. 석쇠 구이나 태운 음식이나 튀긴 음식을 줄인다. 이런 요리 방식은 고도의 산화작용을 일으키는 최종당화산물(AGE)을 생성한다.

◆ 꾸준히 운동한다. 그러면 항산화 시토카인이 생성되어 염증성 시토카인을 제거한다.

◆ 오메가3 지방산이 풍부한 기름기 많은 생선을 꾸준히 먹거나 보조식품을 복용한다. 이 지방산은 신경세포막에 농축되어 유리기를 제거한다.

◆ 딸기류, 시금치, 케일 등 신선한 유색 식품을 먹는다. 플라보노이드의 항산화 작용이 유리기를 제거한다.

◆ 매일 235㎖의 석류 주스를 마신다.

◆ 매일 호두를 먹는다. 호두는 항산화제다.

◆ 비타민E가 풍부한 아몬드를 먹는다. 비타민E는 신경세포막에 농축되어 유리기를 제거한다.

◆ 비타민C 보조식품을 복용한다. 비타민C는 세포질(신경세포 내의 액체)에 농축되어 유리기를 제거하고 비타민E를 재활성화한다.

◆ 비타민D 수치를 75~100n㏖/L로 유지한다.

◆ 미토콘드리아를 안정시켜 산화 스트레스를 완화하는 N아세틸

시스테인(NAC) 보조식품을 복용한다.

◆ 커큐민을 식단에 넣는다. 항염증제인 커큐민은 아밀로이드와 결합해 이를 뇌에서 제거함으로써 산화 스트레스를 완화한다.

◆ 패스트푸드와 인스턴트식품을 삼간다.

◆ 인공 감미료를 삼간다.

◆ 탄산음료를 일절 삼간다.

◆ 자연과 꾸준히 접촉한다. 맨발로 풀밭을 걷거나 바다에서 수영하는 등 살갗이 땅에 닿으면 전기가 정상으로 전도(傳導)되어 전자의 균형이 회복된다.

과음, 불법 약물, 흡연

약물 남용은 신경독성이 있는 데다 산화작용을 일으켜 인체의 항산화 효소를 방해한다. 그리하여 노화를 촉진하고 치매 위험을 높인다. 위험을 낮추는 법은 다음과 같다.

◆ 흡연과 불법 약물을 일절 삼간다(부록의 금연 전략을 참조하라).

◆ 음주를 삼간다. 술을 마시더라도 취할 정도까지 가지 말고 적당히 마신다. 취하면 산화작용이 발생한다. 또 증류주는 산화작용을 일으키므로 포도주만 마신다.

◆ 이런 목표를 달성할 수 없거든 전문가의 도움을 받는다.

늘 앉아 지내는 생활방식

늘 앉아 지내는 생활방식은 비만의 위험을 높인다. 그 결과 산화 스트레스가 증가하고, 다양한 신경영양인자(신경세포를 건강하게 유지하고 새로운 신경세포의 생장을 촉진하는 단백질)가 뇌에 차단되고, 염증은 많아지나 운동할 때 생성되는 항염증 인자는 줄어들고, 인슐린 저항이 높아진다. 위험을 낮추는 법은 다음과 같다.

- ◆ 꾸준히 운동한다. 운동을 새로 시작하기 전에 주치의와 상의한다.
- ◆ 강도를 낮게 시작하여 천천히 진행한다. 그래야 부상을 피할 수 있다.
- ◆ 구체적인 권고 사항은 8장 끝부분을 참조하라.

머리 부상

머리 부상의 가장 흔한 원인은 자동차 사고와 추락과 총격이지만 다른 원인으로 접촉 스포츠와 자전거 사고와 폭행 등도 있다. 위험을 낮추는 법은 다음과 같다.

- ◆ 권투와 극한 스포츠 등 알려진 위험을 삼간다. 혹시 참여할 때는 머리 보호 장구를 착용한다.
- ◆ 자전거를 탈 때는 헬멧을 쓴다.
- ◆ 자동차의 안전벨트와 에어백과 잠김 방지 브레이크 장치를 활용

한다.

◆ 집 안팎에 낙상의 위험이 없게 한다.

제2형 당뇨병, 포도당 불내성

제2형 당뇨병은 알츠하이머병의 위험을 두 배로 높인다. 무엇이든 염증을 증가시키는 것이면 제2형 당뇨병의 위험도 높인다. 위험을 낮추는 법은 다음과 같다.

◆ 꾸준히 운동한다. 그러면 칼로리가 연소될 뿐 아니라 염증이 줄고 인슐린 민감성이 향상된다.

◆ 항염증 식단—지중해식이나 엄격한 채식—을 시행한다.

◆ 첨가당과 특히 탄산음료를 삼가고 가공식품을 덜 먹는다.

◆ 인스턴트식품과 패스트푸드를 삼간다.

◆ 야간(철야) 근무를 삼가고, 규칙적 수면을 유지한다. 폐쇄성 수면무호흡증이 의심될 경우 의사와 상의하여 수면 검사를 받는다.

◆ 제2형 당뇨병에 걸릴 위험과 이 위험을 낮출 구체적 요법에 대해 주치의와 상의한다.

비만

비만은 염증 상태로서 치매와 조기 사망의 위험을 높인다. 위험을 낮추는 법은 다음과 같다.

◆ 항염증 식단―지중해식이나 엄격한 채식―을 시행한다.

◆ 꾸준히 운동한다. 매일 20분씩 걷는다. 여기에 지중해식 식단이나 엄격한 채식이 병행되면 영향력은 더 공고해진다. 양쪽 다 인슐린 민감성을 높여 결과적으로 체지방을 더 많이 연소시킨다.

◆ 수면 무호흡증과 각종 병증(갑상선 기능부전 등) 같은 알려진 위험 요인을 해결한다.

◆ 정신적 스트레스를 줄인다.

◆ 하룻밤 8시간씩 수면을 취한다.

◆ 저녁 식사와 이튿날 아침 식사 사이에 12시간씩 금식한다.

◆ 식단을 바꾸어 내장의 세균 분포도를 달라지게 한다(5장 참조).

◆ 이상의 대책이 효과가 없으면 전문적 도움을 받고 주치의와 협력한다.

서구식 식단

서구식 식단에는 가공식품, 당분, 트랜스지방, 최종당화산물, 유제품 등이 많아 염증을 유발한다. 이 모두가 치매 위험을 높인다. 위험을 낮추는 법은 다음과 같다.

◆ 지중해식 식단이나 엄격한 채식으로 바꾼다.

◆ 첨가당을 제한한다.

◆ 생선을 꾸준히 먹는다.

◆ 유제품을 줄인다. 우유와 치즈는 염증을 유발한다.

◆ 탄산음료를 일절 삼간다.

◆ 인공 감미료를 삼간다.

◆ 인스턴트식품과 패스트푸드를 삼간다.

◆ 과일과 호두와 아몬드를 꾸준히 먹는다.

고혈압

고혈압은 혈관성 치매와 알츠하이머 치매 둘 다의 위험을 높인다. 위험을 낮추는 법은 다음과 같다.

◆ 의사의 치료를 받는다. 여러 연구 결과 고혈압을 다스리면 치매 위험이 낮아진다.[1]

인지적 자극의 부족

쓰지 않으면 잃는다. 용불용의 법칙이다. 명민한 정신을 유지하려면 정신 기능을 꾸준히 써야 한다. 그렇지 않으면 인지적 쇠퇴와 정신적 쇠퇴가 촉진된다. 위험을 낮추는 법은 다음과 같다.

◆ 정신적 활동을 지속한다.

◆ 퍼즐을 맞춘다.

◆ 미술 강습을 받는다.

- ◆ 악기 연주를 배운다.
- ◆ 외국어를 배운다.
- ◆ 주민대학에서 수업을 듣는다.
- ◆ 춤 강습을 받는다.

우울증

우울증은 치매 위험을 높인다.[2] 위험을 낮추는 법은 다음과 같다.

- ◆ 제대로 된 우울증 치료를 받는다.
- ◆ 주치의와 상의한다.
- ◆ 운동, 식단, 스트레스 관리, 수면, 독소 방지 등과 관련하여 이 책에 열거한바 치매 위험을 줄이기 위한 권고 사항에 따른다.

사회적 고립

외로움과 사회적 고립은 스트레스를 가중해 염증 연쇄 반응을 더 자극하고 치매 위험을 높인다. 위험을 낮추는 법은 다음과 같다.

- ◆ 공통 관심사로 모이는 단체에 가입한다.
- ◆ 자신이 즐기는 활동의 모임을 만들어 사람들에게 가입을 권유한다.

◆ 인근 병원, 친선 단체, 동물 보호소, 무료 급식소, 기타 유사한 프로그램에서 자원봉사를 한다. 남을 도우면 관계망이 넓어질 뿐 아니라 뇌의 사랑 회로가 활성화되고 두려움 회로가 진정된다. 그리하여 염증 연쇄반응이 줄어들고 노화 과정이 지연된다.

심리적 스트레스

정신적 스트레스를 해결하지 않으면 뇌의 경보회로가 과민해져 면역계가 자극되고 염증이 증가한다. 또 산화 스트레스와 우울증을 유발하고 대사증후군과 치매의 위험을 높인다. 위험을 낮추는 법은 다음과 같다.

◆ 가해자를 용서한다.
◆ 건강한 영성을 실천하며 사랑의 하나님을 꾸준히 묵상한다.
◆ 매주 휴가 시간을 내어 일상생활의 스트레스를 내려놓는다.
◆ 자연환경에서 시간을 보낸다.
◆ 죽음에 대한 두려움 같은 실존적 불안을 해결한다.
◆ 늘 스트레스나 근심이나 불안이 떠나지 않거나 자꾸 부정적이고 비관적인 생각에 빠진다면 상담자를 찾아간다.

만성 수면 부족

대략 미국인 셋 중 한 명은 만성 수면 부족 상태다. 즉 하룻밤 수면 시간이 7시간 미만이다. 수면은 공기와 물과 음식과 더불어 생명의 4대 물리적 필수요소다. 만성 수면 부족은 뇌의 건강에 몹시 해롭다. 꾸준히 충분한 수면을 취하지 않으면 뇌 기능이 손상된다. 특히 주목하고 집중하고 정리하고 계획하고 자제하고 스스로 진정하고 기분을 조절하는 뇌 부위가 망가진다. 위험을 낮추는 법은 다음과 같다.

◆ 일정한 수면 계획을 세워 취침 시간과 기상 시간을 정하여 지킴으로써 하룻밤 7~8시간의 수면을 확보한다.

◆ 가능하면 야간조 근무를 피하고 밤에 잔다. 낮이 아닌 밤에 자야 자연의 생체리듬과 조화를 이룬다. 야간에 일하는 사람은 매 24시간당 8시간씩 수면한다 해도 비만, 정신건강 문제, 치매, 조기 사망 등의 위험이 밤에 자는 사람보다 높다.

◆ 잘 때는 방을 캄캄하게 하고 수면에 방해되는 환경을 없앤다. 예컨대 방 안에 동물을 두지 않고, 자극적 소음을 음향기로 흡수하고, 실내를 시원하게 하는 등이다.

◆ 밤참을 삼간다.

◆ 만성 피로, 심한 코골이, 비만, 만성 두통 등이 있다면 수면 검사를 받는다. 이상은 폐쇄성 수면 무호흡증의 증상이다.

치매 위험을 낮추기 위해 하나 더 권고할 사항은 물을 충분히 마셔 탈수를 예방하라는 것이다. 물은 인체 구성요소 중 단연 비중이 가장 커서 체중의 절반도 훨씬 더 차지한다. 모든 체세포에 물이 필요하다. 물이 있어야 세포가 제구실을 하고 신진대사 노폐물도 배출된다. 탈수되면 체세포가 수축되어 기능이 저하한다. 그러면 산화 스트레스가 증가하고 해독 능력이 떨어져 뇌를 비롯한 세포의 피해가 가중된다. 탈수는 집중력과 기억력과 전반적 기민성에 악영향을 미친다. 성인이 마셔야 할 물의 양은 235㎖ 기준으로 하루 평균 여덟 잔이며 격렬한 운동을 하거나 고온다습한 환경에서 일할 때는 그보다 더 마셔야 한다.

Key Points

1. 치매를 유발한다고 밝혀진 위험 요인이 여럿 있는데 일부 는 유전이고 일부는 생활방식과 관계된다.

2. 건강한 생활방식을 선택하면 유전된 위험도 실제로 감소 해 알츠하이머병을 예방할 수 있다.

3. 노화를 막을 수는 없지만, 우리의 선택에 따라 기능 감퇴를 늦추고, 활력과 자율과 독립을 유지하고, 치매 발병을 예방 할 수 있다.

치매에 걸린 가족을
사랑으로 돌보는 실제적 조언

17

내가 얼굴을 바라보아도
당신의 눈빛은 허공에 머뭅니다.
당신의 영혼 깊은 데서
여태 내가 알던 남자를 찾으려 해도
그는 여기에 없습니다.
이 허망함을 무엇에 비하리요.
당신은 어디 있나요?
어디로 갔나요?

—캐롤린 A. 헤이날리,《알츠하이머 환자를 돌보며 마음으로 쓴 시》,
"공허한 얼굴"(2005년) 중에서

얼굴의 주근깨, 붉은 기가 도는 금발, 가녀린 몸집을 처음 보는 순간 나도 모르게 미소가 지어졌다. 그녀는 중년인데도 청년의 분위기를 풍겼다. 첫인상은 고등학교 응원단원을 연상시켰지만, 곧 안간힘을 다해 숨기려는 고통이 비쳐 나왔다. 그 상한 마음에 눈빛의 생기가 가려졌다.

44세의 마거릿은 지난 5년간 알츠하이머병으로 서서히 죽어가는 어머니의 간병을 도맡았다. 처음에는 별로 힘들지 않았다. 목욕, 대소변, 옷 입기, 식사 준비 등 모든 일과를 아직 어머니가 손수 했다. 그때는 마거릿이 투약과 재정만 관리하면 되었고, 얼마나 심각한 문제인지도 잘 몰랐다. 어머니는 간혹 대화를 망각하고 물건을 엉뚱한 데 두고 이름이나 장소나 날짜를 기억하지 못했지만, 그래도 딸을 늘 알아보고 반가워했다. 하지만 그건 5년 전의 일이었다.

그 뒤로 신경세포의 사신(死神)이 많은 피해자를 데려가 이제 어머니의 뇌는 원래보다 훨씬 작아졌다. 하루하루 지나고 뇌세포가 하나씩 죽을 때마다 어머니도 조금씩 사위어 가서 결국은 살아 있다뿐이지 텅 빈 껍데기만 남았다. 이전의 어머니와는 닮은 구석이 거의 없었다.

마거릿의 어머니는 옷을 입고 음식을 먹고 몸을 씻고 대소변을 보는 일을 더는 하지 못했다. 시간이나 날짜나 자신이 있는 곳을 모른 지도 몇 년이 지났다. 마거릿을 알아볼 적도 어쩌다 한번일 뿐 대개는 딸을 "엄마"라 불렀다. 걸핏하면 밤중에 집 안을 돌아다니며 허깨비를 보았고 딸을 도둑으로 몰았다. 마거릿은 온종일로도 모자라 밤에까지 거의 꼬박 어머니를 간호하느라 하룻밤을 제대로 자 본 적이 언제인지 몰랐다. 그래서 피곤했다. 하지만 몸의 피로 때문에 내 진료실을 찾아온 것은 아니었다.

그녀가 나를 찾아온 것은 죄책감에 사로잡혀 갈팡질팡 헤어날 수 없었기 때문이다. 이전에 그녀의 어머니가 딸에게서 절대로 자신을 요양원에 보내지 않겠다는 약속을 받아냈는데 그때는 둘 다 알츠하이머병에 대해 모를 때였다. 마거릿은 그 약속을 지키려고 병 시중에 사력을 다했으나 이제 녹초가 되어 몸이 더는 지탱할 수 없었다. 도움이 필요했고 어머니를 요양원에 보내야겠다는 생각이 더 잦아졌다. 하지만 그때마다 죄책감이 밀려왔다. '평생 나를 위해 희생한 어머니를 어떻게 그냥 저버릴 수 있나? 어머니를 사랑하는 딸이라면 그럴 수 없지. 그러지 않겠다고 약속했잖아.'

마거릿의 가슴앓이는 병약한 부모를 돌보는 이들이 흔히 부딪치는 싸움이다. 대개 그들은 마음에 원하는 바와 자신의 현실적 한계 사이에 끼어 속수무책이다. 많은 이들이 객관적 최선책을 택하기보다 무리하게 도리를 다하려다 결국 완전히 탈진해서 무너져 내린다. 더는 제구실을 못 하게 되면 그제야 진작부터 필요했던 도움을 받는다. 연로한 부모를 모시는 경우에는 특히 더 그래 보인다.

마거릿에게 물어보았다. 어머니의 다리가 부러졌다면 딸이 직접 뼈를 맞추겠는가 아니면 전문가의 도움을 받겠는가? 어머니에게 심장 수술이 필요하다면 딸이 부엌 식탁에서 직접 시술하겠는가 아니면 의사에게 맡기겠는가? 어머니의 쇠퇴가 워낙 더디고 완만한 잠행성이다 보니 마거릿은 의술의 도움을 청해야만 하는 객관적 기준을 정한 적이 없었다. 하지만 그녀가 답해야 할 질문이 있었다. 어머니의 병세가 딸로서는 역부족이라서 누가 보기에도 도움이 필요하지 않은가? 그런 도움을 마다함으로써 오히려 어머니를 더 큰 위험에 빠뜨리는 게 아닌가?

답은 당연히 그렇다는 것이다. 하루는 마거릿이 녹초가 되어 잠든 사이에 어머니가 집을 나갔다. 몇 블록 거리의 남의 집에 들어가 말도 안 되는 비명을 지르는 바람에 주민이 경찰에 신고했다. 비로소 마거릿은 어머니에게 사랑의 도리를 다하려면 병간호에 도움을 받아야만 함을 깨달았다.

마침내 어머니는 치매 환자를 전문으로 돌보는 아주 좋은 요양원에 들어가 딸에게서 받지 못하던 종합 간호를 받게 되었다. 그런데도 마거릿은 크게 나아지지 않았다. 계속 스트레스와 갈등과 혼란과 죄책감에서 헤어나지 못했다. 아직 드러내 놓지 않은 문제가 더 있었다.

살살 캐물었더니 그녀는 결국 자신을 괴롭히던 어두운 비밀을 털어놓았다. 속이 타들어 가도록 평안을 앗아간 그 부끄럽고도 끔찍한 생각을 이렇게 울먹이며 고백했다.

"지난 한 해 동안 차라리 어머니가 죽기를 바랐어요. 얼마나 섬뜩해요? 어떻게 그럴 수가 있죠? 어머니가 죽기를 바라는 딸이 어디 있어요?"

나는 잠시 침묵으로 그 말에 공감한 뒤 대답했다.

"마거릿, 이 벽에 두 개의 버튼이 있다고 합시다. 왼쪽 버튼을 누르면 어머니가 기적처럼 즉각 치료되어 활력을 되찾고 심신의 건강이 완전히 회복되어 예전의 어머니처럼 됩니다. 오른쪽 버튼을 누르면 어머니가 즉시 숨을 거둡니다. 어느 쪽 버튼을 누르겠습니까?"

"그야 왼쪽 버튼이죠!" 그녀의 즉답이었다.

"마거릿, 당신은 어머니가 죽기를 바란 적이 없습니다. 어머니의 고통이 끝나기를 바랐을 뿐이지요. 죽으면 고통도 끝이라는 걸 아니까요. 하지만 할 수만 있다면 어머니의 건강이 회복되기를 바라지 않습니까?"

잠시 깜짝 놀라 생각해 보던 마거릿은 크게 안도한 듯 고개를 끄덕이며 흐느꼈다. 이는 연로한 부모를 돌보는 사람이라면 누구나 부딪치는 고뇌이며 앞으로도 더 많은 이들이 겪을 일이다. 한편에는 시간과 돈과 에너지를 요구하는 부모의 객관적 병세가 있고, 다른 한편에는 사랑과 슬픔과 죄책감과 좌절과 분노의 주관적 씨름이 있다. 대개 이들은 서로 충돌하는 여러 책임 사이에 끼어 있다. 자녀와 손주와 배우자를 향한 책임이 연로한 부모를 향한 책임과 대립한다. 내 가족들한테 소홀해지더라도 어머니를 계속 집에서 돌볼 것인가? 아버지를 돌보느라 가족들의 이런저런 행사에 불참할 것인가? 나머지 가족들이 치를 대가는 무엇인가? 부모를 장기 요양원에 보낼 것인가? 평생 나를 위해 희생하신 분에게 그게 옳은 일인가? 대개는 이런 고뇌다.

지금부터 제시할 몇 가지 원리는 결정을 내리는 지침일 뿐이며 구체적 최선책은 상황에 따라 달라진다. 예컨대 사랑이란 상대의 유익을 도모한다는 원리지만, 사랑을 어떻게 표현할지는 상황마다 다르다. 부모에게 자동차 운전을 계속 허용할 것인가 아니면 열쇠를 치울 것인가? 부모에게 최대한 자율을 주려는 마음도 사랑이지만, 자신이나 남에게 상해를 입힐 심각한 위험으로부터 부모를 보호하려는 마음도 사랑이다. 그렇다면 부모의 운전 여부를 결정할 기준은 무엇인가? 심신의 객관적 기능 상태다. 연로한 부모를 대할 때 사랑의 원리대로 부모의 유익을 도모해야 하지만, 실제로 필요한 행동은 상황에 따라 달라진다.

"네 이웃을 네 자신과 같이 사랑하라"라는 명언에 담긴 원리가 보이는가? 이 원리를 나는 정신과 입원 병동을 운영할 때 배웠다. 정신과 병동의 제1원칙은 환자의 안전이 아니라 의료진의 안전이다. 왜 그럴까? 의료진이 안전하지 못하면 진료할 수 없어져 환자도 안전하지 못하기 때문이다. 이는 남을 돕는 사람이라면 누구에게나 해당하는 원리다. 농부가 먹지 않으면 남을 먹일 수 없다. 남을 돕는 일에 유능하게 쓰이려면 반드시 자신의 건강부터 챙기고 지키고 힘써야 한다. 그렇지 않으면 남을 돕기는커녕 오히려 남의 돌봄을 받아야 할 처지가 된다.

병간호하는 사람이 기력과 행복과 심신의 건강을 유지하려면 최소한의 객관적 기준을 정해 놓고 지켜야 한다. 그래야 고갈과 탈진과 심신의 쇠약을 면할 수 있다. 건강한 식단, 꾸준한 운동, 규칙적 수면은 물론이고 병간호에서 벗어나 정신적 긴장을 풀고 재충전하는 시간도 꼭 필요하다. 자신의 건강을 돌보지 않으면 결국 진이 빠지고 쇠약해져 남을 병간호하기는커녕 오히려 병간호를 받아야 할 상황이 된다.

이 점을 염두에 두고 이제부터 알츠하이머병에 걸린 연로한 부모를 돌보는 몇 가지 실제적 접근을 살펴보자.

우선 부모에게 노화 특유의 건강 문제와 특히 치매를 잘 아는 의사가 있어야 한다. 그러려면 주치의만 아니라 신경과 의사나 정신과 의사처럼 치매 관련 문제를 맡을 전문의도 필요할 수 있다.

주치의와 병행해, 사랑하는 부모에게 합당한 목표를 정하라. 목표는 시간이 가면서 바뀔 수 있다. 알츠하이머병 말기 환자에게 합당한 목표의 예는 밤잠을 유지하고, 충분한 영양을 섭취하고, 적의와 분노를 폭발시키지 않고, 가출을 예방하고, 환각 증세를 중단시키는 것 등이다.

자동으로 간호 방식의 변화를 촉발할 객관적 기준을 정해 두라. 예컨대 합당한 목표 중 하나가 매일 밤 7~8시간의 규칙적 수면이라 하자. 이때 간호 방식의 변화를 촉발할 측정 가능한 기준은 수면의 변화다. 부모가 잠을 못 자고 밤새 집 안을 돌아다닌다면 이를 계기로 의사를 찾아가 기초 건강에 (요로감염 같은) 변화가 있는지 검사받아야 한다. 문제의 규명과 치료를 통해 수면이 안정되면 재택 간호가 지속된다. 그러나 의료 조치에도 규칙적 밤잠이 유지되지 않으면 이는 측정 가능한 기준의 한 예로서 가정에 따라 부모를 장기 요양원에 입원시킬 계기가 된다.

이런 기준을 사전에 정해 두면 행동(사랑하는 부모의 요양원 이주)을 실행하는 과정이 더 쉬워진다. 연로한 부모에게 꼭 필요해서 취해진 조치로 이해되기 때문이다. 즉 돌볼 **마음이 없어서가 아니라** 정작 필요한 간호를 제공할 **능력이 없어서다.**

안전한 가정환경

치매 환자를 대할 때는 어린아이를 대할 때와 비슷하게 만반의 조치로 가정에 안전을 기해야 한다. 기억 장애를 입은 알츠하이머병 환자는 무슨 일을 시작했다가 주의가 산만해지면 망각하여 위험한 상황을 초래할 수 있다. 예컨대 요리나 다림질 도중에 전화벨이 울리거나 창밖에 사슴이 지나가면 난로나 다리미를 켜 놓고 그쪽으로 갔다가 결국 자신이 하던 일을 잊고 가스나 전원을 끄지 않아 화재 위험을 일으킬 수 있다. 기억 장애가 이 정도라면 환자 자신과 온 가족을 그런 위험으로부터 보호하는 게 중요하다. 다리미를 손닿지 않는 곳에 둔다든지 난로를 켤 수 없게 전기나 가스를 차단하는 것도 한 방법이다. 성냥과 라이터 등 점화기는 치우고, 약도 안전한 용기에 넣어 잠가 두어야 한다. 약은 잠가 둘 뿐 아니라 꼭 제3자가 먹여야 한다. 치매 환자는 깜빡하고 약을 먹지 않거나 이미 먹고도 잊어버려 자꾸 먹는 경우가 많다.

신발도 끈에서 찍찍이로 바꾸는 게 안전하다. 그러면 노인이 신고 벗기도 쉬울뿐더러 끈에 걸려 넘어질 위험도 줄어든다. 실내에서도 늘 신발을 신게 하여 발을 다칠 위험을 줄이라. 대개 노인은 혈액 순환이 좋지 않아 신경장애가 많다. 냉온과 통증을 느끼는 감각을 잃는다는 뜻이다. 그러면 발을 다쳐도 모르고 있다가 덧나 큰 문제를 일으킬 수 있다. 당뇨병 환자는 특히 더하다.

치매 환자가 정말 밤중에 일어나 집 안을 돌아다닐 위험이 있다면 침대 경보기를 다는 것도 좋다. 침대에서 내려오면 소리가 울리는 장치다. 덕분에 당신은 사랑하는 부모가 침대에 잘 있는지 걱정할 필요 없이 잠잘 수 있다.

후견인 대 수임자

나는 변호사가 아니므로 법률 자문은 못 하지만, 법률 상담을 필요한 상황이 더러 있음을 지적하고자 한다. 법적 권한을 정하는 문제도 그중 하나다. 후견인이 될 것인가 아니면 수임자 즉 위임받은 대리인이 될 것인가? 후견인과 수임자는 다르다. 위임이란 유자격자가 타인에게 법적인 문제로 자신을 대리할 권한을 **부여하는** 것이다. 이 경우 부모가 자녀에게 부여한다. 타인에게 위임한 후에도 위임자 본인의 독자적 권리는 그대로 유지된다. 게다가 위임자는 언제라도 위임을 취소할 수 있다. 부모가 당신을 대리인으로 위임했다면 당신은 권한이 부여된 범위 내에서 부모를 대리할 법적 자격이 있다(의료 결정 등 특정한 행위로 위임이 제한될 때도 있고 전반적 위임일 때도 있다). 그러나 부모의 독자적 행동도 법적으로 여전히 유효하다.

반면에 후견인 자격은 본인이 더는 독자적으로 행동할 능력이 없을 때 법정이 타인에게 부여한다. 후견인이 정해지면 본인은 법적인 문제로 스스로 행동할 권리를 잃는다. 후견인인 당신의 허가 없이는 부모가 집을 팔거나 신용카드를 개설하거나 자동차를 구입하거나 돈을 기부할 수 없다는 뜻이다. 이 구분을 알아 두는 게 중요하다. 우리 사회에 노인을 등쳐먹는 못된 사람들이 있다. 적시에 후견인 자격을 취득하면 그런 사기로부터 부모를 보호할 수 있다.

말다툼은 금물이다

치매 환자는 이전처럼 논리적이지 못하고 망각하고 결론을 잘못 내리고 사랑하는 가족을 알아보지 못하고 시공간 개념을 잃는다. 이런 부모를 대할 때는 말다툼하지 않는 게 중요하다. 잘못을 인정하게 하려 하지 말라. 부모의 비난을 개인적으로 받아들여 감정이 상할 필요도 없다. 잘못을 인정하라고 다그치며 말다툼해도 격앙과 적의만 싹틀 뿐 학습에 이르지 못한다. 부모의 뇌에서 학습과 기억에 필요한 물질이 빠져나갔음을 잊지 말라. 그래서 말다툼은 무의미하다.

치매가 발생하면 새로운 정보를 흡수하여 처리하는 능력이 제한된다. 그래서 삶이 감당 못할 스트레스로 변할 수 있다. 새로운 사람을 만나고 주차장을 지나다니고 상점에서 사람들의 모습과 소리를 처리하는 일 따위도 무섭고 괴로울 수 있다. 대개 인지력을 잃기 시작한 이들은 일부러 친숙하고 편안한 집에 혼자 있으려 한다. 그런 부모를 억지로 활동에 참여하게 해서 스트레스를 주어서는 안 된다. 오히려 부모에게 가해질 정신적 부담과 긴장을 덜어 주라. 그러면 활동의 스트레스가 줄어 부모가 참여할 소지가 더 커진다.

뇌 기능이 악화하면 새로운 정보와 환경에 동화해 배우는 능력도 떨어진다. 따라서 사랑하는 부모가 장기 요양원으로 이주해야 할 때는 새로운 거처를 최대한 집처럼 친근감 있게 해 주라. 사진, 가구, 담요, 침대, 수건 등 새로운 시설에 무난히 수용될 만한 것이면 무엇이든 가져가라. 그러면 낯선 느낌이 덜하고 편안해져 심리적 동요와 막무가내의 표출 행위가 줄어든다.

끝으로 혼자 하지 말라. 지지하는 가족이 있다면 손을 내밀어 도움을 받아라. 가족이 없다면 교회나 이웃이나 인근 알츠하이머 협회에 도움을 청하라. 다른 이들과 연대하면 병간호의 책임을 수행하는 데 격려와 이해와 진정한 도움을 얻을 수 있다.

* * * * *

살아 있는 한 노화를 피할 수는 없다. 문제는 어떻게 늙어갈 것이냐다. 이 책에 힘입어 당신이 오래 살 뿐 아니라 잘 살기를 바란다. 증거에 입각한 이런 다양한 실천을 삶 속에 통합하기를 바란다. 그러면 건강에 유익할뿐더러 실제로 쇠퇴를 늦추고 기능을 유지하고 치매를 예방할 수 있다.

Key Points

1 연로한 부모를 돌보는 시기는 정서적 고뇌가 큰 때라서 상충하는 감정도 많고 책임도 늘어난다.

2 타인을 돌볼 수 있으려면 자신의 건강부터 부지런히 챙겨야 한다. 그러려면 자기관리에 필요한 제반 기준을 신중히 정해야 한다.

3 부모를 돌볼 주치의는 노인 문제와 치매를 잘 아는 의사라야 한다.

4 주치의에 병행하여 합당한 목표를 쭉 정하라.

5 필요하다면 특별한 조치를 해 가정환경에 안정을 기하라.

6 자동으로 간호 방식의 변화를 촉발할 측정 가능한 기준을 정하라.

7 사랑하는 부모를 새로운 생활환경으로 이주시켜야 할 때는 개인 소유물을 최대한 많이 가져가 그곳이 친근하게 느껴지게 하라.

8 후견인과 수임자 중에서 당신의 상황에 적합한 법적 지위를 정하여 취득하라.

9 이것저것 기억하지 못하는 부모와 말다툼하지 말라.

10 부모의 비난을 개인적으로 받아들이지 말라.

11 혼자 하지 말고 도움을 받아라.

부록

···

금연 전략

당신이나 지인이 담배를 끊지 못해 힘들어하고 있다면 여기 니코틴의 손아귀에서 벗어나도록 도와줄 몇 가지 간단한 조치가 있다.

1 카페인부터 끊는다. 뇌에 카페인이 들어가면 신경생물학적으로 니코틴 욕구가 증가한다. 그래서 카페인 음료를 마시면 흡연 욕구가 커져 금연이 더 힘들어진다. 그동안 카페인 음료를 하루 여섯 잔 이상 마셨다면 하루 두 잔까지 점차 줄이다가 완전히 끊으라. 그렇게 점차 줄이면 카페인 금단증상인 두통과 피로를 줄일 수 있다. 금연은 카페인을 완전히 끊은 후로 계획한다. 금연한 지 3개월 후에는 원한다면 카페인 음료를 하루 한두 잔씩 조심스레 다시 마셔도 된다. 다만 갑작스러운 니코틴 욕구에 대비하라.

2 술을 삼간다. 알코올도 카페인처럼 신경생물학적으로 니코틴 욕구를 부추길 뿐 아니라 전전두피질의 기능까지 저해한다. 판단력과 자제력과 의지력이 약해진다는 뜻이다. 그래서 욕구 증가와 의지력 저하가 결합해 대개 도로 담배를 찾게 만든다. 교제상 술을 마셔야 한다면 금연한 지 1개월 후부터 간혹 알코올음료를 다시 마셔도 된다. 다만 니코틴 욕구의 재발 가

능성에 대비하라.

3 날짜를 정한다. 마지막 흡연 날짜를 정한 뒤 그대로 지킨다. 그날이 되면 담배와 재떨이와 관련 도구를 일체 없애라.

4 유발 요인을 파악해 다른 것으로 대체한다. 흡연은 신체적 중독만이 아니라 심리적 중독이기도 하다. 즉 조건화된 반응이다. 흡연자는 일정한 때나 습관에 따라 으레 담배를 꺼낸다. 예컨대 운전 중에 습관적으로 흡연하는 사람은 차에 탈 때마다 흡연 욕구를 느끼고, 식후나 샤워 후에 흡연하는 습관이 있으면 그때마다 당연히 담배를 찾게 된다. 화나거나 속상할 때의 흡연처럼 때로 정서적인 유발 유인도 있을 수 있다. 자신의 습성을 전부 살펴 유발 요인을 파악하라. 가능하다면 그런 요인을 아예 피하거나 아니면 계획적으로 다른 것으로 대체하라. 흡연 대신 박하사탕을 먹거나 껌을 씹는 것도 좋다.

5 공동 전선을 편다. 흡연자인 배우자도 금연할 의사가 있다면 함께 팀을 이루어 금연 계획을 실행하라. 그 과정에서 서로 격려하라. 배우자가 비흡연자라면 당신의 코치와 파트너가 되어 이 기간에 격려와 칭찬과 응원을 해 달라고 부탁하라.

6 운동한다. 운동하면 심장혈관계가 건강해져 폐 기능이 좋아질 뿐 아니라 뇌에 화학물질(엔도르핀과 엔케팔린)이

생성되어 흡연 욕구가 줄어든다. 그동안 운동하지 않았다면 우선 쉬운 운동부터 시작하고 천천히 진행하여 부상을 피하라. 아울러 운동을 삼가야 할 만한 건강 문제가 있는지 주치의에게 확인하라.

7 **생각을 다스린다.** 마지막 흡연 후 몇 시간이면 으레 욕구가 밀려온다. 대개 이때가 흡연에서 해방되는 싸움의 고비다. 미리 대비하지 않으면 욕구에 꼼짝없이 붙들려 담뱃갑을 여는 익숙한 소리, 라이터를 켜는 감촉, 연기 냄새, 담배 맛 등의 상상에 빠져들 수 있다. 이런 상상이 욕구를 더 부채질하고 자제력을 떨어뜨려 다시 흡연으로 돌아가게 하기 일쑤다. 미리 대비해 의지적으로 생각을 다스리면 그런 사태를 면할 수 있다. 욕구가 느껴지거든 담뱃갑을 꺼내 여는 순간 손으로 바퀴벌레가 우르르 기어 나오는 광경을 상상하라. 담뱃갑 속에 구더기가 한가득 꿈틀댄다고 생각해도 좋다. 상상력을 활용해 비위 상하는 반감을 불러일으키라.

중독을 이기는 진정한 승리는 해당 습성의 해악을 더 안다고 되는 게 아니다. 흡연자에게 더 필요한 것은 암이나 심장질환의 위험에 대한 교육이 아니다. 흡연자나 모든 중독자가 진정으로 해방되려면 자신의 중독에 대한 감정이 달라져야 한다. 담배를 떠올릴 때 흡연자는 대개 "그렇지," "아 좋다," "구수하다" 등 긍정적 감정을 경험한다. 이를 흔히 푸근한 안도감이라 하는데 이 안도감이 혐오감으로 바뀌어야 한다. 갓 싼 개똥 한 사발에 숟가락을 꽂아 누가 당신에게 건넨다면 기분이 어떨까? 풍겨 오는 냄새가 역겹지 않을까? 흡연에도 똑같은 감정이 든다면 담배를 입에 물 가능성이 과연 얼마나 될까? 담배를 떠올릴 때 안도감보다 혐오감이 들게 할 능력이 당신에게 있다. 생각을 다스리라!

8 물과 신선한 주스를 충분히 마신다. (적어도) 첫 주에는 반드시 물과 신선한 과일 주스를 충분히 마셔 몸속을 다 씻어내라. 그러면 그동안 흡연으로 인해 생성된 각종 독소와 유리기와 유해 물질을 제거하는 데 도움이 된다.

9 친구의 도움을 받는다. 가까운 친구에게 금연 과정 첫 주 동안 짝이 되어 달라고 부탁하라. 그 기간에 혼자 힘으로 감당 못할 욕구가 밀려오거든 친구에게 전화하여 쏟아놓으라. 왜 짝이 필요하며 짝의 역할이 무엇인지 친구에게 미리 말해 주고, 한 주 동안 밤낮 아무 때나 전화해도 된다는 허락을 받아라. 욕구는 계속해서 찾아오되 물리치면 지나간다. 다시 밀려와도 물리치면 또 지나간다. 첫 주 동안 욕구가 점점 약해져 마침내 아주 완벽히 잦아든다. 니코틴의 신체적 금단증상은 일주일밖에 가지 않는다. 이레만 버티면 신체적인 부분은 끝난다. 그때부터는 습성과 사고 과정을 고치고 중독에 대한 감정을 바꾸는 문제만 남는다.

10 **주변을 깨끗이 치운다.** 자동차와 베란다를 청소하고 양탄자와 옷과 커튼을 빨아 당신의 삶에서 담배 냄새를 제거하라. 상쾌하고 청결한 상태에서 건강한 삶을 새로 출발하라.

11 **머리싸움을 삼간다.** "진짜 일진이 나쁘지 않은 한 담배를 끊겠다," "감정을 주체할 수 없지만 않다면 이게 마지막 담배다"라고 혼잣말하지 말라. 이런 사고는 완전 금연에 예외 조항을 남겨 두며, 대다수 사람은 비밀 예외 조항을 써먹을 필연적 상황을 무의식중에 만들어낸다. 자신에게 정직해야 한다. 금연을 결심했거든 아무리 일진이 나빠도 다시는 담배를 피우지 않겠다고 혼잣말하라. 예외 조항이란 없다!

12 **금연하는 이유를 상기한다.** 금연의 유익을 모두 적어 보라. 예컨대 건강에 좋고, 돈도 절약되고, 더는 번거롭게 흡연 장소를 찾을 필요도 없다. 그러나 더 중요하게 당신 덕분에 유익을 누릴 사랑하는 이들을 모두 떠올려 보라. 딸이 졸업하고 아들이 결혼하고 첫 손주가 태어날 때 당신도 곁에 함께 있기가 쉬워진다. 사랑하는 이들을 간접흡연에 노출할 일도 없어진다. 당신의 삶에 덤으로 딸려 올 모든 기쁨을 상기하라. 쭉 적어서 지갑에 넣어 두었다가 낙심될 때 꺼내서 보라. 배우자나 자녀의 사진 옆에 붙여 두어도 좋다. 당신을 자랑스럽게 여기게 될 것이다!

13
필요하다면 니코틴 껌이나 니코틴 패치를 활용한다. 아직 흡연 상태에서는 니코틴 껌이나 니코틴 패치를 사용해서는 안 된다. 흡연과 병행하면 니코틴이 치사량에 이를 수 있다. 이런 껌과 패치는 뇌에 계속 니코틴을 공급한다. 따라서 니코틴 공급원이 전부 제거될 때까지는 신체적 중독이 해결되지 않는다. 그러나 이런 껌이나 패치로 시간을 벌어 심리적 유발 요인과 흡연 습성을 완전히 청산한 다음에 껌과 패치까지 점차 줄여 마침내 전부 끊는 이들도 있다. 모두에게 필요하지는 않지만, 많은 사람에게 실제로 도움이 된다.

14
필요하다면 약을 먹는다. 금연 보조제가 다양한 처방약으로 나와 있다. 의사와 상의해 약이 이 기간에 도움이 될지 알아보라. 그러나 위의 모든 조치를 약으로 대신할 수는 없으며 약을 먹는다고 흡연 중독이 기적처럼 사라지지도 않는다. 약은 사람에 따라 신체적 욕구의 강도를 줄여 줄 뿐이다. 습관을 끊고 생각을 다스리고 몸의 독소를 배출하고 담배에 대한 반감을 불러일으키는 일은 약으로 되지 않는다. 금연 보조제를 사용하더라도 흡연자가 의지적으로 담배를 버리고 습성을 고치고 위의 모든 조치를 실행해야 한다.

주
...

1 뇌 기능을 건강하게 유지할 수 있을까?

1. Nadine R. Sahyoun 외, "Trends in Causes of Death among the Elderly," Centers for Disease Control and Prevention, 2001년 3월. http://www.cdc.gov/nchs/data/ahcd/agingtrends/01death.pdf.

2. Sahyoun 외, "Trends in Causes of Death." http://www.cdc.gov/nchs/data/ahcd/agingtrends/01death.pdf.

3. Jean-Yves Fagon, "Acute respiratory failure in the elderly," Critical Care 10, no.4 (2006년 7월 25일): 151. http://www.ncbi.nlm.nih.gov/pmc/articles/PMC1751014/.

4. "Disability Characteristics," US Census Bureau, 2011년. http://factfinder2.census.gov/faces/tableservices/jsf/pages/productview.xhtml?pid=ACS_11_1YR_S1810&prodType=table.

2 뇌는 선택과 경험에 따라 변한다

1. James R. Healey, "6 killed in GM cars with faulty ignition switches," USA Today, 2014년 2월 14일 업데이트. http://www.usatoday.com/story/money/cars/2014/02/13/gm-recall/5448319/.

2. Chang Hyung Hong 외, "Anemia and risk of dementia in older adults: findings from the Health ABC study," *Neurology* 81, no.6 (2013년 8월 6일): 528~533.

3. G. Biessels 외, "Risk of dementia in diabetes mellitus: a systematic review," *Lancet Neurology* 5, no.1 (2006년 1월): 64~74.

4. R. A. Whitmer 외, "Midlife cardiovascular risk factors and risk of dementia in late life," Neurology 64, no.2 (2005년 1월 25일): 277~281.

5. Tatsuo Yamamoto 외, "Association between self-reported dental health status and onset of dementia: a 4-year prospective cohort study of older Japanese adults from the Aichi Gerontological Evaluation Study (AGES) Project," *Psychosomatic Medicine* 74, no.3 (2012년 4월): 241~248. https://doi.org/10.1097/PSY.0b013e318246dffb.

6. P. S. Stein 외, "Tooth loss, dementia and neuropathology in the Nun Study," *Journal of the American Dental Association* 138, no.10 (2007년 10월): 1314~1322.

7. Michael J. Proulx, "Bottom-up guidance in visual search for conjunctions," *Journal of Experimental Psychology: Human Perception and Performance* 33, no.1 (2007년 2월): 48~56. https://doi.org/10.1037/0096-1523.33.1.48.

8. S. Jay Olshansky 외, "Differences in life expectancy due to race and educational differences are widening, and many may not catch up," *Health Affairs* 31, no.8 (2012년 8월): 1803~1813.

9. Kirk I. Erickson 외, "Exercise training increases size of hippocampus and improves momory," *Proceedings of the National Academy of Sciences of the United States of America* 108, no.7 (2011년 2월): 3017~3022. https://doi.org/10.1073/pnas.1015950108.

10. A. Danese 외, "Adverse childhood experiences and adult risk factors for age-related disease: depression, inflammation, and clustering of metabolic risk markers," *Archives of Pediatrics & Adolescent Medicine* 163, no.12 (2009년 12월): 1135~1143.

3 유전적 영향도 바꿀 수 있을까?

1. M. E. Pembrey 외, "Sex-specific, male-line transgenerational responses in humans," *European Journal of Human Genetics* 14, no.2 (2006년 2월): 159~166.
https://www.ncbi.nlm.nih.gov/pubmed/16391557.

2. Bestiaan T. Heijmans 외, "Persistent epigenetic differences associated with prenatal exposure to famine in humans," *Proceedings of the National Academy of Sciences of the United States of America* 105, no.44 (2008년 11월): 17046~17049.
https://doi.org/10.1073/pnas.0806560105.

3. Alison K. Shae & Meir Steiner, "Cigarette smoking during pregnancy," *Nicotine & Tobacco Research* 10, no.2 (2008년 2월 1일): 267~278.
https://doi.org/10.1080/14622200701825908.
Stanley Zammit 외, "Maternal tobacco, cannabis and alcohol use during pregnancy and risk of adolescent psychotic symtoms in offspring," *British Journal of Psychiatry* 195, no.4 (2009년 9월): 294~300.
http://bjp.rcpsych.org/cgi/content/abstract/195/4/294.

4. Bonnie R. Joubert 외, "DNA methylation in newborns and maternal smoking in pregnancy: genome-wide consortium meta-analysis," *American Journal of Human Genetics* 98, no.4 (2016년 4월): 680~696.
http://www.cell.com/ajhg/fulltext/S0002-9297(16)00070-7.

5. Mina Rydell 외, "Prenatal exposure to tobacco and future nicotine dependence: population-based cohort study," *British Journal of*

Psychiatry 200, no.3 (2012년 3월): 202-209.
https://doi.org/10.1192/bjp.bp.111.100123.

6. Michael S. Kobor & Joanne Weinberg, "FOCUS ON: Epigenetics and fetal alcohol specturm disorders," National Institute on Alcohol Abuse and Alcoholism, *Alcohol Research & Health* 34, no.1. http://pubs.niaaa.nih.gov/publications/arh341/29-37.htm.

7. Ruth Little 외, "Fetal growth and moderate drinking in early pregnancy," *American Journal of Epidemiology* 123, no.2 (1986년 2월): 270~278.

A. C. Huizink & E. J. Mulder, "Maternal smoking, drinking or cannabis use during pregnancy and neurobehavioral and cognitive functioning in human offspring," *Neuroscience & Biobehavioral Review* 30, no.1 (2006년): 24~41.

K. Sayal 외, "Prenatal alcohol exposure and gender differences in childhood mental health problems: a longitudinal population-based study," *Pediatrics* 119, no.2 (2007년 2월).

8. Steven L. Youngentob & John I. Glendinning, "Fetal ethanol exposure increases ethanol intake by making it smell and taste better," *Proceedings of the National Academy of Sciences of the United States of America* 106, no.13 (2009년 3월 31일): 5359~5364.

9. Bradley S. Peterson 외, "Effects of prenatal exposure to air pollutants (polycyclic aromatic hydrocarbons) on the development of brain white matter, cognition, and behavior in later childhood," *Journal of the American Medical Association: Psychiatry* 72, no.6 (2015년 6월): 531~540. https://doi.org/10.1001/jamapsychiatry.2015.57.

10. R. M. Pearson 외, "Association between maternal depre-ssogenic

cognitive style during pregnancy and offspring cognitive style 18 years later," *American Journal of Psychiatry* 170, no.4 (2013년 4월): 434~441.

11. John J. Medina, "The epigenetics of stress," *Psychiatric Times* (2010년 4월 7일): 16.

12. "Salimbene: On Frederick II, 13th Century," *Medieval Sourcebook*, Fordham University, 1996년 1월.

http://legacy.fordham.edu/halsall/source/salimbene1.html.

13. I. C. Weaver 외, "Epigenetic programming by maternal behavior," *Nature Neuroscience* 7, no.8 (2004년 8월): 847~854.

http://www.ncbi.nlm.nih.gov/pubmed/15220929.

14. B. Labonte 외, "Genome-wide epigenetic regulation by early-life trauma," *Archives of General Psychiatry* 69, no.7 (2012년 7월): 722~731.

15. A. Danese 외, "Adverse childhood experiences and adult risk factors for age-related disease: depression, inflammation, and clustering of metabolic risk markers," *Archives of Pediatrics & Adolescent Medicine* 63, no.12 (2009년 12월): 1135~1143.

16. J. Bick 외, "Childhood adversity and DNA methylation of genes involved in the hypothalamus-pituitary-adrenal axis and immune system: whole-genome and candidate-gene associations," *Development and Psychopathology* 24, no.4 (2012년 11월): 1417~1425.

다음 여러 논문도 참조하라.

Judith E. Carroll 외, "Childhood abuse, parental warmth, and adult multisystem biological risk in the Coronary Artery Risk Development in Young Adults study," *Proceedings of the National Academy of Sciences of the United States of America* 110, no.42 (2013년 10월 15일): 17149~17153.

M. Kelly-Irving 외, "Adverse childhood experiences and premature all-cause mortality," *European Journal of Epidemiology* 28, no.9 (2013년 9월): 721~734.

L. K. Gilbert 외, "Childhood adversity and adult chronic disease: an update from ten states and the District of Columbia, 2010," *American Journal of Preventive Medicine* 48, no.3 (2015년 3월): 345~349.

17. E. Levy-Gigi 외, "Association among clinical response, hippocampal volume, and FKBP5 gene expression in individuals with posttraumatic stress disorder receiving cognitive behavioral therapy," *Biological Psychiatry* 74, no.11 (2013년 12월): 793~800.

18. Kristen Weir, "Forgiveness can improve mental and physical health: research shows how to get there," *Monitor on Psychology* 48, no.1 (2017년 1월): 30.

19. Junko A. Arai 외, "Transgenerational rescue of a genetic defect in long-term potentiation and memory formation by juvenile enrichment," *Journal of Neuroscience* 29, no.5 (2009년 2월): 1496~1502, https://doi.org/10.1523/JNEUROSCI.5057-08.2009.

4 진행성 쇠퇴를 늦출 수 있을까?

1. M. Egan 외, "The human genome: mutations," *American Journal of Psychiatry* 159, no.1 (2002년 1월): 12.

2. "Prader-Willi Syndrome," Mayo Clinic, 2017년 4월 21일, http://www.

mayoclinic.org/diseases-conditions/prader-willi-syndrome/basics/symptoms/con-20028982.

3. Francis O. Walker, "Huntington's disease," Lancet 369, no.9557 (2007년 1월 20일): 218~228, https://doi.org/10.1016/S0140-6736(07)60111-1, PMID 17240289.

4. Leslie A. Pray, "Transposons: the jumping genes," *Nature Education* 1, no.1 (2008년): 204.

5. J. C. Sanford, *Genetic Entropy & The Mystery of the Genome*, 제3판 (Waterloo, NY: FMS Publication), 42.

6. M. Jagerstad & K. Skog, "Genotoxicity of heat-processed foods," *Mutation Research* 574, no.1-2 (2005년 7월): 156~172.

7. M. Q. Kemp 외, "Induction of the transferring receptor gene by benzo[a] pyrene in breast cancer MCF-7 cells: potential as a biomarker of PAH exposure," *Environmental & Molecular Mutagenesis* 47 (2006년): 518~526.

8. B. Peterson 외, "Effects of prenatal exposure to air pollutants (polycyclic aromatic hydrocarbons) on the development of brain white matter, cognition, and behavior in later childhood," *Journal of the American Medical Association: Psychiatry* 72, no.6 (2015년): 531~540. https://doi.org/10.1001/jamapsychiarty.2015.57.

F. P. Perera 외, "Prenatal polycyclic aromatic hydrocarbon (PAH) exposure and child behavior at age 6~7 years," *Environmental Health Perspectives* 120, no.6 (2012년): 921-26. https://doi.org/10.1289/ehp.1104315.

9. M. Valko, H. Morris & M. T. Cronin, "Metals, Toxicity and oxidative stress," *Current Medicinal Chemistry* 12, no.10 (2005년):

1161~1208, https://doi.org/10.2174/0929867053764635, PMID 15892631.

10. N. Munoz 외, "HPV in the etiology of human cancer," *Vaccine* 24, no.3, supp.3 (2006년 8월 31일): 1~10.

11. Sahaya Asirvatham, Rupali Yadav & Hitesh Chaube, "Role of telomeres and telomerase in aging," *World Journal of Pharmaceutical Research* 4, no.5 (2015년): 697~708.

12. Lawrence S Honig 외, "Association of shorter leukocyte telomere repeat length with dementia and mortality," *Archives of Neurology* 69, no.10 (2012년): 1332~1339. https://doi.org/10.1001/archneurol.2012.1541.

13. K. Okudo 외, "Telomere length in the newborn," *Pediatric Research* 52 (2002년): 377~381.

14. D. T. Eisenberg, M. G. Hayes & C. W. Kuzawa, "Delayed paternal age of reproduction in humans is associated with longer telomeres across two generations of descendants," *Proceedings of the National Academy of Sciences of the United States of America* 109 (2012년): 10251~10256.

    M. Kimura 외, "Offspring's leukocyte telomere length, paternal age, and telomere elongation in sperm," PLOS Genetics 4 (2008년): e37.

15. A. Aviv, "Genetics of leukocyte telomere length and its role in atherosclerosis," *Mutation Research* 730 (2012년): 68~74.

16. I. Shalev 외, "Exposure to violence during childhood is associated with telomere erosion from 5 to 10 years of age: a longitudinal study," *Molecular Psychiatry* 18 (2013년): 576~581, https://doi.org/10.1038/mp.2012.32.

17. Elizabeth Fernandez, "Lifestyle Changes May Lengthen Telomeres, a Measure of Cell Aging," University of California, San Francisco, 2013년 9월 16일, https://www.ucsf.edu/news/2013/09/108886/lifestyle-changes-may-lengthen-telomeres-measure-cell-aging.

18. Min Kyoung-Bok & Min Jin-Young, "Association between leukocyte telomere length and serum carotenoid in US adults," *European Journal of Nutrition* 56, no.3 (2017년 4월): 1045~1052.

19. D. Ornish 외, "Effect of comprehensive lifestyle changes on telomerase activity and telomere length in men with biopsy-proven low-risk prostate cancer: 5-year follow-up of a descriptive pilot study," *Lancet Oncology* 14, no.11 (2013년 10월): 1112~1120.

20. P. Sjögren 외, "Stand up for health-avoiding sedentary behaviour might lengthen your telomeres: secondary outcomes from a physical activity RCT in older people," *British Journal of Sports Medicine* 48 (2014년 9월 3일): 1407~1409, https://doi.org/10.1136/bjsports-2013-093342, PMID 25185586.

21. T. Kanaya 외, "hTERT is a critical determinant of telomerase activity in renal-cell carcinoma," *International Journal of Cancer* 78, no.5 (1998년 11월 23일): 539~543.

5 비만을 유발하는 요인을 줄여라

1. Deborah Summers, "No Excuses for Being Fat, Say Tories," *Guardian*, 2008년 8월 27일, https://www.theguardian.com/politics/2008/aug/27/conservatives.health1.

2. Furukawa Shigetada 외, "Increased oxidative stress in obesity and its impact on metabolic syndrome," *Journal of Clinical Investigation*

114, no.12 (2004년): 1752~1761.

3. A. E. Silver 외, "Overweight and obese humans demonstrate increased vascular endothelial NAD(P)H oxidase-p47(phox) expression and evidence of endothelial oxidative stress," *Circulation* 115, no.5 (2007년 2월 6일): 627~637.
다음 두 논문도 참조하라.
A. S. Greenberg 외, "Obesity and the role of adipose tissue in inflammation and metabolism," *American Journal of Clinical Nutrition* 83, no.2 (2006년 2월): 461S~465S.
K. M. Pou 외, "Visceral and subcutaneous adipose tissue volumes are cross-sectionally related to markers of inflammation and oxidative stress: the Framingham Heart Study," *Circulation* 116, no.11 (2007년 9월 11일): 1234~1241.

4. H. Stein 외, "A Commonly carried allele of the obesity-related FTO gene is associated with reduced brain volume in the healthy elderly," *Proceedings of the National Academy of Sciences of the United States of America* 107, no.18 (2010년 5월 4일): 8404~8409.

5. American Heart Association Statistical Fact Sheet 2013년. http://www.heart.org/idc/groups/heart-public/@wcm/@sop/@smd/documents/downloadable/ucm_319574.pdf.

6. G. Copinschi, "Metabolic and endocrine effects of sleep deprivation," *Essential Psychopharmacology* 6, no.6 (2005년): 341~347, PMID 16459757.

7. Institute of Medicine, *Sleep Disorders and Sleep Deprivation: An Unmet Public Health Problem* (Washington, DC: The National Academies Press, 2006).

다음 웹사이트에서 인용했다.

http://www.cdc.gov/features/dssleep/index.html#References.

8. "Insufficient Sleep Is a Public Health Problem," Center for Disease Control and Prevention (2015년).

http://www.cdc.gov/features/dssleep/index.html#References.

9. J. Davis, "The Toll of Sleep Loss in America," WebMD, 2011년.

http://www.webmd.com/sleep-disorders/features/toll-of-sleep-loss-in-america.

10. A. Alvheim 외, "Dietary linoleic acid elevates endogenous 2-AG and anandamide and induces obesity," *Obesity* 20, no.10 (2012년): 1984~1994.

11. P. Kidd, "Omega-3 DHA and EPA for cognition, behavior, and mood: clinical findings and structural functional synergies with cell membrane phospholipids," *Alternative Medicine Review* 12, no.3 (2007년).

12. S. Doughman 외, "Omega-3 fatty acids for nutrition and medicine: considering microalgae oil as a vegetarian source of EPA and DHA," *Current Diabetes Review* 3, no.3 (2007년 8월): 198~203(6).

다음 여러 논문도 참조하라.

J. T. Brenna 외, "α-Linolenic acid supplementation and conversion to n-3 long-chain polyunsaturated fatty acids in humans," *Prostaglandins, Leukotrienes & Essential Fatty Acids* 80, no.2-3 (2009년 2~3월): 85~91.

L. M. Arterburn, "Human distribution of docosahexaenoic acid and eicosapentaenoic acid," *Medscape General Medicine* 7, no.4 (2005년): 18. Medscape, http://www.medscape.org/

viewarticle/514322_4.

S. Dyall, "Long-chain omega-3 fatty acids and the brain: a review of the independent and shared effects of EPA, DPA and DHA," *Frontiers in Aging Neuroscience* 7 (2015년 4월 21일): 52. https://doi.org/10.3389/fnagi.2015.00052.

13. L. Zhang 외, "Exogenous plant MIR168a specifically targets mammalian LDLRAP1: evidence of cross-kingdom regulation by microRNA," *Cell Research* 22 (2012년): 107~126.

14. A. Foss, "Growing Fatter on a GM Diet," ScienceNordic, 2012년 7월 17일. http://sciencenordic.com/growing-fatter-gm-diet.

15. R. Ley 외, "Microbial ecology: human gut microbes associated with obesity," Nature 444 (2006년 12월 21일): 1022~1023. https://doi.org/10.1038/4441022a.

16. H. Tilg & A. Kaser, "Gut microbiome, obesity, and metabolic dysfunction," *Journal of Clinical Investigation* 121, no.6 (2011년): 2126~2132. https://doi.org/10.1172/JCI58109.

17. F. Thomas 외, "Environmental and gut Bacteroidetes: the food connection," *Frontiers in Microbiology* 2 (2011년): 93.

18. Thomas 외, "Environmental and gut Bacteroidetes,"

19. L. David 외, "Diet rapidly and reproducibly alters the human gut microbiome," *Nature* 505 (2014년 1월 23일): 559~563.

G. Wu 외, "Linking long-term dietary patterns with gut microbial enterotypes," *Science* 334, no.6052 (2011년 10월 7일): 105~108.

20. C. B. de La Serre 외, "Propensity to high-fat diet-induced obesity in rats is associated with changes in the gut microbiota and gut inflammation," *American Journal of Physiology: Gastrointestinal and*

Liver Physiology 299, no.2 (2010년 7월 28일): G440~448.

21. Herbert Tilg & Arthur Kaser, "Gut microbiome, obesity, and metabolic dysfunction," *Journal of Clinical Investigation* 121, no.6 (2011년 6월): 2126~2132. https://doi.org/10.1172/JCI58109.

22. K. Harris 외, "Is the gut microbiota a new factor contributing to obesity and its metabolic disorders?," *Journal of Obesity* 2012 (2012년). https://doi.org/10.1155/2012/879151.

23. L. Lynch 외, "iNKT cells induce FGF21 for thermogenesis and are required for maximal weight loss in GLP1 therapy," *Cell Metabolism* 24, no.3 (2016년 9월 13일): 510~519. http://dx.doi.org/10.1016/j.cmet.2016.08.003.
J. Lukens 외, "Fat chance: not much against NKT cells," *Immunity* 37, no.3 (2012년 9월 21일): 574~587.

24. L. C. Wieland Brown 외, "Production of α-Galactosylceramide by a prominent member of the human gut microbiota," PLOS Biology 11, no.7 (2013년): e1001610. https://doi.org/10.1371/journal.pbio.1001610.

25. B. T. Heijmans 외, "Persistent epigenetic differences associated with prenatal exposure to famine in humans," *Proceedings of the National Academy of Sciences of the United States of America* 105, no.44 (2008년 11월 4일): 17046~17049.

26. I. Parra-Rojas 외, "Adenovirus-36 seropositivity and its relation with obesity and metabolic profile in children," *International Journal of Endocrinology* 2013 (2013년). http://dx.doi.org/10.1155/2013/463194.

27. M. Bluher 외, "Adipose tissue selective insulin receptor knockout

protects against obesity and obesity-related glucose intolerance,"
Developmental Cell 3, no.1 (2002년 7월): 25~38. M. Bluher 외,
"Extended longevity in mice lacking the insulin receptor in adipose
tissue," *Science* 299, no.5606 (2003년 1월 24일): 572~574.

6 건강한 식습관이 건강한 뇌를 만든다

1. S. L. Archer 외, "Relationship between changes in dietary sucrose
   and high density lipoprotein cholesterol: the CARDIA study.
   Coronary artery risk development in young adults," *Annals of
   Epidemiology* 8 (1998년 10월): 433~438.
2. Q. Yang 외, "Added sugar intake and cardiovascular diseases
   mortality among US adults," *Journal of the American Medical
   Association: Internal Medicine* 174, no.4 (2014년): 516~524.
   B. Howard 외, "Sugar and cardiovascular disease: a statement
   for healthcare professionals from the Committee on Nutrition of
   the Council on Nutrition, Physical Activity, and Metabolism of the
   American Heart Association," *Circulation* 106 (2002년): 523~527.
3. R. Agrawal 외, "'Metabolic syndrome' in the brain: deficiency in
   omega-3 fatty acid exacerbates dysfunctions in insulin receptor
   signalling and cognition," *Journal of Physiology* 590, no.10 (2012년
   5월): 2485~2499.
4. Alice G. Walton, "How Much Sugar Are Americans Eating,"
   Forbes, 2012년 8월 30일. http://www.forbes.com/sites/
   alicegwalton/2012/08/30/how-much-sugar-are-americans-
   eating-infograpic/#5a72e9ef1f71.
5. C. Leung 외, "Soda and cell aging: associations between sugar-

sweetened beverage consumption and leukocyte telomere length in healthy adults from the National Health and Nutrition Examination Surveys," *American Journal of Public Health* 104, no.12 (2014년 12월): 2425~2431. http://ajph.aphapublications.org/doi/abs/10.2105/AJPH.2014.302151.

6. J. E. Beilharz 외, "Short-term exposure to a diet high in fat and sugar, or liquid sugar, selectively impairs hippocampal-dependent memroy, with diffential impacts on inflammation," *Behavioural Brain Research* 306 (2016년 6월 1일): 1~7.

7. K. Rapinski, "Face Facts: Too Much Sugar Can Cause Wrinkles," 피부과 전문의 Dr. Frederick Brandt와 함께한 NBC 뉴스 보도. http://www.nbcnews.com/id/21257751/ns/health-skin_and_beauty/t/face-facts-too-much-sugar-can-cause-wrinkles/#.V20eGZMrl0o.

K. Mizutari 외, "Photo-enhanced modification of human skin elastin in actinic elastosis by N∈-(carboxymethyl)lysine, one of the glycoxidation products of the Maillard reaction," *Journal of Investigative Dermatology* 108, no.5 (1997년 5월): 797~802.

8. Alison Goldin 외, "Advanced glycation end products: sparking the development of diabetic vascular injury," *Circulation* 114 (2006년 8월): 597~605, http://circ.ahajournals.org/content/114/6/597.full.

9. R. Spangler 외, "Opiate-like effects of sugar on gene expression in reward areas of the rat brain," *Molecular Brain Research* 124, no.2 (2004년 5월 19일): 134~142.

10. C. Blais 외, "Effect of dietary sodium restriction on taste responses to sodium chloride: a longitudinal study," *American Journal of Clinical Nutrition* 44, no.2 (1986년 8월): 232~243.

11. X. Guo X 외, "Sweetened beverages, coffee, and tea and depression risk among older US adults," *PLOS ONE* 9, no.4 (2014년 4월 17일): e94715, https://doi.org/10.1371/journal.pone.0094715.

12. C. McGartland 외, "Carbonated soft drink consumption and bone mineral density in adolescence: the Northern Ireland Young Hearts project," *Journal of Bone and Mineral Research* 18, no.9 (2003년 9월): 1563~1569.

13. K. Tucker 외, "Colas, but not other carbonated beverages, are associated with low bone minaral density in older women: the Framingham Osteoporosis Study," *American Journal of Clinical Nutrition* 84, no.4 (2006년 10월): 936~942.

14. M. Schultze 외, "Sugar-sweetened beverages, weight gain, and incidence of type 2 diabetes in young and middle-aged women," *Journal of the American Medical Association* 292, no.8 (2004년): 927~934. https://doi.org/10.1001/jama.292.8.927.

15. S. Fowler 외, "Fueling the obesity epidemic? Artificially sweetened beverage use and long-term weight gain," *Obesity* 16, no.8 (2008년 8월): 1894~1900.

16. A. Sanchez-Villegas 외, "Fast-food and commercial baked goods consumption and the risk of depression," *Public Health Nutrition* 15, no.3 (2012년): 424~432.

17. B. Martin 외, "Caloric restriction and intermittent fasting: two potential diets for successful brain aging," *Aging Research Reviews* 5, no.3 (2006년 8월): 332~353.
G. Roth 외, "Biomarkers of caloric restriction may predict longevity in humans," *Science* 297, no.5582 (2002년 8월): 811.

18. A. Csiszar 외, "Anti-oxidative and anti-inflammatory vasoprotective effects of caloric restriction in aging: role of circulating factors and SIRT1," *Mechanisms of Ageing and Development* 130, no.8 (2009년 8월): 518~527.

19. Dale Bredesen, "Reversal of cognitive decline: a novel therapeutic program," *Aging* 6, no.9 (2014년 9월): 707~717.

20. G. L. Bowman 외, "Nutrient biomarker patterns, cognitive function, and MRI measures of brain aging," *Neurology* 78, no.4 (2012년 1월 24일): 241~249. https://doi.org/10.1212/WNL. 0b013e3182436598.

21. J. Pottala 외, "Higher RBC EPA+DHA corresponds with larger total brain and hippocampal volumes," *Neurology* 82, no.5 (2014년 2월 4일): 435~442.

22. Simon C. Dyall, "Long-chain omega-3 fatty acids and the brain: a review of the independent and shared effects on EPA, DPA and DHA," *Frontiers in Aging Neuroscience* 7, no.52 (2015년 4월 21일). https://doi.org/10.3389/fnagi.2015.00052.

23. H. Ren 외, "Omega-3 polyunsaturated fatty acids promote amyloid-β clearance from the brain through mediating the function of the glymphatic system," *FASEB Journal* (2016년 10월 7일), https://doi.org/10.1096/fj.201600896.

24. Dyall, "Long-chain omega-3 fatty acids and the brain."

7 몸에 독을 들여놓지 말라

1. Rebecca Swanner 외, *Best You Ever* (New York: Simon and Schuster, 2011). https://books.google.com/books?id=XO_sDQAA

QBAJ&pg=PT246&lpg=PT246&dq=The+Best+Way+to+Detoxify+is

+to+Stop+Putting+Toxic+Things+into+the+Body&source=bl&ots=K

3dLVJKhs_&sig=ZqHqbaLMLrPyCMCphMDxw7dHeVU&hl=en&sa

=X&ved=0ahUKEwiny_HH773WAhWmE5oKHYsYCTwQ6AEIRDAG

#v=onepage&q=The%20Best%20Way%20to%20Detoxify%20is%20

to%20Stop%20Putting%20Toxic%20things%20into%20the%20

Body&f=false.

2. D. Doshi 외, "Smoking and skin aging in identical twins," Archives of
Dermatology 143, no.12 (2007년): 1543~1546.
https://doi.org/10.1001/archderm.143.12.1543.
다음 웹사이트에서 이 쌍둥이의 사진을 볼 수 있다.
http://archderm.jamanetwork.com/article.aspx?articleid =654484.

3. S. Ramirez 외, "Methamphetamine disrupts blood-brain barrier
function by induction of oxdative stress in brain endothelial cells,"
Journal of Cerebral Blood Flow & Metabolism 29, no.12 (2009년):
1933~1945.

4. W. Sheng-Fan 외, "Involvement of oxidative stress-activated JNK
signaling in the methamphetamine-induced cell death of human
SH-SY5Y cells," Toxicology 246, no.2-3 (2008년 4월 18일):
234~241.

5. R. Little 외, "Fetal growth and moderate drinking in early pregancy,"
American Journal of Epidemiology 123, no.2 (1986년): 270-278. P.
Sampson 외, "Prenatal alcohol exposure, birthweight, and measures
of child size from birth to 14 years," American Journal of Public
Health 84, no.9 (1994년 9월): 1421~1428.

6. S. Sabia 외, "Alcohol consumption and cognitive decline in early old

age," *Neurology* 82, no.4 (2014년 1월 28일): 332~339.

E. Handing 외, "Midlife alcohol consumption and risk of dementia over 43 years of follow-up: a population-based study from the Swedish Twin Registry," *Journals of Gerontology: Series A* 70, no.10 (2015년 10월 1일): 1248~1254, https://doi.org/10.1093/gerona/glv038.

7. M. De Bellis 외, "Prefontal cortex, thalamus, and cerebellar volumes in adolescents and young adults with adolescent-onset alcohol use disorders and comorbid mental disorders," *Alcoholism: Clinical and Experimental Research* 29, no.9 (2005년 9월): 1590~1600.

8. B. Davis 외, "The alcohol paradox: light-to-moderate alcohol consumption, cognitive function, and brain volume," *Journals of Gerontology: Series A* 69, no.12 (2014년 12월): 1528~1535. https://doi.org/10.1093/gerona/glu092.

9. J. Patra 외, "Alcohol consumption and the risk of morbidity and mortality for different stroke types – a systematic review and meta-analysis," *Biomed Central Public Health* 10, no.258 (2010년 5월 18일). S. Larsson 외, "Differing association of alcohol consumption with different stroke types: a systematic review and meta-analysis," *Biomed Central Medicine* 14, no.178 (2016년).

10. Handing 외, "Midlife alcohol consumption." https://doi.org/10.1093/gerona/glv038.

11. A. Waterhouse, "Wine phenolics," *Anals of the New York Academy of Sciences* 957 (2002년 5월): 21~36.

12. G. M. Halpern, "A celebration of wine: wine is medicine," Inflammopharmacology 16, no.5 (2008년 10월): 240~244, https://

doi.org/10.1007/s10787-008-8024-9.

다음 여러 논문도 참조하라.

A. Davalos 외, "Effects of red grape juice polyphenols in NADPH oxidase subunit expression in human neutrophils and mononuclear blood cells," *British Journal of Nutrition* 102, no.8 (2009년 10월 28일): 1125~1135, https://doi.org/10.1017/S0007114509382148.

M. Sarr 외, "Red wine polyphenols prevent angiotensin II-induced hypertension and endothelial dysfunction in rats: role of NADPH oxidase," *Cardiovascular Research* 71, no.4 (2006년 9월 1일): 794~802.

M. Dohadwala 외, "Grapes and cardiovascular disease," *Journal of Nutrition* 139, no.9 (2009년 9월): 1788S~1793S.

R. F. Guerrero 외, "Wine, resveratrol and health: a review," *National Product Communication* 4, no.5 (2009년 5월): 635~658.

13. E. Lobe 외, "Is there an association between low-to-moderate alcohol consumption and risk of cognitive decline?," *American Journal of Epidemiology* 172, no.6 (2010년): 708~716, https://doi.org/10.1093/aje/kwq187.

14. 알코올이 뇌에 미치는 즉각적 효과란 곧 신경세포막에 작용해 신경세포막의 기능과 이온 균형을 교란하는 것이며(주로 음전하 염소이온이 세포 속에 유입되므로 신경세포도 더 음전하로 변해 활동이 줄고 진정된다), 그 결과 여러 취한 증상이 나타난다. 그러나 알코올은 뇌에 후성유전적 변화도 유발해 두려움 회로(편도체)의 유전자 발현을 변형시킨다. 그래서 술이 깨면 불안이 가중된다. 구체적으로 취중에는 편도체에 신경펩티드Y(NPY)라는 펩티드가 생성되어 긴장이 풀린다. 그런데 술이 깨면(취기가 사라지면) NPY가 역으로 억제되면서 편도체가 과도히 자극되어 더 불안해지고 음주 욕구가 커진다.

다음 여러 논문을 참조하라.

B. Hwang 외, "Innate differences of neuropeptide Y (NPY) in hypothalamic nuclei and central nucleus of the amygdala between selectively bred rats with high and low alcohol preference," *Alcoholism: Clinical and Experimental Research* 23, no.6 (1999년 6월): 1023~1030.

C. Eva 외, "Modulation of neuropeptide Y and Y1 receptor expression in the amygdala by fluctuations in the brain content of neuroactive steroids during ethanol drinking discontinuation in $Y_1R/LacZ$ transgenic mice," *Journal of Neurochemistry* 104 (2008년): 1043~1054.

J. D. Olling 외, "Complex plastic changes in the neuropeptide Y system during ethanol intoxication and withdrawal in the rat brain," *Journal of Neuroscience Research* 87, no.10 (2009년 8월 1일): 2386~2397.

15. L. Zhu 외, "Characterization of gut microbiomes in nonalcoholic steatohepatitis (NASH) patients: a connection between endogenous alcohol and NASH," *Hepatology* 57, no.2 (2013년 2월): 601~609.
다음 두 논문도 참조하라.

S. Nair 외, "Obesity and female gender increase breath ethanol concentration: potential implications for the pathogenesis of nonalcoholic steatohepatitis," *American Journal of Gastroenterology* 96 (2001년): 1200~1204.

K. Cope 외, "Increased gastrointestinal ethanol production in obese mice: implications for fatty liver disease pathogenesis," *Gastroenterology* 119, no.5 (2000년 11월): 1340~1347.

8 뇌는 쓸수록 건강해진다

1. Devin Tomb, "Self-Made Women Who Inspire: 4 Entrepreneurs Who Motivate," *Self*, 2015년 1월 5일, https://www.self.com/story/selfmade-women-entrepreneures-who-motivate.

2. *Poor Richard's Almanack* (1742), http://www.vlib.us/amdocs/texts/prichard42.html.

3. 1787년 3월 28일 토머스 제퍼슨이 프랑스 엑상프로방스의 마사 제퍼슨 랜돌프에게 보낸 편지에 나오는 말이다. Thomas Jefferson Foundation, http://tjrs.monticello.org/letter/1679.

4. 1785년 8월 19일 토머스 제퍼슨이 피터 카르에게 써 보낸 말이다. Thomas Jefferson Foundation, https://www.monticello.org/site/research-and-collections/exercise.

5. 제퍼슨이 카르에게 써 보낸 말이다. https://www.monticello.org/site/research-and-collections/exercise.

6. U. Kujala, "Evidence on the effects of exercise therapy in the treatment of chronic disease," *British Journal of Sports Medicine* 43 (2009년): 550~555.

7. W. H. Ettinger Jr. 외, "A randomized trial comparing aerobic exercise and resistance exercise with a health education program in older adults with knee osteoarthritis. The Fitness Arthritis and Seniors Trial (FAST)," *Journal of the American Medical Association* 277, no.1 (1997년 1월 1일): 25~31.

8. I. Helmark 외, "Exercise increases interleukin-10 levels both intra-articularly and peri-synovially in patients with knee osteoarthritis: a randomized controlled trial," *Arthritis Research & Therapy* 12, no.4

(2010년): R126, https://doi.org/10.1186/ar3064.

F. Ribeiro 외, "Exercise training increases interleukin-10 after an acute myocardial infarction: a randomised clinical trial," *International Journal of Sports Medicine* 33, no.3 (2012년 3월): 192~198, https://doi.org/10.1055/s-0031-1297959.

9. K. Jin 외, "Vascular endothelial growth factor (VEGF) stimulates neurogenesis in vitro and in vivo," *Proceedings of the National Academy of Sciences of the United States of America* 99, no.18 (2002년 9월 3일): 11946~11950.

R. Molteni 외, "Voluntary exercise increases axonal regeneration from sensory neurons," *Proceedings of the National Academy of Sciences of the United States of America* 101, no.22 (2004년 6월 1일): 8473~8478.

M. Fahnestock 외, "The precursor pro-nerve growth factor is the predominant form of nerve growth factor in brain and is increased in Alzheimer's disease," *Molecular and Cellular Neuroscience* 18, no.2 (2001년 8월): 210~220.

10. K. Erikson 외, "Exercise training increases size of hippocampus and improves memory," *Proceedings of the National Academy of Sciences of the United States of America* 108, no.7 (2011년 2월): 3017~3022.

11. K. Y. Liang 외, "Exercise and Alzheimer's disease biomarkers in cognitively normal older adults," *Annals of Neurology* 68 (2010년): 311~318.

12. Liang 외, "Exercise and Alzheimer's disease biomarkers."

13. Liang 외, "Exercise and Alzheimer's disease biomarkers."

14. F. Middleton & P. Strick, "Basal ganglia output and cognition: evidence from anatomical, behavioral, and clinical studies," *Brain and Cognition* 42, no.2 (2000년 3월): 183~200.

15. J. Schmahmann, "Disorders of the cerebellum: ataxia, dysmetria of thought, and the cerebellar cognitive affective syndrome," *Journal of Neuropsychiatry and the Clinical Neurosciences* 16, no.3 (2004년 8월): 367~378.

16. C. Gaser 외, "Brain structures differ between musicians and non-musicians," *Journal of Neuroscience* 23, no.27 (2003년 10월 8일): 9240~9245.

17. S. Belleville 외, "Training-related brain plasticity in subjects at risk of developing Alzheimer's disease," *Brain* 134 (2011년): 1623~1634.
S. M. Landau 외, "Association of lifetime cognitive engagement and low β-amyloid deposition," *Archives of Neurology* 69 (2012년): 623~629.

18. C. Bouchard 외, "Adverse metabolic response to regular exercise: Is it a rare or common occurrence?," *PLOS ONE* 7, no.5 (2012년): e37887, https://doi.org/10.1371/journal.pone.0037887.

19. A. Mastaloudis 외, "Oxdative stress in athletes during extreme endurance exercise," *Free Radical Biology and Medicine* 31, no.7 (2001년 10월 1일): 911-922.
다음 두 논문도 참조하라.
S. Mohlenkamp 외, "Coronary atherosclerosis burden, but not transient troponin elevation, predicts long-term outcome in recreational marathon runners," *Basic Research in Cardiology* 109 (2014년 1월): 391, https://doi.org/10.1007/s00395-013-0391-8.

J. O'Keefe 외, "Exercising for health and longevity vs peak perfomance: different regimens for different goals," *Mayo Clinic Proceedings* 89, no.9 (2014년 9월): 1171~1175.

20. T. Manini 외, "Physical activity and maintaining physical function in older adults," *British Journal of Sports Medicine* 43 (2009년): 28~31.

9 건강한 수면은 건강한 뇌와 생명의 필수요소다

1. "Insufficient Sleep Is a Public Health Problem," Centers for Disease Control and Prevention, 2015년, http://www.cdc.gov/Features/dsSleep/index.html.

2. H. Colten & B. Altevogt, *Sleep Disorders and Sleep Deprivation: An Unmet Public Health Problem* (Washington, DC: The National Academies Press, 2006).

3. "Unhealthy Sleep-Related Behaviors," *Centers for Disease Control and Prevention Morbidity and Mortality Weekly Report* 60, no.8 (2011년 3월 4일), http://www.cdc.gov/mmwr/PDF/wk/mm6008.pdf.

4. "Drowsy Driving and Automobile Crashes," National Highway Traffic Safety Administration, 2011년 2월 10일 접속, http://www.nhtsa.gov/people/injury/drowsy_driving1/Drowsy.html#NCSDR/NHTSA.

5. L. Xie 외, "Sleep drives metabolite clearance from the adult brain," Science 342, no.6156 (2013년 10월 18일): 373~377. https://doi.org/10.1126/science.1241224.

6. "Excessive Sleepiness: How Much Sleep Do Babies and Kids Need?," National Sleep Foundaion, https://sleepfoundation.org/

excessivesleepiness/content/how-much-sleep-do-babies-and-kids-need.

7. C. A. Schoenborn & P. F. Adams, "Health behaviors of adults: United States, 2005-2007," National Center for Health Statistics, *Vital Health Statistic Series* 10, no.245 (2010년).

8. "Youth Risk Behavior Surveillance - United States, 2009," *Centers for Disease Control and Prevention Morbidity and Mortality Weekly Report* 59 (2010년 6월 4일): SS-5.

9. "School Start Time and Sleep," National Sleep Foundation. http://www.sleepfoundation.org/article/sleep-topics/school-start-time-and-sleep.

10. N. Dumay, "Sleep not just protects memories against forgetting, it also makes them more accessible," *Cortex* 74 (2016년 1월): 289~296.

11. F. Gu 외, "Total and cause-specific mortality of U.S. nurses working rotating night shifts," *American Journal of Preventive Medicine* 48, no.3 (2015년 3월): 241~252.

12. John Peever, Pierre-Herve Luppi & Jacques Montplaisir, "Breakdown in REM sleep circuitry underlies REM sleep behavior disorder," *Trends in Neurosciences* 37, no.5 (2014년 5월): 279~288.

13. D. L. Bliwise, "Sleep disorders in Alzheimer's disease and other dementias," *Clinical Cornerstone* 6, supp.1A (2004년): S16~28.

14. M. Nishida 외, "REM sleep, prefrontal theta, and the consolidation of human emotional memory," *Cerebral Cortex* 19, no.5 (2009년 5월): 1158~1166.

15. W. Brown, "Broken sleep may be natural sleep," *Psychiatric*

Times (2007년 3월 1일), http://www.psychiatrictimes.com/display/article/10168/55271.

16. A. Pariente 외, "The benzodiazepine-dementia disorders link: current state of knowledge," *CNS Drugs* 30, no.1 (2016년 1월): 1~7. https://doi.org/10.1007/s40263-015-0305-4.

17. G. Chapouthier & P. Venault, "GABA-A receptor complex and memory processes," *Current Topics in Medicinal Chemistry* 2, no.8 (2002년 8월 1일): 841~851.

I. Izquierdo 외, "Post-training down-regulation of memory consolidation by a GABA-A mechanism in the amygdala modulated by endogenous benzodiazepines," Behavioral and Neural Biology 54, no.2 (1990년 9월): 105~109.

18. D. Wheatley, "Effects of Drugs on Sleep," *Psychopharmacology of Sleep*, D. Wheatley 편집 (New York: Raven Press, 1981), 153~176.

19. M. Ratini, "7 Ways Sleep Apnea Can Hurt Your Health," WebMD, 2016년 5월 2일, http://www.webmd.com/sleep-disorders/sleep-apnea/sleep-apnea-conditions#1.

20. N. Canessa 외, "Obstructive sleep apnea: Brain structural changes and neurocognitive function before and after treatment," *American Journal of Respiratory and Critical Care Medicine* 183, no.10 (2011년 5월 15일): 1419~1426, https://doi.org/10.1164/rccm.201005-0693OC.

21. "Caffeine for the Sustainment of Mental Task Performance: Formulations for Military Operations," National Academies of Sciences, Engineering, and Medicine (Washington, DC: National Academies Press, 2001), https://doi.org/10.17226/10219.

22. S. Brand 외, "High self-perceived exercise exertion before bedtime is associated with greater objectively assessed sleep efficiency," *Sleep Medicine* 15, no.9 (2014년 9월): 1031~1036.

10 스트레스를 내려놓으면 뇌가 건강해진다

1. M. Kivimaki 외, "Long working hours and risk of coronary heart disease and stroke: a systematic review and meta-analysis of published and unpublished data for 603,838 individuals," *Lancet* 386, no.10005 (2015년 10월 31일-11월 6일): 1739~1746.

2. T. Hoshuyama, "Overwork and its health effects – current status and future approach regarding Karoshi," *Sangyo Eisegaku Zasshi (Journal of Occupational Health)* 45, no.5 (2003년): 187~193.

3. M. Irie 외, "Relationships between perceived workload, stress and oxidative DNA damage," *International Archives of Occupational and Environmental Health* 74, no.2 (2001년): 153~157, https://doi.org/10.1007/s004200000209.

4. E. Epel 외, "Meditation and vacation effects have an impact on disease-associated molecular phenotypes," *Translational Psychiatry* 6 (2016년): e880, https://doi.org/10.1038/tp.2016.164.

5. D. Buettner, "Lessons for Living Longer from the People Who've Lived the Longest," Blue Zones, 2008년, http://www.bluezones.com/live-longer/education/expeditions/loma-linda-california/.

6. E. Morita 외, "Psychological effects of forest environments on healthy adults: shinrin-yoku (forest-air bathing, walking) as a possible method of stress reduction," *Public Health* 121, no.1 (2007년 1월): 54~63.

7. J. Lee 외, "Effect of forest bathing on physiological and psychological responses in young Japanese male subjects," *Public Health* 125, no.2 (2011년 2월): 93~100.

8. U. Stigsdotter 외, "Health promoting outdoor environments – associations between green space, and health, health-related quality of life and stress based on a Danish national representative survey," *Scandinavian Journal of Public Health* 38, no.4 (2010년 6월): 411~417.

9. L. O'Brien, "Learning outdoors: the Forest School approach," *Education* 3~13 37, no.1 (2009년): 45~60.
   L. O'Brien, "Forest School and its impact on young children: case studies in Britain," *Urban Forestry and Urban Greening* 6, no.4 (2007년 11월): 249~265.

10. H. I. Kruppa, "Health effects caused by noise: evidence in the literature from the past 25 years," *Noise Health* 6 (2004년): 5~13.

11. W. Babisch, "Road traffic noise and cardiovascular risk," *Noise Health* 10, no.38 (2008년 1~3월): 27~33.

12. V. Regecova, "Effects of urban noise pollution on blood pressure and heart rate in preschool children," *Journal of Hypertension* 13, no.4 (1995년 4월): 405~412.

13. M. Haines 외, "Chronic aircraft noise exposure, stress responses, mental health and cognitive performance in school children," *Psychological Medicine* 31, no.2 (2001년): 265~277, https://doi.org/10.1017/S0033291701003282.

14. John P. O'Reardon 외, "Efficacy and safety of transcranial magnetic stimulation in the acute treatment of major depression: a multisite

randomized controlled trial," *Biological Pshchiatry* 62 (2007년): 1208~1216.

15. P. Sokal & K. Sokal, "The neuromodulative role of earthing," *Medical Hypotheses* 77, no.5 (2011년 11월): 824~826.

16. J. L. Oschman, "Perspective: assume a spherical cow: the role of free or mobile electrons in bodywork, energetic and movement therapies," *Journal of Bodywork and Movement Therapies* 12, no.1 (2008년): 40~57.

17. J. L. Oschman, "Charge transfer in the living matrix," *Journal of Bodywork and Movement Therapies* 13, no.3 (2009년): 215~228.

18. J. L. Oschman 외, "The effects of grounding (earthing) on inflammation, the immune response, wound healing, and prevention and treatment of chronic inflammatory and autoimmune diseases," *Journal of Inflammation Research* 8 (2015년): 83~96.

19. G. Chevalier 외, "One-hour contact with the Earth's surface (grounding) improves inflammation and blood flow – a randomized, double-blind, pilot study," *Health* 7, no.8 (2015년 8월): 1022~1059.

20. G. Chevalier 외, "Earthing: health implications of reconnecting the human body to the Earth's surface electrons," *Journal of Environmental and Public Health* 2012 (2012년). https://doi.org/10.1155/2012/291541.

21. H. Cohen-Cline, E. Turkheimer & G. Duncan, "Access to green space, physical activity and mental health: a twin study," *Journal of Epidemiology and Community Health* 69, no.6 (2015년): 523~529, https://doi.org/10.1136/jech-2014-204667.

22. J. Barton & J. Pretty, "What is the best dose of nature and green

exercise for improving mental health? A multi-study analysis," *Environmental Science & Technology* 44, no.10 (2010년): 3947~3955.

23. Q. Li 외, "Acute effects of walking in forest environments on cardiovascular and metabolic parameters," *European Journal of Applied Physiology* 111, no.11 (2011년 11월): 2845~2853, https://doi.org/10.1007/s00421-011-1918-z.

V. Gladwell 외, "The great outdoors: how a green exercise environment can benefit all," *Extreme Physiology & Medicine* 2, no.3 (2013년), https://doi.org/10.1186/2046-7648-2-3.

24. V. Gladwell 외, "The effects of views of nature on autonomic control," *European Journal of Applied Physiology* 112, no.9 (2012년 9월): 3379~3386.

25. H. Hasan & T. Hasan, "Laugh yourself into a healthier person: a cross cultural analysis of the effects of varying levels of laughter on health," *International Journal of Medical Sciences* 6, no.4 (2009년): 200~211.

26. Hasan & Hasan, "Laugh yourself into a healthier person," 혈관의학에 관한 부분.

다음 자료도 참조하라.

"Watching funny movies boosts blood flow to the heart," Health & Medicine Week, 1660 (2006년), Research Library database, document ID 980266611.

27. S. A. Tan 외, "Humor, as an adjunct therapy in cardiac rehabilitation, attenuates catecholamines and myocadial infarction recurrence," *Advances in Mind-Body Medicine* 22, no.3-4 (2007년): 8~12.

28. L. S. Berk, S. A. Tan & W. F. Fry, "Eustress of humor associated laughter modulates specific immune system components," Annals of Behavioral Medicine 15, no.11 (1993년).

L. S. Berk 외, "Eustress of mirthful laughter modifies natural killer cell activity," Clinical Research 37, no.1 (1989년): 115A.

11 건강한 신념은 뇌를 더욱 건강하게 한다

1. E. Mark, "Religion in Ancient China," Ancient History Encyclopedia, 2016년 4월 21일. http://www.ancient.eu/article/891/.

2. J. Grehan, "Smoking and 'early modern' sociability: the great tobacco debate in the Ottoman Middle East (seventeenth to eighteenth centuries)," American Historical Review 111, no.5 (2006년 12월): 1352~1377.

다음 여러 자료도 참조하라.

S. A. Dickson, Panacea or Precious Bane. Tobacco in 16th Century Literature (New York: New York Public Library, 1954).

J. E. Brookes, The Mighty Leaf: Tobacco Through the Centuries (Boston: Little, Brown, 1952).

G. G. Stewart, "A history of the medicinal use of tobacco 1492~1860," Medical History 11 (1967년): 228~268.

A. Charlton, "Medicinal uses of tobacco in history," Journal of the Royal Society of Medicine 97, no.6 (2004년 6월): 292~296.

3. Gilbert R. Seigworth, MD, "Bloodletting over the centuries," New York State Journal of Medicine (1980년 12월).

http://www.pbs.org/video/bloodletting-blisters-and-the-mystery-of-washington-s-death-1425939074/.

4. J. Haller, "American Medicine in Transition 1840~1910," *Indiana Magazine of History* 77, no.4 (1981년): 387~389.

5. H. Benson 외, "The placebo effect: a neglected asset in the care of patients," *Journal of the American Medical Association* 232, no.12 (1975년): 1225~1227.

6. "This Day in History: October 30, 1938: Welles Scares Nation," History, http://www.history.com/this-day-in-history/welles-scares-nation.

7. Antonio Favaro 편집 (1890~1909년), *Le Opere di Galileo Galilei, Edizione Nazionale* [*The Works of Galileo Galilei, National Edition*] (Florence: Barbera, 1900), 10:423.

8. "Doctor to Legislators: Refusing Medical Care Isn't Religious Freedom," *NBC News*, 2015년 3월 9일. http://www.nbcnews.com/health/kids-health/doctor-legislators-refusing-medical-care-isnt-religious-freedom-n320031.

9. Jason Wilson, "Letting Them Die: Parents Refuse Medical Help for Children in the Name of Christ," *Guardian*, 2016년 4월 13일. https://www.theguardian.com/us-news/2016/apr/13/followers-of-christ-idaho-religious-sect-child-mortality-refusing-medical-help.

10. A. H. Miller 외, "Inflammation and its discontents: the role of cytokines in the pathophysiology of major depression," *Biological Psychiatry* 65, no.9 (2009년): 732~741.

다음 여러 논문도 참조하라.

S. A. Everson 외, "Depressive symptoms and increased risk of stroke mortality over a 29-year period," *Archives of Internal Medicine* 158 (1998년): 1133~1138.

W. W. Eaton 외, "The influence of educational attainment on depression and risk of type 2 diabetes," *Diabetes Care* 19, no.10 (1996년): 1097~1102.

A. E. Yazici 외, "Bone mineral density in premenopausal women with major depression," *Joint Bone Spine* 72 (2005년): 540~543.

J. S. Saczynski, "Depressive symptoms and the risk of dementia," *Neurology* 75, no.1 (2010년 7월 6일): 35~41.

11. J. H. Hay, "A British Medical Association lecture on the significance of a raised blood pressure," *British Medical Journal* 2, no.3679 (1931년 7월 11일): 43~47.
https://doi.org/10.1136/bmj.2.3679.43, PMC 2314188, PMID 20776269.

12. Paul Dudley White, *Heart Disease*, 2판 (New York: MacMillan Co., 1937), 326.

13. Wikipedia, "Spontaneous generation" 항목, 2017년 10월 23일 15시 34분 최종 수정.
https://en.wikipedia.org/wiki/Spontaneous_generation.

14. Wikipedia, "Abiogenesis" 항목, 2017년 11월 28일 20시 44분 최종 수정. https://en.wikipedia.org/wiki/Abiogenesis.

15. Richard Dawkins, *The God Delusion* (Boston: Houghton Mifflin, 2006), 51. (《만들어진 신》 김영사 역간)

16. 이 주장에 대한 자세한 논의와 역사적 증거에 관심이 있는 독자에게는 내 책 《마음, 하나님 설계의 비밀》(CUP 역간)을 읽어 볼 것을 권한다.
The God-Shaped Heart: How Correctly Understanding God's Love Transforms Us (Grand Rapids: Baker Books, 2017).

17. Nancy Pearcey, *Finding Truth: 5 Principles for Unmasking Atheism,*

Secularism, and Other God Substitutes (Ontario, Canada: David C. Cook Publishing, 2015), 25. (《완전한 확신》 복있는사람 역간)

18. Pearcey, Finding Truth, 26.

19. Lee-Fay Low, Fleur Harrison & Steven M. Lackersteen, "Does personality affect risk for dementia? A systematic review and meta-analysis," American Journal of Geriatric Psychiatry 21, no.8 (2013년 8월): 713~728.

20. E. Langer, Counterclockwise: Mindful Health and the Power of Possibility (New York: Ballantine, 2009). (《마음의 시계: 시간을 거꾸로 돌리는 매혹적인 심리 실험》 사이언스북스 역간)

21. E. Kim 외, "Optimism and cause-specific mortality: a prospective cohort study," American Journal of Epidemiology 185, no.1 (2017년 1월): 21~29. https://doi.org/10.1093/aje/kww182.

12 정신적 스트레스를 다스리면 뇌의 쇠퇴가 둔화한다

1. Y. K. Kim 외, "Cytokine imbalance in the pathophysiology of major depressive disorder," Progress in Neuro-Psychopharmacology & Biological Psychiatry 31, no.5 (2007년 6월 30일): 1044~1053. 다음 여러 논문도 참조하라.

D. Musselman 외, "The relationship of depression to cardiovascular disease," Archives of General Psychiatry 55, no.7 (1998년): 580~592.

A. H. Miller 외, "Inflammation and its discontents: the role of cytokines in the pathophysiology of major depression," Biological Psychiatry 65, no.9 (2009년): 732~741.

S. Alesci 외, "Major depression is associated with significant diurnal elevations in plasma interleukin-6 levels, a shift of its circadian rhythm, and loss of physiological complexity in its secretion: clinical implications," *Journal of Clinical Endocrinology & Metabolism* 90, no.5 (2005년): 2522~2530.

2. A. O'Donovan 외, "Pessimism correlates with leukocyte telomere shortness and elevated interleukin-6 in post-menopausal women," *Brain, Behavior, and Immunity* 23, no.4 (2009년 5월): 446~449. https://doi.org/10.1016/j.bbi.2008.11.006.

3. B. R. Levy 외, "Longevity increased by positive self-perceptions of aging," *Journal of Personality and Social Psychology* 83 (2002년): 261~270.

4. A. Danese 외, "Adverse childhood experiences and adult risk factors for age-related disease: depression, inflammation, and clustering of metabolic risk markers," *Archives of Pediatric & Adolescent Medicine* 163, no.12 (2009년): 1135~1143.

다음 여러 논문도 참조하라.

J. Bick 외, "Childhood adversity and DNA methylation of genes involved in the hypothalamus-pituitary-adrenal axis and immunue system: whold-genome and candidate-gene associations," *Development & Psychopathology* 24, no.4 (2012년 11월): 1417~1425.

J. Carroll 외, "Childhood abuse, parental warmth, and adult multisystem biological risk in the Coronary Artery Risk Development in Young Adults study," *Proceedings of the National Academy of Sciences of the United States of America* 110, no.42 (2013년 10월 15일): 17149~17153.

M. Kelly-Irving 외, "Adverse childhood experiences and premature all-cause mortality," *European Journal of Epidemiology* 28, no.9 (2013년): 721~734.

L. Gilbert 외, "Childhood adversity and adult chronic disease," *American Journal of Preventive Medicine* 48, no.3 (2015년 3월): 345~349.

5. R. Lund, "Stressful social relations and mortality: a prospective cohort study," *Journal of Epidemiology & Community Health* 68, no.8. https://doi.org/10.1136/jech-2013-203675.

6. S. W. Cole 외, "Social regulation of gene expression in human leukocytes," *Genome Biology* 8, no.9 (2007년): R189.

7. S. W. Cole 외, "Transcript origin analysis identifies antigen-presenting cells as primary targets of socially regulated gene expression in leukocytes," *Proceedings of the National Academy of Sciences of the United States of America* 108, no.7: 3080~3085.

8. N. J. Donovan 외, "Association of higher cortical amyloid burden with loneliness in cognitively normal older adults," *Journal of the American Medical Association: Psychiatry* 73, no.12 (2016년 12월): 1230~1237. https://doi.org/10.1001/jamapsychiatry.2016.2657.

9. M. B. Ospina 외, "Meditation practices for health: state of the research," *Evidence Report/Technology Assessment* 155 (2007년 6월): 1~263.

다음 여러 논문도 참조하라.

P. Grossman 외, "Mindfulness-based stress reduction and health benefits: a meta-analysis," *Journal of Psychosomatic Research* 57, no.1 (2004년): 35~43.

S. G. Hofmann 외, "The effect of mindfulness-based therapy on anxiety and depression: a meta-analytic review," *Journal of Consulting & Clinical Psychology* 78 (2010년): 169~183.

E. Bohlmeijer, R. Prenger & E. Taal, "The effects of mindfulness-based stress reduction therapy on mental health of adults with a chronic medical disease: a meta-analysis," *Journal of Psychosomatic Research* 68, no.6 (2010년): 539~544.

T. Kamei 외, "Decrease in serum cortisol during yoga exercise is correlated with α wave activation," *Perceptual & Motor Skills* 90, no.3, pt.1 (2000년): 1027~1032.

10. A. Newberg & Mark R. Waldman, *How God Changes Your Brain: Breakthrough Findings from a Leading Neuroscientist* (New York: Random House, 2009), 27~32, 53.

11. S. Post, *Altruism and Health: Perspectives from Empirical Research* (New York: Oxford University Press, 2007), 22, 26.

13 죽음에 대한 두려움을 해결하라

1. I. Yalom, *Existential Psychotherapy* (New York: Basic Books, 1980), 29. (《실존주의 심리치료》학지사 역간)

2. Yalom, *Existential Psychotherapy*, 41.

3. Anders Andren, "Behind 'heathendom': archaeological studies of Old Norse religion," *Scottish Archaeological Journal* 27, no.2 (2005년 1월 1일): 105~138.

4. Richard Cavendish & Trevor Oswald Ling, *Mythology: An Illustrated Encyclopedia* (New York: Rizzoli, 1980), 40~45.

5. Jayaram V., "Death and Afterlife in Hinduism," Hinduwebsite.com.

http://www.hinduwebsite.com/hinduism/h_death.asp.

6. "Islamic Beliefs about the Afterlife," ReligionFacts, 2015년 3월 17일. www.religionfacts.com/islam/afterlife, 2016년 12월 19일 접속.

14 알츠하이머병도 피해갈 수 있다

1. M. Prince 외, "The global prevalence of dementia: a systematic review and metaanalysis," Alzheimers Dementia 9, no.1 (2013년 1월): 63~75.e2. https://doi.org/10.1016/j.jalz.2012.11.007.

2. Alzheimer's Association, "2014 Alzheimer's Disease Fact and Figures," Alzheimer's & Dementia 10, no.2. http://www.alz.org/downloads/facts_figures_2014_pdf.

3. H. Ren 외, "Omega-3 polyunsaturated fatty acids promote amyloid-β clearance from the brain through mediating the function of the glymphatic system," FASEB Journal 31, no.1 (2017년 1월): 282~293. https://doi.org/10.1096/fj.201600896.

4. L. D. Plant 외, "The production of amyloid beta peptide is a critical requirement for the viability of central neurons," Journal of Neuroscience 23, no.13 (2003년): 5531~5535.

5. Chuang-Chung Lee 외, "A three-stage kinetic model of amyloid fibrillation," Biophysical Journal 92, no.10 (2007년 5월 15일): 3448~3458.

6. B. Su 외, "Oxidative stress signaling in Alzheimer's disease," Current Alzheimer Research 5, no.6 (2008년 12월): 525~532.

7. H. G. Lee 외, "Challenging the amyloid cascade hypothesis: senile plaques and amyloid-beta as protective adaptations to Alzheimer disease," Annals of the New York Academy of Sciences 1019 (2004

년): 1~4.

M. A. Smith 외, "Metabolic, metallic, and mitotic sources of oxidative stress in Alzheimer disease" *Antioxidants & Redox Signaling* 2 (2000년): 413~420.

C. A. Rottkamp 외, "The state versus amyloid-beta: the trial of the most wanted criminal in Alzheimer disease," *Peptides* 23 (2002년): 1333~1341.

8. T. Bird, "Early-onset familial Alzheimer disease," *GeneReviews*, 2012년 10월 18일 최종 수정.
https://www.ncbi.nlm.nih.gov/books/NBK1236/.

9. "Alzheimer's Disease Fact Sheet," National Institute on Aging.
https://www.nia.nih.gov/alzheimers/publication/alzheimers-disease-genetics-fact-sheet.

10. N. Ghebranious 외, "Detection of ApoE E2, E3 and E4 alleles using MALDI-TOF mass spectrometry and the homogeneous mass-extend technology," *Nucleic Acids Research* 33, no.17 (2005년 1월): e149. https://doi.org/10.1093/nar/gni155, PMC 1243648, PMID 16204452.
다음 여러 논문도 참조하라.

L. Zuo 외, "Variation at APOE and STH loci and Alzheimer's disease," *Behavioral & Brain Functions* 2, no.13 (2006년 4월 7일). https://doi.org/10.1186/1744-9081-2-13, PMC 1526745, PMID 16603077.

J. L. Breslow 외, "Studies of familial type III hyperlipoproteinemia using as a genetic marker the apoE phenotype E2/2," *Journal of Lipid Research* 23, no.8 (1982년): 1224~1235, PMID 7175379.

F. Civeira 외, "Apo E variants in patients with type III hyperlipo proteinemia," *Atherosclerosis* 127, no.2 (1996년): 273~282. https://doi.org/10.1016/S0021-9150(96)05969-2, PMID 9125318.

R. W. Mahley, "Apolipoprotein E: cholesterol transport protein with expanding role in cell biology," *Science* 240, no.4852 (1988년 4월): 622~630. https://doi.org/10.1126/science.3283935, PMID 3283935.

E. H. Corder 외, "Gene dose of apolipoprotein E type 4 allele and the risk of Alzheimer's disease in late onset families," *Science* 261, no.5123 (1993년 8월 13일): 921~923. https://doi.org/10.1126/science.8346443, PMID 8346443.

W. J. Strittmatter 외, "Apolipoprotein E: high avidity binding to beta-amyloid and increased frequency of type 4 allele in late-onset familial Alzheimer disease," *Proceedings of the National Academy of Sciences of the United States of America* 90, no.5 (1993년 3월 1일): 1977~1981. https://doi.org/10.1073/pnas.90.5.1977, PMC 46003, PMID 8446617.

I. J. Deary 외, "Cognitive change and the APOE epsilon 4 allele," *Nature* 418, no.6901 (2002년): 932, PMID 12198535.

11. D. Head 외, "Exercise engagement as a moderator of the effects of APOE genotype on amyloid deposition," *Archives of Neurology* 69 (2012년): 636~643.

12. K. Talbot, "Brain insulin resistance in Alzheimer disease and its potential treatment with a mediterranean diet and GLP-1 analogues," *Psychiatric Times* (2013년 8월 20일): 18~21.

13. P. Crane 외, "Glucose levels and risk of dementia," *New England*

Journal of Medicine 369 (2013년 8월 8일): 540~548.

14. Talbot, "Brain insulin resistance in Alzheimer disease."

15. G. Cooper, *The Cell: A Molecular Approach*, 2판 (Sunderland, MA: Sinauer Associates, 2000). 다음 웹사이트를 참조했다. https://www.ncbi.nlm.nih.gov/books/ NBK9932/. (《세포학: 분자적 접근》 월드사이언스 역간)

16. J. Busciglio 외, "Beta-amyloid fibrils induce tau phosphorylation and loss of microtubule binding," *Neuron* 14, no.4 (1995년 4월): 879~888.

17. C. S. Atwood 외, "Amyloid-β: a chameleon walking in two worlds: a review of the trophic and toxic properties of amyloid-β," *Brain Research Reviews* 43, no.1 (2003년 9월): 1~16.

18. Busciglio 외, "Beta-amyloid fibrils induce tau phosphorylation."

19. S. Balwinder 외, "Association of Mediterranean diet with mild cognitive impairment and Alzheimer's disease: a systematic review and meta-analysis," *Journal of Alzheimer's Disease* 39, no.2 (2014년): 271~282. 다음 두 논문도 참조하라.
N. Scarmeas 외, "Mediterranean diet and mild cognitive impairment," *Archives of Neurology* 66, no.2 (2009년): 216~225, https://doi.org/10.1001/archneurol.2008.536.
C. Feart, C. Samieri & P. Barberger-Gateau, "Mediterranean diet and cognitive function in older adults," *Current Opinion in Clinical Nutrition & Metabolic Care* 13, no.1 (2010년 1월): 14~18, https://www.ncbi.nlm.nih.gov/pmc/articles/PMC 2997798.

20. T. Manini 외, "Physical activity and maintaining physical function

in older adults," *British Journal of Sports Medicine* 43 (2009년): 28~31.

21. J. Holt-Lunstad 외, "Understanding the connection between sprilual well-being and physical health: an examination of ambulatory blood pressure, inflammation, blood lipids and fasting glucose," *Journal of Behavioral Medicine* 34, no.6 (2011년 12월): 477~488. B. Elliott, *Forgiveness Interventions to Promote Physical Health, Forgiveness and Health: Scientific Evidence and Theories Relating Forgiveness to Better Health* (Netherlands: Springer, 2015), 271~285.

다음 웹사이트에 접속했다. http://link.springer.com/chapter/10.1007/978-94-017-9993-5_18.

22. S. Post, *Altruism and Health: Perspectives from Empirical Research* (New York: Oxford University Press, 2007), 22, 26.

23. F. Zimmerman & D. Christakis, "Associations between content types of early media exposure and subsequent attentional problems," *Pediatrics* 120, no.5 (2007년 11월 5일): 986~992.

24. A. Ai 외, "Research: the effect of religious-spiritual coping on positive attitudes of adult Muslim refugees from Kosovo and Bosnia," *International Journal for the Psychology of Religion* 13, no.1 (2003년): 29~47.

25. C. Feart 외, "Adherence to a mediterranean diet, cognitive decline, and risk of dementia," *Journal of the American Medical Association* 302, no.6 (2009년 8월): 638~648.

https://doi.org/10.1001/jama.2009.1146.

다음 두 논문도 참조하라.

L. Ilanna 외, "Mediterranean diet, cognitive function, and dementia: a systematic review," Epidemiology 24, no.4 (2013년 7월): 479~489.

E. Matinez-Lapiscina 외, "Mediterranean diet improves cognition: the PREDIMED-NAVARRA randomised trial," *Journal of Neurology, Neurosurgery & Psychiatry* 84, no.12 (2013년 12월): 1318~1325. https://doi.org/10.1136/jnnp-2012-304792.

26. N. Barnard 외, "Dietary and lifestyle guidelines for the prevention of Alzheimer's disease," *Neurobiology of Aging* 35, no.2 (2014년 9월): S74~S78.

15 치매를 예방하는 식품과 영양제를 섭취하라

1. P. C. Beterand, J. R. O'Kusky & S. M. Innis, "Maternal dietary (n-3) fatty acid deficiency alters neurogenesis in embryonic rat brains," *Journal of Nutrition* 136 (2006년): 1570~1575.

E. E. Birch 외, "A randomized controlled trial of early dietary supply of long chain polyunsaturated fatty acids and mental development in term infants," *Developmental Medicine & Child Neurology* 42, no.3 (2000년 3월): 174~181.

2. P. Montgomery 외, "Correction: low blood long chain omega-3 fatty acids in UK children are associated with poor cognitive performance and behavior: a cross-sectional analysis from the DOLAB study," *PLOS ONE* 8, no.9 (2013년). https://doi.org/10.1371/annotation/26c6b13f-b83a-4a3f-978a-c09d8ccf1ae2.

3. S. R. De Vriese 외, "Lowered serum n-3 polyunsaturated fatty acid (PUFA) levels predict the occurrence of postpartum depression:

further evidence that lowered n-PUFAs are related to major depression," *Life Sciences* 73, no.25 (2003년 11월 7일): 3181~3187.

4. M. Fotuhi 외, "Fish consumption, long-chain omega-3 fatty acids and risk of cognitive decline or Alzheimer's disease: a complex association," *National Clinical Practice Neurology* 5 (2009년): 140~152.

5. P. Barberger-Gateau 외, "Deitary patterns and risk of dementia: the Three City cohort study," *Neurology* 69 (2007년): 1921~1930.

6. E. J. Schaefer 외, "Plasma phosphatidylcholine docosahexaenoic acid content and risk of dementia and Alzheimer disease: the Framingham Heart Study," *Archives of Neurology* 63 (2006년): 1545~1550.

7. G. Mazereeuw 외, "Effects of omega-3 fatty acids on cognitive performance: a meta-analysis," *Neurobiology of Aging* 33 (2012년): 1482.

8. Cyrus A. Raji 외, "Regular fish consumption and age-related brain gray matter loss," *American Journal of Preventive Medicine* 47, no.4 (2014년): 444~451.

9. Martha Clare Morris 외, "Association of seafood consumption, brain mercury level, and APOE ε4 status with brain neuropathology in older adults," *Journal of the American Medical Association* 315, no.5 (2016년): 489~497. https://doi.org/10.1001/jama.2015.19451.

10. Scott Doughman 외, "Omega-3 fatty acids for nutrition and medicine: considering microalgae oil as a vegetarian source of EPA and DHA," *Current Diabetes Reviews* 3 (2007년): 198~203.

11. R. J. Deckelbaum, T. S. Worgall & T. Seo, "N-3 fatty acids and gene expression," *American Journal of Clinical Nutrition* 83, no.6, supp. (2006년 6월): 1520S~1525S.

12. A. Mishra, A. Chaudhary & S. Sethi, "Oxidized n-3 fatty acids inhibit NFkappaB activation via a PPARalpha-dependent pathway," *Arteriosclerosis, Thrombosis, & Vascular Biology* 24 (2004년): 1621~1627.

다음 여러 논문도 참조하라.

B. A. Narayanan 외, "Modulation of inducible nitric oxide synthase and related proinflammatory genes by the n-3 fatty acid docosahexaenoic acid in human colon cancer cells," *Cancer Research* 63 (2003년): 972~979.

T. Sundrarjun 외, "Effects of n-3 fatty acids on serum interleukin-6, tumour necrosis factor-alpha and soluble tumour necrosis factor receptor p55 in active rheumatoid arthritis," *Journal of International Medical Research* 32 (2004년): 443~454.

D. Bagga 외, "Diffenential effects of prostaglandin derived from n-6 and n-3 polyunsaturated fatty acids on COX-2 expression and IL-6 secretion," *Proceedings of the National Academy of Sciences of the United States of America* 100 (2003년): 1751~1756.

T. A. Mori 외, "Effect of eicosapentaenoic acid and docosahexaenoic acid on oxidative stress and inflammatory markers in treated-hypertensive type 2 diabetic subjects," *Free Radical Biology & Medicine* 35 (2003년): 772~781.

13. K. M. Nash 외, "Current perspectives on the beneficial role of ginkgo biloba in neurological and cerebrovascular disorders,"

Journal of Integrative Medicine Insights 10 (2015년): 1~9.

14. J. A. Mix 외, "A double-blind, placebo-controlled, randomized trial of ginkgo biloba extract EGb 761 in a sample of cognitively intact older adults: neurophychological findings," *Human Psychopharmacology Clinical & Experimental* 17 (2002년): 267~277.

R. Kaschel, "Specific memory effects of ginkgo biloba extract EGb 761 in middle-aged health volunteers," *Phytomedicine* 18 (2011년): 1202~1207.

15. S. T. DeKosky 외, "Ginkgo biloba for prevention of dementia: a randomized controlled trial," *Journal of the American Medical Association* 300 (2008년): 2253~2262.

16. B. E. Snitz 외, "Ginkgo biloba for preventing cognitive decline in older adults: a randomized trial," *Journal of the American Medical Association* 302 (2009년): 2663~2670.

17. H. Amieva 외, "Ginkgo biloba extract and long-term cognitive decline: a 20-year follow-up population based study," *PLOS ONE* 8 (2013년): e52755.

18. S. Kohler 외, "Influence of 7-day treatment with ginkgo biloba special extract EGb 761 on bleeding time and coagulation: a randomized, placebo-controlled, doubld-blind study in healthy volunteers," *Blood Coagulation & Fibrinolysis* 15 (2004년): 303~309.

C. D. Gardner 외, "Effects of ginkgo biloba (EGb 761) and aspirin on platelet aggegation and platelet function analysis among older adults at risk of cardiovascular disease: a randomized clinical trial,"

Blood Coagulation & Fibrinolysis 18 (2007년): 787~793.

19. K. Michaelsson 외, "Plasma vitamin D and mortality in older men: a community-based prospective cohort study," *American Journal of Clinical Nutrition* 92 (2010년): 841~848.

20. K. M. Saunders 외, "Annual high-dose oral vitamin D and falls and fractures in older women," *Journal of the American Medical Association* 303 (2010년): 1815~1822.

21. D. Durup 외, "A reverse J-shaped association of all-cause mortality with serum 25-hydroxyvitamin D in general practice, the CopD study," *Journal of Clinical Endocrinology & Metabolism* 978 (2012년): 2644~2652.

22. Thomas Littlejohns 외, "Vitamin D and the risk of dementia and Alzheimer disease," *Neurology* 83 (2014년): 1~9.

23. E. Toffanello 외, "Vitamin D deficiency predicts cognitive decline in older men and women," *Neurology* 83, no.24 (2014년 12월 9일): 2292~2298.

24. A. Masoumi 외, "1 alpha, 25-dihydroxyvitamin D3 interacts with curcuminoids to stimulate amyloid-beta clearance by macrophages of Alzheimer's disease patients," *Journal of Alzheimer's Disease* 17, no.3 (2009년): 703~717.

25. K. Ono 외, "Curcumin has potent anti-amyloidogenic effects for Alzheimer's beta-amyloid fibrils in vitro," *Journal of Neuroscience Research* 75, no.6 (2004년 3월): 742~750.

26. T. Hamaguchi 외, "Review: curcumin and Alzheimer's disease," *CNS Neuroscience and Therapeutics* 16, no.5 (2010년 10월): 285~297.

27. J. M. Ringman 외, "A Potential role of the curry spice curcumin in Alzheimer's disease," *Current Alzheimer Research* 2 (2005년): 131~136.
Ono 외, "Curcumin has potent anti-amyloidogenic effects."

28. M. Ganguli 외, "Apolipoprotein E polymorphism and Alzheimer disease: the Indo-US Cross-National Dementia Study," *Archives of Neurology* 57 (2000년): 824~830.

29. L. Baum & A. Ng, "Curcumin interaction with copper and iron suggests one possible mechanism of action in Alzheimer's disease animal models," *Journal of Alzheimer's Disease* 6 (2004년): 367~377.

30. B. L. Zhao 외, "Scavenging effect of extracts of green tea and natural antioxidants on active oxygen radicals," *Cell Biophysics* 14 (1989년): 175~185.
Q. Y. Wei 외, "Inhibition of lipid peroxidation and protein oxidation in rat liver mitochondria by curcumin and its analogues," *Biochimica et Biophysica Acta* 1760 (2006년): 70~77.

31. J. Kim 외, "Naturally occurring phytochemicals for the prevention of Alzheimer's disease," *Journal of Neurochemistry* 112, no.6 (2010년 3월): 1415~1430.

32. R. A. DiSilvestro 외, "Diverse effects of a low dose supplement of lapidated curcumin in healthy middle aged people," *Nutrition Journal* 11, no.79 (2012년 9월), http://nutritionj.biomedcentral.com/articles/10.1186/ 1475-2891-11-79.

33. S. Prasad 외, "Recent developments in delivery, bioavailability, absorption and metabolism of curcumin: the golden pigment from

golden spice," *Cancer Research and Treatment: Official Journal of Korean Cancer Association* 46, no.1 (2014년): 2~18.

34. L. Arab & A. Ang, "A cross sectional study of the association between walnut consumption and cognitive function among adult U.S. populations represented in NHANES," *Journal of Nutrition, Health and Aging* 19, no.3 (2015년 3월): 284~290.

35. N. Chauhan 외, "Walnut extract inhibits the fibrillization of amyloid beta-protein, and also defibrillizes its preformed fibrils," *Current Alzheimer Research* 1, no.3 (2004년 8월): 183~188.

36. S. K. Park 외, "A combination of green tea extract and l-theanine improves memory and attention in subjects with mild cognitive impairment: a duble-blind placebo-controlled study," *Journal of Medicinal Food* 14 (2011년): 334~343.

37. K. Rezai-Zadeh 외, "Green tea epigallocatechin-3-gallate (EGCG) reduces beta-amyloid mediated cognitive impairment and modulates tau pathology in Alzheimer transgenic mice," *Brain Research* 1214 (2008년): 177~187.

R. J. Williams & J. P. Spencer, "Flavonoids, cognition, and dementia: actions, mechanisms, and potential therapeutic utility for Alzheimer disease," *Free Radical Biology & Medicine* 52 (2012년): 35~45.

38. S. Kuriyama 외, "Green tea consumption and cognitive function: a cross-sectional study from the Tsurugaya Project 1," *American Journal of Clinical Nutrition* 83 (2006년): 355~361.

T. P. Ng 외, "Tea consumption and cognitive impairment and decline in older Chinese adults," *American Journal of Clinical Nutrition* 88 (2008년): 224~231.

39. L. Feng 외, "Cognitive function and tea consumption in community dwelling older Chinese in Singapore," *Journal of Nutrition, Health and Aging* 14 (2010년): 433~438.

40. S. Borgwardt 외, "Neural effects of green tea extract on dorsolateral prefrontal cortex," *European Journal of Clinical Nutrition* 66 (2012년): 1187~1192.

41. A. M. Owen 외, "N-back working memory paradigm: a meta-analysis of normative functional neuroimaging studies," *Human Brain Mapping* 25 (2005년): 46~59.
다음 여러 논문도 참조하라.
C. Rottschy 외, "Modelling neural correlates of working memory: a coordinate-based meta-analysis," *Neuroimage* 60 (2012년): 830~846.
L. Deserno 외, "Reduced prefrontal-parietal effective connectivity and working memory deficits in schizophrenia," *Journal of Neuroscience* 32 (2012년): 12~20.
A. Schmidt 외, "Green tea extract enhances parieto-frontal connectivity during working memory processing," *Psychopharmacology* 31, no.19 (2014년 10월): 3879~3888.

42. Schmidt 외, "Green tea extract enhances parieto-frontal connectivity."

43. R. Hartman 외, "Pomegranate juice decreases amyloid load and improves behavior in a mouse model of Alzheimer's disease," *Neurobiology of Disease* 24, no.3 (2006년 12월): 506~515.

44. Q. Dai 외, "Fruit and vegetable juices and Alzheimer's disease: the Kame Project," *American Journal of Medicine* 119, no.9 (2006년 9

월): 751~759.

45. C. Gau 외, "Pomegranate juice is potentially better than apple juice in improving antioxidant function in elderly subjects," *Nutrition Research* 28, no.2 (2008년 2월): 72~77.

46. L. Rojanathammanne 외, "Pomegranate polyphenols and extract inhibit nuclear factor of activated T-cell activity and microglial activation in vitro and in a transgenic mouse model of Alzheimer disease," *Journal of Nutrition* 143, no.5 (2013년 5월 1일): 597~605.

47. N. Freedman 외, "Association of coffee drinking with total and cause-specific mortality," *New England Journal of Medicine* 366 (2012년 5월 17일): 1891~1904. https://doi.org/10.1056/NEJMoa1112010.

48. A. Cano-Marquina 외, "The impact of coffee on health," *Maturitus, the European Menopause Journal* 75, no.1 (2013년 5월): 7~21.

49. J. N. Wu 외, "Coffee consumption and risk of coronary heart diseases: a meta-analysis of 21 prospective cohort studies," *International Journal of Cardiology* 137 (2009년): 216~225. 다음 여러 논문도 참조하라.

F. Natella 외, "Coffee drinking induces incorporation of phenolic acids into LDL and increases the resistance of LDL to ex vivo oxidation in humans," *American Journal of Clinical Nutrition* 86 (2007년): 604~609.

J. A. Gomez-Ruiz, D. S. Leake & J. M. Ames, "In vitro antioxidant activity of coffee compounds and their metabolites," *Journal of Agricultural & Food Chemistry* 55 (2007년): 6962~6969.

M. Narnini 외, "Inhibition of human low-density lipoprotein oxidation by caffeic acid and other hydroxycinnamic acid derivatives," *Free Radical Biology & Medicine* 19 (1995년): 541~552.

M. Montagnana, E. J. Favaloro & G. Lippi, "Coffee intake and cardiovascular disease: virtue does not take center stage," *Seminars in Thrombosis & Hemostasis* 38 (2012년): 164~177.

50. Wu 외, "Coffee consumption and risk of coronary heart diseases."

51. E. Mostofsky 외, "Habitual coffee consumption and risk of heart failure: a dose-response meta-analysis," *Circulation: Heart Failure* 5 (2012년 7월): 401~405. https://doi.org/10.1161/CIRCHEARTFAILURE.112.967299.

52. S. C. Larsson & N. Orsini, "Coffee consumption and risk of stroke: a dose-response meta-analysis of prospective studies," *American Journal of Epidemiology* 174 (2011년): 993~1001.

53. S. C. Larsson, J. Virtamo & A. Wolk, "Coffee consumption and risk of stroke in women," *Stroke* 42 (2011년): 908~912.

54. R. Huxley 외, "Coffee, decaffeinated coffee, and tea consumption in relation to incident type 2 diabetes mellitus: a systematic review with meta-analysis," *Archives of Internal Medicine* 169 (2009년): 2053~2063.

D. S. Sartorelli 외, "Differential effects of coffee on the risk of type 2 diabetes according to meal consupmtion in a French cohort of women: the E3N/EPIC cohort study," *American Journal of Clinical Nutrition* 91 (2010년): 1002~1112.

55. B. Cheng 외, "Coffee components inhibit amyloid formation of human islet amyloid polypeptide in vitro: possible link between coffee consumption and diabetes mellitus," *Journal of Agricultural*

& *Food Chemistry* 59, no.24 (2011년): 13147~13155.

56. Y. Je 외, "A prospective cohort study of coffee consumption and risk of endometrial cancer over a 26-year follow-up," *Cancer Epidemiology, Biomarkers & Prevention* 20 (2011년): 1~9.

57. K. M. Wilson 외, "Coffee consumption and prostate cancer risk and progression in the Health Professionals Follow-Up Study," *Journal of the National Cancer Institute* 8, no.103 (2011년): 876~884.

58. F. Turati 외, "Coffee and cancers of the upper digestive and respiratory tracts: meta-analyses of observational studies," *Annals of Oncology* 22 (2011년): 536~544.

C. Galeone 외, "Coffee and tea intake and risk of head and neck cancer: pooled analysis in the international head and neck cancer epeidemiology consortium," *Cancer Epidemiology, Biomarkers & Prevention* 19 (2010년): 1723~1736.

59. F. Song, A. A. Qureshi & J. Han, "Increased caffeine intake is associated with reduced risk of basal cell carcinoma of the skin," *Cancer Research* 72 (2012년): 3282~3289.

60. J. Li 외, "Coffee consumption modifies risk of estrogen-receptor negative breast cancer," *Breast Cancer Research* 13 (2011년): R49.

61. Je 외, "A prospective cohort study of coffee consumption and risk of endometrial cancer." Turati 외, "Coffee and cancers of the upper digestive and respiratory tracts."

62. M. Eskelinene 외, "Caffeine as a protective factor in dementia and Alzheimer's disease," *Journal of Alzheimer's Disease* 20, no.S1 (2010년): 167~174.

63. C. Cao 외, "High blood caffeine levels in MCI linked to lack of

progression to dementia," *Journal of Alzheimer's Disease* 30 (2012 년): 559~572.

64. G. Arendash 외, "Caffeine and coffee as therapeutics against Alzheimer's disease," *Journal of Alzheimer's Disease* 20, no.S1 (2010년): 117~126.

65. C. Chuanhai 외, "Caffeine synergizes with another coffee component to increase plasma GCSF: linkage to cognitive benefits in Alzheimer's mice," *Journal of Alzheimer's Disease* 25, no.2 (2011 년): 323~335.

66. X. Guo 외, "Sweetened beverages, coffee, and tea and depression risk among older US adults," *PLOS ONE* 9, no.4 (2014년): e94715. https://doi.org/10.1371/journal.pone.0094715.

67. A Miller, V. Maletic & C. Raison, "Inflammation and its discontents: the role of cytokines in the pathophysiology of major depression," *Biological Psychiatry* 65, no.9 (2009년 5월 1일): 732~741.

68. J. S. Saczynski 외, "Depressive stymptoms and risk of dementia," *Neurology* 75, no.1 (2010년 7월 6일): 35~41.

69. T. Hamza 외, "Genome-wide gene-environment study identifies glutamate receptor gene GRIN2A as a Parkinson's disease modifier gene via interaction with coffee," *PlOS Genetics* (2011년 8월 18일). http://journals.plos.org/plosgenetics/article?id=10.1371/journal. pgen.1002237.

70. K. Kaufman 외, "Caffeinated beverages and decreased seizure control," *Seizure* 12, no.7 (2003년 10월): 519~521.

71. P. E. Hinkle 외, "Use of caffeine to lengthen seizures in ECT," *American Journal of Psychiatry* 144, no.9 (1987년 9월): 1143~1148.

"Caffeine Augmentation of ECT," *American Journal of Psychiatry* 147, no.5 (1990년 5월): 579~585.

72. M. Wilson, "Caffeine induced changes in cerebral circulation," *Stroke* 16 (1985년): 814~817.

E. Casiglia 외, "Haemodynamic effects of coffee and caffeine in normal volunteers: a placebo-controlled clinical study," *Journal of Internal Medicine* 229, no.6 (1991년 6월): 501~504.

K. Lotfi 외, "The effect of caffeine on the human macular circulation," *Investigative Ophthalmology & Visual Science* 32 (1991년 11월): 3028~3032.

J. Daniels 외, "Effects of caffeine on blood pressure, heart rate, and forearm blood flow during dynamic leg exercise," *Journal of Applied Physiology* 85, no.1 (1998년 7월 1일): 154~159.

73. C. L. Hawco 외, "A Maple Syrup Extract Prevents β-Amyloid Aggregation," *Canadian Journal of Neurological Sciences* 43, no.1 (2016년): 198~201.

74. M. Meydani, "Vitamin E," *Lancet* 345 (1995년): 170~175. J. M. Upston, A. C. Terentis & R. Stocker, "Tocopherol-mediated peroxidation of lipoproteins: implications for vitamin E as a potential antiatherogenic supplement," *FASEB Journal* 13 (1999년): 977~994.

75. K. F. Gey 외, "Inverse correlation between plasma vitamin E and mortality from ischemic heart disease in cross-cultural epidemiology," *American Journal of Clinical Nutrition* 53, no.1, supp. (1991년 1월): 326S~334S.

76. M. J. Stampfer 외, "Vitamin E consumption and the risk of coronary

disease in women," *New England Journal of Medicine* 328 (1993년): 1444~1449.

E. B. Rimm 외, "Vitamin E consumption and the risk of coronary heart disease in men," *New England Journal of Medicine* 328 (1993년): 1450~1456.

77. R. E. Patterson, 외, "Vitamin supplements and cancer risk: the epidemiologic evidence," *Cancer Causes Control* 8 (1997년): 786~802.

78. M. Lee 외, "Vitamin E in the primary prevention of cardiovascular disease and cancer: the Women's Health Study: a randomized controlled trial," *Journal of the American Medical Association* 294, no.1 (2005년): 56~65.

79. E. Miller 외, "Meta-analysis: high-dosage vitamin E supplementation may increase all-cause mortality," *Annals of Internal Medicine* 142, no.1 (2005년): 37~46.

80. Rimm 외, "Vitamin E consumption and the risk of coronary heart disease in men."

81. S. Lippman 외, "Effect of selenium and vitamin E on risk of prostate cancer and other cancers: the Selenium and Vitamin E Cancer Prevention Trial (SELECT)," *Journal of the American Medical Association* 301, no.1 (2005년): 39~51.

82. S. Sung 외, "Early vitamin E supplementation in young but not aged mice reduces AB levels and amyloid deposition in a transgenic model of Alzheimer's disease," *FASEB Journal* 18, no.2 (2004년 2월): 323~325.

83. M. J. Engelhart 외, "Dietary intake of antioxidants and risk of

Alzheimer disease," *Journal of the American Medical Association* 287 (2002년): 3223-3229.

M. C. Morris 외, "Dietary intake of antioxidant nutrients and the risk of incident Alzheimer's disease in a biracial community study," *Journal of the American Medical Association* 287 (2002년): 3230~3237.

84. M. G. Isaac, R. Quinn & N. Tabet, "Vitamin E for Alzheimer's disease and mild cognitive impairment," *Cochrane Database of Systematic Reviews*, no.3 (2008년 7월 16일), 논문 번호: CD002854. https://doi.org/10.1002/14651858.CD002854.pub2.

Shelly Gray 외, "Antioxidant vitamin supplement use and risk of dementia or Alzheimer's disease in older adults," *Journal of American Geriatric Society* 56, no.2 (2008년 2월): 291~295.

85. F. Harrison 외, "Vitamin C function in the brain: vital role of the ascorbate transporter SVCT2," *Free Radical Biology and Medicine* 46, no.6 (2009년 3월 15일): 719~730.

86. M. Morris, "Diet and Alzheimer's disease: what the evidence shows," *Medscape General Medicine* 6, no.1 (2004년): 48.

87. D. Berk 외, "N-acetylcysteine in psychiatry: current therapeutic evidence and potential mechanisms of action," *Journal of Psychiatry & Neuroscience* 36, no.2 (2011년 3월): 78~86.

88. P. Moreira 외, "Lipoic acid and N-acetyl cysteine decrease mitochondrial-related oxidative stress in Alzheimer disease patient fibroblasts," *Journal of Alzheimer's Disease* 12, no.2 (2007년): 195~206.

89. M. Banaclocha, "Therapeutic potential of N-acetylcysteine in

age-related mitochondrial neurodegenerative diseases," *Medical Hypotheses* 56, no.4 (2001년 4월): 472~477.

90. M. Martinez 외, "N-acetylcysteine delays age-associated memory impairment in mice: role in synaptic mitochondria," *Brain Research* 855, no.1 (2000년 2월 7일): 100~106.

91. R. Oh & D. L. Brown, "Vitamin B12 deficiency," *American Family Physician* 67, no.5 (2003년): 979~986.

92. H. Tiemeier 외, "Vitamin B12, folate, and homocysteine in depression: the Rotterdam Study," *American Journal of Psychiatry* 159, no.12 (2002년 12월): 2099~2101.

S. Lewis 외, "The thermolabile variant of MTHFR is associated with depression in the British Women's Heart and Health Study and a meta-analysis," *Molecular Psychiatry* 11 (2006년): 352~360.

93. P. Kirke 외, "Maternal plasma folate and vitamin B12 are independent risk factors for neural tube defects," *QJM: An International Journal of Medicine* 86, no.11 (1993년 11월): 703~708.

94. P. Stover, "Physiology of folate and vitamin B12 in health and disease," *Nutrition Reviews* 62, no.6, pt.2 (2004년 6월): S3~12.

95. M. Cravo 외, "Hyperhomocysteinemia in chronic alcoholism: correlation with folate, vitamin B-12, and vitamin B-6 status," *American Journal of Clinical Nutrition* 63, no.2 (1996년 2월): 220~224.

96. H. Wang 외, "Vitamin B12 and folate in relation to the development of Alzheimer's disease," *Neurology* 56, no.9 (2001년 5월 8일): 1188~1194.

I. Kruman 외, "Folic acid deficiency and homocysteine impair DNA repair in hippocampal neurons and sensitize them to amyloid toxicity in experimental models of Alzheimer's disease," *Journal of Neuroscience* 22, no.5 (2002년 3월 1일): 1752~1762.

97. Stover, "Physiology of folate and vitamin B12 in health and disease."

98. Alan L. Miller, "The methylation, neurotransmitter, and antioxidant connections between folate and depression," *Alternative Medicine Review* 13, no.3 (2008년 9월): 216~226.

99. R. Clarke 외, "Folate, vitamin B12, and serum total homocysteine levels in confirmed Alzheimer disease," *Archives of Neurology* 55, no.11 (1998년): 1449~1455.

다음 여러 논문도 참조하라.

P. Quadri 외, "Homocysteine, folate, and vitamin B-12 in mild cognitive impairment, Alzheimer disease, and vascular dementia," *American Journal of Clinical Nutrition* 80, no.1 (2004년 7월): 114~122.

M. Haan 외, "Homocysteine, B vitamins, and the incidence of dementia and cognitive impairment: results from the Sacramento Area Latino Study on Aging," *American Journal of Clinical Nutrition* 85, no.2 (2007년 2월): 511~517.

M. Ramos, "Low folate status is associated with impaired cognitive function and dementia in the Sacramento Area Latino Study on Aging," *American Journal of Clinical Nutrition* 82, no.6 (2005년 12월): 1346~1352.

100. A. Vogiatzoglou 외, "Vitamin B12 status and rate of brain volume loss in community-dwelling elderly," *Neurology* 71, no.11 (2008년 9

월 9일): 826~832.

101. E. Andres 외, "Vitamin B12 (cobalamin) deficiency in elderly patients," *Canadian Medical Association Journal* 171, no.3 (2004년 8월 3일). https://doi.org/10.1503/cmaj.1031155.

102. C. Hong 외, "Anemia and risk of dementia in older adults," *Neurology* 81, no.6 (2013년 8월 6일): 528~533.

M. Andro 외, "Anaemia and cognitive performances in the elderly: a systematic review," *European Journal of Neurology* 20, no.9 (2013 년 9월): 1234~1240.

103. S. P. Marcuard, L. Albernaz & P. G. Khazanie, "Omeprazole therapy causes malabsorption of cyanocobalamin (vitamin B12)," *Annals of Internal Mecicine* 120 (1994년): 211~215.

J. R. Saltzman 외, "Effect of hypochlorhydria due to omeprazole treatment or atrophic gastritis on protein-bound vitamin B12 absorption," *Journal of the American College of Nutrition* 13 (1994 년): 584~591.

104. W. P. den Elzen 외, "Long-term use of proton pump inhibitors and vitamin B12 status in elderly individuals," *Alimentary Pharmacology & Therapeutics* 27, no.6 (2008년): 491~497.

다음 두 논문도 참조하라.

C. W. Howden, "Vitamin B12 levels during prolonged treatment with proton pump inhibitors," *Journal of Clinical Gastroenterology* 30 (2000년): 29~33.

P. N. Maton 외, "Long-term efficacy and safety of omeprazole in patients with Zollinger-Ellison syndrome: a prospective study," *Gastroenterology* 97 (1989년): 827~836.

105. B. Termanini 외, "Effect of long-term gastric acid suppressive therapy on serum vitamin B12 levels in patients with Zollinger-Ellison syndrome," *American Journal of Medicine* 104 (1998년): 422~430.

106. B. E. Schenk 외, "Atrophic gastritis during long-term omeprazole therapy affects serum vitamin B12 levels," *Alimentary Pharmacology & Therapeutics* 13 (1999년): 1343~1346.

107. M. Tsai 외, "Polygenic influence on plasma homocysteine: association of two prevalent mutations, the 844ins68 of cystathionine β-synthase and A2756G of methionine synthase, with lowered plasma homocysteine levels," *Atherosclerosis* 149, no.1 (2000년 3월): 131~137.

108. Tsai 외, "Polygenic influence on plasma homocysteine." 다음 두 논문도 참조하라. D. Mischoulon 외, "Prevalence of MTHFR C677T and MS A2756G polymorphisms in major depressive disorder, and their impact on response to fluoxetine treatment," *CNS Spectrums* 17, no.2 (2012년 6월): 76~86.
S. Lewis 외, "The thermolabile variant of MTHFR is associated with depression in the British Women's Heart and Health Study and a meta-analysis," *Molecular Psychiatry* 11 (2006년): 352~360.

109. U. Das, "Folic acid and polyunsaturated fatty acids improve cognitive function and prevent depression, dementia, and Alzheimer's disease – But how and why?," *Prostaglandins, Leukotrienes and Essential Fatty Acids* 78, no.1 (2008년 1월): 11~19.

110. D. van Diermen 외, "Monoamine oxidase inhibition by Rhodiola

rosea L. roots," *Journal of Ethnopharmacology* 122, no.2 (2009년 3월 18일): 397~401.

111. Seyed Fazel Nabavi 외, "Rhodiola rosea L. and Alzheimer's disease: from farm to pharmacy," *Phytotherapy Research* 30, no.4 (2016년 4월): 532~539. https://doi.org/10.1002/ptr.5569.

M. Ganzera, Y. Yayla & I. A. Khan, "Analysis of the marker compounds of Rhodiola rosea L. (golden root) by reversed phase high performance liquid chromatography," *Chemical & Pharmaceutical Bulletin* 49 (2001년): 465~467.

112. D. R. Palumbo 외, "Rhodiola rosea extract protects human cortical neurons against glutamate and hydrogen peroxide-induced cell death through reduction in the accumulation of intracelluar calcium," *Phytotherapy Research* 26, no.6 (2012년 6월): 873~883. 다음 두 논문도 참조하라.

Ze-Qiang Qu 외, "Pretreatment with Rhodiola rosea extract reduces cognitive impairment induced by intracerebroventricular streptozotocin in rats: implication of anti-oxidative and neuroprotective effects," *Biomedical and Environmental Sciences* 22, no.4 (2009년 8월): 318~326.

Y. Lee 외, "Anti-inflammatory and neuroprotective effects of constituents isolated from Rhodiola rosea," *Evidence-Based Complementary and Alternative Medicine* 2013 (2013년). http://dx.doi.org/10.1155/2013/514049.

113. E. M. Olsson 외, "A randomised, double-blind, placebo-controlled, parallel-group study of the standardised extract SHR-5 of the roots of Rhodiola rosea in the treatment of subjects with stress-related

fatigue," *Planta Medica* 75, no.2 (2009년): 105~112. https://doi.org/10.1055/s-0028-1088346.

114. D. V. Gospodaryov 외, "Lifespan extension and delay of age-related functional decline caused by Rhodiola rosea depends on dietary macronutrient balance," *Longevity & Healthspan* 2, no.5 (2013년). https://doi.org/10.1186/2046-2395-2-5.
다음 두 논문도 참조하라.

G. Mao 외, "Salidroside protects human fibroblast cells from premature senescence induced by H_2O_2 partly through modulating oxidative status," *Mechanisms of Ageing and Development* 131, no.11~12 (2010년 11~12월): 723~731.

G. Mao 외, "Protective role of salidroside against aging in a mouse model induced by D-galactose," *Biomedical and Environmental Sciences* 23, no.2 (2010년 4월): 161~166.

115. G. Aslanyan 외, "Double-blind, placebo-controlled, randomised study of single dose effects of ADAPT-232 on cognitive functions," *Phytomedicine* 17, no.7 (2010년 6월): 494~499.

116. D. van Diermen 외, "Monoamine oxidase inhibition by Rhodiola rosea L. roots," *Journal of Ethnopharmacology* 122, no.2 (2009년 3월 18일): 397~401.

B. Hillhouse 외, "Acetylcholine esterase inhibitors in Rhodiola rosea," *Pharmaceutical Biology* 42, no.1 (2004년): 68~72.

117. B. Imtiaz 외, "Postmenopausal hormone therapy and Alzheimer disease: a prospective cohort study," *Neurology* 88, no.11 (2017년 3월 14일): 1062~1068.

118. H. Shao 외, "Hormone therapy and Alzheimer disease dementia:

new findings from the Cache County Study," *Neurology* 79, no.18 (2012년 10월 30일): 1846~1852.

119. J. E. Manson 외, "Menopausal hormone therapy and health outcomes during the intervention and extended poststopping phases of the Women's Health Initiative randomized trials," *Journal of the American Medical Association* 310 (2013년): 1353~1368.

H. N. Hodis 외, "ELITE Research Group, Vascular effects of early versus late postmenopausal treatment with estradiol," *New England Journal of Medicine* 374 (2016년 3월 31일): 1221~1231.

16 위험 요인별로 치매 위험을 예방하라

1. F. Forette 외, "The prevention of dementia with antihypertensive treatment: new evidence from the Systolic Hypertension in Europe (Syst-Eur) Study," *Archives of Internal Medicine* 162, no.18 (2002년): 2046~2052. https://doi.org/10.1001/archinte.162.18.2046.

2. J. S. Saczynski 외, "Depressive symptoms and risk of dementia," *Neurology* 75, no.1 (2010년 7월 6일): 35~41.